眼科急症
工作实用手册

Practical
Emergency Ophthalmology
Manual

主　审　李朝辉

主　编　张　颖

编者

赵　杰　中国人民解放军总医院第三医学中心

高付林　中国人民解放军战略支援部队特色医学中心

冯　婧　首都医科大学附属北京朝阳医院

徐全刚　中国人民解放军总医院第三医学中心

陈　翔　中国人民解放军总医院第一医学中心

肖建和　中国人民解放军联勤保障部队第九八九医院

邱怀雨　首都医科大学附属北京朝阳医院

司艳芳　中国人民解放军总医院第八医学中心

许薇薇　中国人民解放军总医院第一医学中心

余继锋　首都医科大学附属北京儿童医院

人民卫生出版社

·北　京·

图书在版编目（CIP）数据

眼科急症工作实用手册 / 张颖主编 . —北京：人民卫生出版社，2022.2
ISBN 978-7-117-32684-1

Ⅰ.①眼… Ⅱ.①张… Ⅲ.①眼病 —急性病 —诊疗 —手册 Ⅳ.①R770.597-62

中国版本图书馆 CIP 数据核字（2021）第 268750 号

人卫智网	www.ipmph.com	医学教育、学术、考试、健康，购书智慧智能综合服务平台
人卫官网	www.pmph.com	人卫官方资讯发布平台

眼科急症工作实用手册
Yanke Jizheng Gongzuo Shiyong Shouce

主　　编：张　颖
出版发行：人民卫生出版社（中继线 010-59780011）
地　　址：北京市朝阳区潘家园南里 19 号
邮　　编：100021
E - mail：pmph @ pmph.com
购书热线：010-59787592　010-59787584　010-65264830
印　　刷：北京顶佳世纪印刷有限公司
经　　销：新华书店
开　　本：889 × 1194　1/32　印张：16
字　　数：522 千字
版　　次：2022 年 2 月第 1 版
印　　次：2022 年 3 月第 1 次印刷
标准书号：ISBN 978-7-117-32684-1
定　　价：128.00 元

打击盗版举报电话：010-59787491　E-mail：WQ @ pmph.com
质量问题联系电话：010-59787234　E-mail：zhiliang @ pmph.com

主编

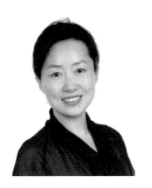

张颖,中国人民解放军总医院第一医学中心眼科专家,副主任医师、副教授,眼科学博士。于解放军总医院眼科工作十余年,临床经验丰富,专业技术熟练,尤其擅长眼底疾病、眼外伤、葡萄膜炎、白内障、青光眼等各类眼病的诊治。专长于白内障超声乳化切除、抗青光眼、视网膜脱离复位、玻璃体切除等手术,并开展了大量眼内药物注射与眼底激光治疗。承担并完成国家自然科学基金、省部级与军队课题7项;荣获国家专利5项,军队及医院科技进步奖二等奖3项,于国内外期刊发表论文40余篇,主编、参编专著多部。

主审

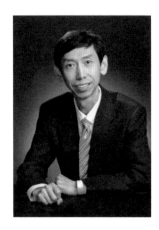

李朝辉，主任医师，现任中国人民解放军总医院眼科医学部主任，中国人民解放军医学院眼科教研室主任、博士生导师，南开大学医学院博士生导师。国内知名白内障专家，主要研究方向：晶状体病学相关基础与临床、眼外伤与显微手术。目前承担科技部国家重点研发计划项目、国家自然科学基金等多项国家级、省部级科研课题。现为中华医学会眼科学分会专家会员，中国医师协会眼科医师分会常委，中国老年医学学会白内障学术工作委员会主任委员，中国医师协会眼显微手术专业委员会主任委员，北京医学会眼科学分会副主任委员，北京眼科学会副会长等职务。三次荣立三等功；获中华眼科学会奖及全国优秀眼科医师奖；2012—2018 年，连续 7 年荣登中国名医百强榜。

序

　　眼科急症是对眼组织功能造成或潜在造成严重损害的一类眼病，主要表现包括眼红、眼痛等症状与不同类别及程度的视觉异常，多需紧急处置。与常规病症不同，急症患者需要医生在尽量短的时间内了解病史，并借助现有检查设备及时作出正确的判断和处理。这不仅需要接诊医生具有扎实的理论基础，更要有冷静、果敢的分析判断与正确处置的能力。比如，眼外伤临床表现各异、伤情复杂，可同时存在多种致伤机制，累及眼附属器、眼球前后节多组织；某些眼科急症病情进行性进展、加重，诊疗时间窗狭窄；某些病症眼部临床表现具有迷惑性，易造成误诊、漏诊；相当多的眼科急症又是全身其他器官或系统疾病的一部分。因此，对待眼科急症，如何有条不紊地抓住主要矛盾、明确诊疗方向、区别轻重缓急，在复杂的疾病中找关键点、梳理出救治程序，是考验眼科医生综合救治能力的体现。

本书从眼科急症的症状、体征、发病机制、常用检查和治疗入手，总结出各类原则和要点，循因施策。书中整体内容丰富、层次分明、逻辑性强、重点突出，表述简洁、直观且易于理解，便于临床医生使用。参与编写本书的作者均是来自各大医院有着丰富的处理眼科急症经验的眼科医生，在编写过程中结合自身经验，对容易漏诊和误诊等处给予提示。此外，书中附注诊治所需常用检查、检验，专科检查、用药和基本操作等阐述清晰实用。这是一本值得年轻医生学习、利于培养眼科临床诊疗思路的参考书。

李朝辉

中国人民解放军总医院眼科医学部主任

主任医师、教授

2021 年 12 月于北京

序

眼科急症是临床眼科工作中常常遇到的病症,特点是发病突然、症状各异、表现多样,需要眼科医师尽快作出正确判断,立即进行相关处理。急症预示着需要紧急处置,刻不容缓,眼科急症虽然不会像内外科那样延误救治时机即会影响生命,但如果救治不及时,也会造成患者严重的视力下降甚至失明,给患者家庭、生活及身心带来严重影响。

眼科急症救治水平代表了一个医院眼科处置急重症、复杂眼科病症的综合水平,也考验了一个眼科医师的临床经验及处理复杂眼病的综合能力。眼科急症的救治是眼科医师必需的学习经历和训练课程,应当受到各级医疗卫生部门的重视。

《眼科急症工作实用手册》由 11 位临床眼科医师于百忙之中抽出时间编写,他们均有 15 年以上的眼科临床工作经验,以及丰富的处理眼科急症及危重症的实践经验。本书内容包括眼科急症的症状辨析、诊疗思路、临床表现、体征鉴别、急诊操作、处置要点,医患沟通,以及先进的眼科检查设备在急症中的应用等,基本涵盖了眼科急症诊断和救治的方方面面。眼科临床医师、研究生及进修医师阅读后一定会从本书中获益。

张卯年

中国人民解放军总医院第一医学中心

主任医师、教授

2021 年 12 月于北京

　　眼科急症包含大量发病急、病情重、预后差的眼部疾病,及时、快速、准确、恰当的诊治为挽救眼部正常功能、避免不可逆并发症的关键。书中,一些经常因患者或其家属主诉"突觉异常"而就诊的非急发眼病也被归纳描述。按照接诊常见症状和体征的顺序,分类提示相关眼部急症,部分以思维导图形式展现。眼外伤作为一大类常见眼科急症行单章编著,按照不同眼组织、各种致伤原因以及外伤性眼内炎等并发急症分别著述。关于眼部急症,简要提炼相应组织解剖学特点、发病机制等以阐明其发病规律的逻辑相关性和必然性;检诊、治疗处置就重要原则要点逐项陈述;对易混淆、误判、遗漏及诊疗特殊之处等进行特别提示;此外,对部分病症在老年或儿童人群的注意点、需交代患者的事项也予以强调;对眼科急症常用的相关辅助检查、用药、眼部有创操作等亦进行了要点总结。希望为一线临床医师提供易于查找、理解和借鉴的实用性参考。

张颖

2021 年 12 月

目录

第一章
眼科急症诊疗相关事项

第一节 ▎ 眼科急症的诊疗思路

眼科急症应综合主诉、症状、体征等快速准确作出基本评估,正确的诊断和及时治疗能阻止病情进一步发展,解除患者病痛,挽救视功能。若病情复杂、病因不明确,应尽快完善相关检查,合理对症处置,逐步排查明确。

◎ 首先应稳定患者生命体征,再针对眼部病症进行急诊救治。

◎ 初步视力评估,判断视力下降来自屈光介质还是视网膜或视神经。

◎ 根据主诉和初步检查,对眼科急症进行分类,病变定位在眼睑、眼附属器还是眼球(前节和 / 或后节)。

◎ 详问病史,如:

  ○ 对外伤者需了解致伤方式、致伤物、环境、时间、致伤时眼部症状、现场自救及医院救治详情,以及物理、化学及生物性创伤源性质。

  ○ 视力下降等症状的起始时间、缓急、持续或间断性、进行性加重或缓解、反复发作、有无明显诱因。

  ○ 视野缺损的范围、形态、单双眼、进展情况。

  ○ 眼痛定位(眼睑、眼眶、眼表、眼球、球后),定性(刺痛、胀痛等),注意伴发症状(眼红、异物感、干涩、烧灼感、畏光、视物模糊、眉眶鼻根酸痛、头痛等)。

  ○ 眼部疾病史

    ● 全身病史;

    ● 家族史。

  ○ 用药情况

    ● 是否有长期应用糖皮质激素、免疫抑制剂、抗凝药、安定药、抗结核药、心血管系统药物、避孕药及抗疟药等。

◎ 完善检查检验

○ 眼科检查

- **视力检查**：光线良好；交替双眼检查；眼痛但眼球完整者，可使用表面麻醉剂；眼肿痛怀疑眼球开放伤者，可透过眼睑检查有无光感。条件允许，查最佳矫正视力。

- **瞳孔检查**：双侧大小、形状、对光反射及有无相对性传入障碍。

- **眼位及眼球运动情况检查**：包括单双眼。

- **眼压检查**：怀疑有开放性眼外伤者严禁指测眼压。

- **裂隙灯检查**：观察眼表及眼前节，注意前房深度、房水及玻璃体有无异常混浊，勿遗漏穹窿部异物及隐匿伤口。

- **眼底检查**：条件允许及必要时，散瞳，间接检眼镜行全眼底详查。

- **眼底血管造影检查**：通过静脉注射荧光素钠和 / 或吲哚青绿，动态观察其在眼底直至毛细血管水平的血循环情况，从而确定脉络膜、视网膜病变的位置、范围、性质和程度。

- **眼超声检查**：用于无法配合眼科常规检查、屈光介质混浊、疑有眼内异物及占位、排查脉络膜后巩膜及视神经病患者。

- **眼彩色超声多普勒检查**：获取眼眶及眼球壁血流动态，在无法直接窥见眼内情况时协助判断眼内组织解剖变化、确定肿瘤发病部位。

- **眼球后血管超声检查**：评估视网膜中央动静脉、睫状后短动脉及眼动脉血流动力学改变等造成的眼循环异常。

- **UBM 检查**：观察房角、睫状体及虹膜 - 晶状体隔情况。

- **房角镜检查**：检查房角静态或动态的宽窄变化，房角有无粘连、闭合、撕裂、新生血管、异物及占位等。

- **OCT 检查**：即相干光断层扫描，可观测角膜、前房、虹膜、大部睫状体及（人工）晶状体等前节组织，也可观察眼底视网膜（尤其黄斑）、视神经横断面组织结构的变化。

- **视野检查**：抽样测量视野范围中不同部位的视功能，协助诊断、评估视网膜及视路疾病。

- **眼电生理检查**：通过眼电图、视网膜电图、视觉诱发电位等检查不同层次视觉系统的生物电活动,帮助评估视觉功能。

- **角膜地形图检查**：帮助对圆锥角膜或角膜术后等角膜表面的形态和曲率变化进行客观、精准分析。

- **角膜共聚焦显微镜检查**：可活体观察角膜各层组织三维立体图像,协助角膜病理、生理、创伤愈合及疾病诊断。

○ 常用普通影像学检查

- **X 线扫描**：用于眼球突出等眼位异常、眼球破裂、眼部异物伤、泪道疾病(碘化油造影)等。

- **CT 扫描**：用于眼眶及视神经管骨折、眼球破裂、眼部异物、眶内血肿、外伤性视神经病变、眼内及眶内占位等。

- **MRI 扫描**：用于眼内及眶内炎性病症与肿瘤、视神经病变等。

- **颈动脉血管超声**：对颈动脉狭窄或闭塞性病变导致眼部供血不良进行评估及病因诊断。

○ 系统检查检验

- **根据病情需要进行,检查项目如**：血压、心率、呼吸、体温等基础生命体征,以及血尿便常规、凝血功能、血生化、血清微生物筛查、红细胞沉降率(以下简称血沉)、风湿免疫类因子检验等。

第二节 ▌ 眼外伤接诊注意事项

1. 询问外伤史

◎ 首先,明确患者有无颅脑、心胸、腹部、躯干等其他组织脏器伤或疾病,生命体征是否平稳。

◎ 对于眼化学烧伤,应在简单了解病情后,立即进行彻底地冲洗治疗,待抢救完毕再详询病史。

◎ 其他眼外伤应准确询问致伤时间以及伤后持续时长。

◎ 神志清醒者,询问伤者视力下降程度、视野缺失情况、是否伴眼痛头痛、有无大量"热泪"涌出、鼻腔有无出血或流"清涕"、有无伴恶心呕吐等症状。

◎ 明确眼外伤原因及类型：钝挫伤(钝性物体击伤或气、液流体高压振荡伤)、切割或穿通伤、异物伤、爆炸伤、化学或热烧伤、辐射伤等。

* 注意：是单一部位伤，还是多发伤？是单一致伤因素，还是复合性外伤？如，爆炸伤往往同时有冲击波导致的眼球钝挫伤、破裂伤，飞溅异物所致的眼内异物，热烧伤，火药、铜、泥土等化学及感染性沾污物等。

◎ 了解致伤物的性质、大小、形状、数目、侵犯的方向，受伤时患者头部的位置和眼球注视的方向，有无配戴眼镜及伤后镜片有无破损，判断有无眼内异物。

 ○ 固体致伤物应辨明是否为金属：如是金属，应了解是磁性或非磁性；如非金属，应了解来源(塑料、玻璃、植物或动物)。

 ○ 辐射、光源等损伤，应了解辐射源、光源等的强度，暴露时间及与眼部的距离等。

 ○ 动物抓咬伤还需明确动物的种类、野生还是家养、是否接受狂犬病疫苗等。

◎ 明确受伤环境和气候，判断伤口洁净与沾污情况，如室内或户外，有无土石、植物、腐蚀性或活性物质、污水、放射性物质等侵袭眼部。

◎ 了解伤前病史，既往视力情况，有无患过眼病或眼外伤，接受过何种药物、手术治疗及效果如何。有无糖尿病、高血压、心肾疾病、呼吸系统或神经系统疾病。有无传染病。有无免疫系统异常、过敏性疾病，包括药物过敏史等。

◎ 了解患者伤后是否就地抢救处置，接受过哪些局部和全身治疗，采用何种交通工具运送，是否注射破伤风抗毒素以及应用抗生素。

2. 眼外伤检查要点

◎ 检查动作轻柔，避免再次损伤。

◎ 怀疑眼球破裂者，加硬性眼罩保护，防止眼球受压、眼内容流出；如眼睑严重肿胀或检查时患者不自主抗拒，勿强行分开眼睑，待术时再查;儿童检查不配合,应在麻醉下进行;谨慎行指测眼压。

◎ 若患者合作,应尽可能准确检查双眼视力、瞳孔大小、对光反射或相对性传入性瞳孔障碍(relative afferent pupillary defect,RAPD)、眼球位置、眼球突出度、眼球运动和眼压情况。

◎ 不能确定的神经系统外伤或疾病,一般不要散大瞳孔,以免影响对神经系统病变的判断。

◎ 裂隙灯下检查眼表有无异物、出血和擦伤,注意有无创口及球壁裂伤深度、异物伤道、前房深度、房水混浊、瞳孔形态大小及对光反应、虹膜损伤及嵌顿,晶状体位置、透明度及形态改变,有无玻璃体积血等。

◎ 谨防隐匿性巩膜裂伤,伤口可能会被结膜出血掩盖或位于眼外肌附着点附近的巩膜薄弱部位或后极部。多数伤者眼压较低、视功能差,但也可眼球外观形状尚正常、眼前节改变不明显或仅有少许前房积血、视功能尚可,应仔细排查。

◎ 眼底检查最好散瞳后用间接检眼镜,排查全眼底及有否眼内异物。

◎ 影像学检查:行 CT、B 超、X 线等排除眼眶骨折、眼内异物的存留与部位,了解眼球壁的完整性。

　○ 行 CT 扫描明确有无视神经管骨折及明显的视神经损伤。

　○ 眼内无法窥入者,行眼 B 超排查有无视网膜脉络膜脱离。

　○ MRI 可确定眶内血肿的性质、部位。

　○ OCT 可协助检查眼前节及眼底视盘、黄斑情况。

　○ 行 UBM 查看前房及房角、晶状体位置、有无睫状体脱离或解离及其范围。

◎ 通过视野及视觉电生理检查进一步评价视功能。

3. 合并其他组织器官创伤或系统性疾病

◎ 评估眼部以外组织器官受伤程度,急救时应当以抢救生命为第一要务。首先应检查生命体征,包括呼吸、脉搏、血压、体温;其次检查全身重要脏器,如颅脑、胸、腹、再次为四肢、五官等;特别注意颅脑外伤患者,其在就诊时神志清醒,但于急诊术中可能由于脑干损伤而呼吸停止。

◎ 对合并其他重要器官损伤者,应在抢救生命的基础上行眼科处置,但不可因为全身其他器官伤情重而忽视了眼部外伤,尽可能合理处置、最大限度挽救视功能。

4. 眼外伤现场处置及一期救治注意事项

◎ 眼化学性、热烧伤及毒剂伤等属于一级急症,应分秒必争,迅速移除眼部化学物质,立即就地用大量生理盐水或洁净水先行反复冲洗。

◎ 合并眼内容脱出的开放性眼外伤也属于一级急症,应尽快闭合创口,减少眼内容物进一步丢失,即使无光感,也要最大限度保留眼内组织及眼球完整性,恢复眼压,临床中少数无光感伤眼行玻璃体切除术后亦可恢复光感以上视力。

◎ 对开放性眼外伤,未缝合前勿加压,勿流水冲洗,勿局部点用抗生素眼膏,勿随意拔除眼内异物,需用硬性眼罩保护,转运过程避免剧烈颠簸、咳嗽、呕吐等胸腹加压动作。

◎ 复杂眼外伤如眼球钝挫伤、破裂伤、穿通伤或眼内异物伤、贯通伤、眼眶及视神经管损伤,伤情复杂,因受累组织不同、程度不同,病情千差万别,应甄别后制订合理个体化治疗方案。

◎ 眼部多发伤、复合伤,应先修复眼球,再处理附属器外伤;眼睑裂伤分层对位缝合,不可轻易剪除或丢弃组织,因眼睑血运丰富,一些色暗皮瓣复位后也可存活;泪道损伤应一期修复。

◎ 眶内血肿造成眶压升高进行性加重,应行眶隔切开减压术。

◎ 眼闭合伤球内出血,患者保持头高位制动。

◎ 开放性眼外伤,应注射破伤风抗毒素血清,合理应用抗生素预防感染。

◎ 动物咬伤的伤口必须尽快彻底处理伤口及底部,伤口周围及底部还需要注射抗狂犬病血清或免疫球蛋白。

◎ 若发现眼外伤特别严重,且现场技术或设备限制不能取得应有诊疗效果,应尽快安排转往条件具备的上级医院诊治。

5. 一般用药原则

◎ 眼球开放伤尤其伴眼内异物时,应口服或静脉用抗生素防治感染,但伤口暴露的眼球行开放伤术前禁用眼膏。

◎ 外伤伴感染性眼内炎,应全身及局部(必要时球内注射)早期、足量、足时使用敏感抗生素。

◎ 外伤继发性青光眼时,应使用降眼压及神经功能保护药物,炎症期可应用糖皮质激素及非甾体抗炎药,但避免使用前列腺素类降压药物。

◎ 前房、玻璃体积血及脉络膜上腔出血,可视具体情况,给予止血药物。

◎ 外伤性虹膜睫状体炎、严重眼外伤如眼破裂伤或视网膜脉络膜损伤,根据需要全身和局部使用激素进行组织抗炎、消水肿。

*注意: 激素既有抗炎消肿、减轻瘢痕的有利一面,也具有抑制免疫、减缓组织修复的不利一面,应根据外伤的种类、轻重、时期酌情应用,应注意并发高眼压、角巩膜伤口延迟愈合及变薄穿孔等。

◎ 眼开放性外伤,如有眼球以及眼睑皮肤裂伤、眼内异物,特别是伤口较深等情况,要预防性注射破伤风抗毒素或免疫球蛋白。

◎ 眼球开放伤、眼内积血患者可根据情况适时给予止痛镇静剂。

◎ 视神经损伤早期给予激素冲击治疗或视神经管鞘手术减压。

第三节 ┃ 急症接诊医患沟通

◎ 由于患者在短时间内遭遇急症,易应激产生恐惧、焦虑的心理,作为接诊医生,应有高度同理心,在情绪上尽量安抚患者,同时积极寻找病因以及解决问题的办法,避免一些意外情况出现。

◎ 沟通中尽量告知患者及其家属目前急症情况及预期进展、有无生命危险、当前所做检查及治疗情况,如实回答家属的有关问题,并根据病情说明利弊。

◎ 在进行重要的有创性、风险和/或费用较高的检查与治疗前,实事求是地交代病情、告知患者或家属可能发生的情况,进行书面记录且签字,在获取家属理解的前提下使其签署知情同意书。

◎ 对于涉及保险、法律纠纷与第三方赔偿问题的眼外伤患者,要实事求是、坚守原则,谨遵医疗法律法规,拒绝患者提出的超适应证诊疗、出具虚假医疗证明文书等不合理要求。如患者眶壁轻度骨折未影响视力和眼球转动,无复视和外观异常,仍渴求手术复位,或患者有轻度虹膜根部离断无双瞳引起的视觉障碍,仍要求修复离断的虹膜根部等,对此类患者要解释清楚。

◎ 入院或术前谈话最好组织患者、患者家属以及涉事第三方谈话,将病情的严重性、复杂性和预后的不确定性充分告知,避免不必要的风险和纠纷。

第二章
眼科急症表现辨析

第一节 ▊ 常见症状

1. 红眼

凡累及球结膜与上巩膜血管的病变均可引起"眼白"发红。

根据患者不同的年龄、病程、主诉、单或双眼、分泌物性质、有无疼痛或不适(包括异物感、烧灼感、干涩、刺痛、痒)、有否视力障碍等情况,可对红眼进行初步分析。

◎ 儿童两眼红,首先想到急性结膜感染。

◎ 成年人单眼红痛,可能为外伤异物、角膜擦伤、糜烂,其次为角膜炎、虹睫炎、青睫综合征等,少见病变如上巩膜炎、巩膜炎、闭角型青光眼、眼眶假瘤、眼肌炎等。

◎ 成年人两眼稍红伴流泪,急性发作者需了解分泌物性质,有无上呼吸道感染、变态反应、戴角膜接触镜等相关结膜炎。伴非疼痛性不适感,可能为干眼、睑缘炎、结膜炎、浅层点状角膜炎、沙眼;明显疼痛,必须警惕闭角型青光眼、葡萄膜炎;伴眼球突出,可能为重症甲状腺性眼眶病变。

◎ 中年或老年人单眼红痛伴同侧头痛,必先考虑闭角型青光眼,双眼微红,可能为眼表疾病如干眼、睑缘炎。

此外,单纯结膜炎、上巩膜炎、前巩膜炎不影响视力;角膜病变、虹睫炎、闭角型青光眼可引起不同程度视力下降。

红眼按解剖来源分类,包括结膜下出血、结膜充血、睫状充血、巩膜血管充血或兼而有之的混合充血。

球结膜下出血也表现眼白发红,为点片状,多见于动脉硬化、高血压、糖尿病、血液病、用力过猛、外伤等情况所致小血管破裂,亦可见于急性流行性结膜炎。

球结膜充血应与睫状血管充血相鉴别,从血管来源、部位、颜色、形态、移动性、分泌物、提示病变等方面去分析。

◎ **血管来源**:球结膜充血为结膜后动脉的表层结膜血管充血,呈网状交错,轮廓清楚。睫状血管充血为深层睫状前血管充血,血管自角膜缘呈放射状,轮廓模糊。

◎ **部位**：球结膜充血时，越靠近穹窿部充血越明显；而睫状血管充血时，越靠近角膜缘充血越明显。

◎ **颜色、形态**：前者为鲜红色，滴肾上腺素后充血消退，血管呈网状，粗而弯曲，互相吻合；而后者为紫红色，滴肾上腺素后充血不消退，血管直细，界线不清，不吻合。

◎ **移动性**：球结膜充血时，推动球结膜，充血的血管随之移动；而睫状血管充血时，推动球结膜，血管不随之移动。

◎ **分泌物**：球结膜充血时，分泌物多，为黏液性或脓性；而睫状血管充血时，少或无分泌物。

◎ **提示病变**：球结膜充血时，广泛性提示急性结膜炎，局限性提示结膜炎、翼状胬肉、睑缘炎、倒睫等单纯眼表疾病；而睫状血管充血多提示累及角膜及内眼的角膜炎、葡萄膜炎、急性闭角型青光眼等疾病。

上巩膜充血常提示巩膜炎、眼眶淤血等。上巩膜浅层血管比结膜血管粗，放射状走行，色稍暗红，移动度不及球结膜血管。上巩膜深层血管呈渔网状吻合，色紫，紧紧粘住巩膜，不能被推动。

红眼病因辨析思路见图 2-1-1。

2. 眼痛

眼痛根据疼痛的部位分类，可分为眼睑痛、眼眶痛、眼球痛、球后痛、伴头痛的眼痛、视疲劳等。

◎ **眼睑疼痛**：以睑腺炎最为常见，还有眼睑急性感染性炎症（脓肿、疱疹等），急性泪囊炎，急性泪腺炎等。

◎ **眼眶疼痛**：见于青光眼急性发作，眼眶骨膜炎及球后脓肿引起剧痛，蜂窝织炎、筛窦及额窦炎、神经疼痛（眶上切迹处压痛）。

◎ **眼球痛**：刺痛、伴异物感痛或灼热感痛常可见于角结膜炎、浅层巩膜炎、巩膜炎、筋膜炎、角膜上皮擦伤、电光性眼炎、干眼、角膜变性等眼表疾病，眼胀痛常见于青光眼、虹膜睫状体炎、青光眼睫状体炎综合征、眼内炎、视疲劳等内眼异常。

◎ **球后痛**：视神经炎可有眼球转动痛。眶内、颅内肿瘤也可伴有球后疼痛。

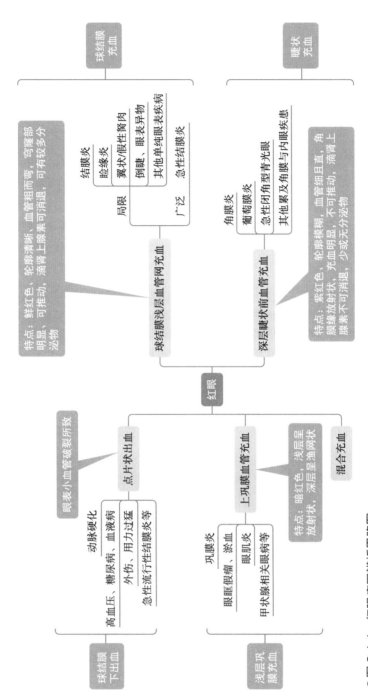

● 图 2-1-1 红眼病因辨析思路图

◎ **伴有头痛的眼痛**：眼部急性炎症、青光眼、远视或老视、隐斜、集合不足、调节不足。

◎ **视疲劳**：未矫正的屈光不正、隐斜、斜视、集合功能不足、调节痉挛等。

眼痛病因辨析思路见图 2-1-2。

3. 畏光

眼不耐受光线刺激,常伴眼睑痉挛、流泪。

◎ **炎症性**：多见于结膜、角膜、虹膜睫状体、巩膜等急性炎症或病变,以及内眼手术后。

◎ **机械性刺激**：倒睫、结角膜异物、结膜结石或外伤所致的眼前节损伤。

◎ **入射光源增加**：先天性虹膜缺损、外伤或药物毒性或颅脑疾病等致瞳孔散大、先天性青光眼、白化病及各种原因所致虹膜脉络膜色素脱失等。

◎ **干眼**：患者缺乏有效泪液滋润。

畏光病因辨析思路见图 2-1-3。

4. 眼异常分泌物

眼部出现明显增多和 / 或性状异常的分泌物,成分包括泪液、脱落的组织细胞、炎症细胞、血管渗出物、病原体等,有水样、黏性、脓性、黏脓性、血性等之分。

◎ **水样分泌物**：性状稀薄稍带黏性,炎症者提示为病毒性或变态反应性,其他见于非感染性的眼表异物、轻微外伤、倒睫、早期泪道阻塞、睑内外翻等。

◎ **有弹性的呈黏性丝状分泌物**：春季结膜炎、干眼。

◎ **黏性分泌物**：干眼、较轻的细菌性或衣原体感染,病毒感染。

◎ **黏脓性分泌物**：见于重症细菌性、衣原体感染,春季角结膜炎症。淡黄色黏稠样,分泌物结痂时容易将上下睫毛粘在一起。

◎ **脓性分泌物**：多为极严重的细菌性结膜炎、化脓性泪囊炎,如淋球菌、衣原体、肺炎双球菌等。

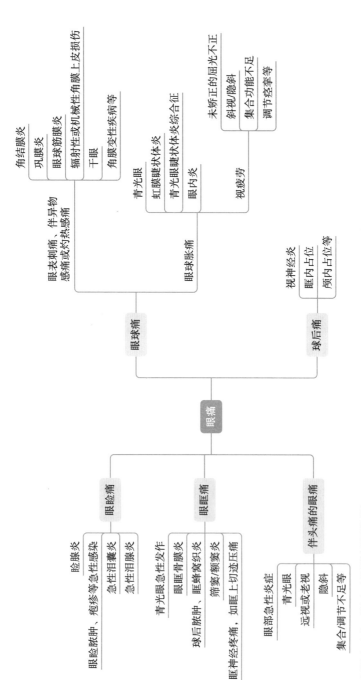

● 图 2-1-2　眼痛病因辨析思路图

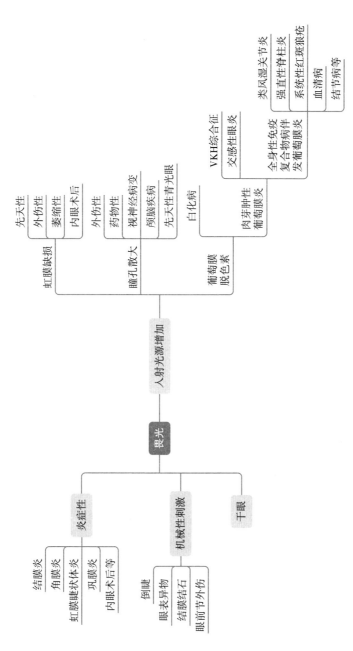

● 图 2-1-3 畏光病因辨析思路图

◎ **血性分泌物**：淡粉或略带血色,除去外伤因素,常见急性或严重的病毒性结膜炎,甚至可伴有结膜坏死。

眼异常分泌物病因辨析思路见图 2-1-4。

5. 溢泪

◎ **泪液分泌过多**：睑缘炎、倒睫、角结膜异物或炎症、虹膜睫状体炎、泪腺炎、青光眼、眼前节外伤、干眼、交感神经兴奋等因素导致刺激性眼泪增多。

◎ **泪道系统异常**：泪小点、泪道炎症性或机械性狭窄或阻塞,泪液未能正常经泪道系统排入鼻腔。

◎ **泪液动力学异常**：老年人下睑松弛或外翻、面神经麻痹睑裂闭合不全、其他原因导致的轮匝肌张力减低、较重的球结膜松弛症等,泪小管无法对泪液进行正常的虹吸导流作用。

溢泪病因辨析思路见图 2-1-5。

6. 眼睑肿胀

◎ **具有红痛的眼睑肿胀**：为急性炎症的典型表现,睑腺炎最为常见,其次为急性泪囊炎和眶隔前蜂窝织炎、外伤性眼睑淤血肿胀、眼内炎、眼睑皮炎湿疹,急性泪腺炎和骨膜炎罕见。

◎ **不具有红痛的眼睑肿胀**：

o **局限性肿胀**：以睑板腺囊肿多见,其次为肿瘤、慢性泪囊炎。

o **弥漫性眼睑肿胀**：变应性皮炎或过敏反应引起的眼睑水肿,心肾功能或甲状腺功能异常、贫血、营养不良、特发性神经血管性眼睑水肿,眼睑气肿等。

o **其他**：如夜间饮水、睡眠等造成的生理性水肿,下眼睑或上眼睑内眦部质地柔软隆起的眶脂肪脱垂等。

眼睑肿胀病因辨析思路见图 2-1-6。

7. 眼前黑影

◎ **固定黑影**：角膜异物、角膜混浊、晶状体混浊、视网膜裂孔、局限性视网膜脱离、黄斑病变、视神经及视路疾病等。

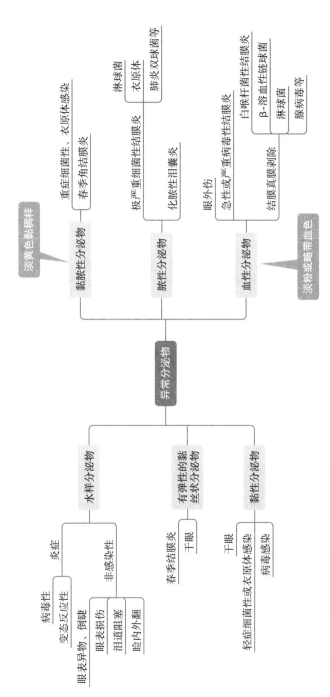

● 图 2-1-4　眼异常分泌物病因辨析思路图

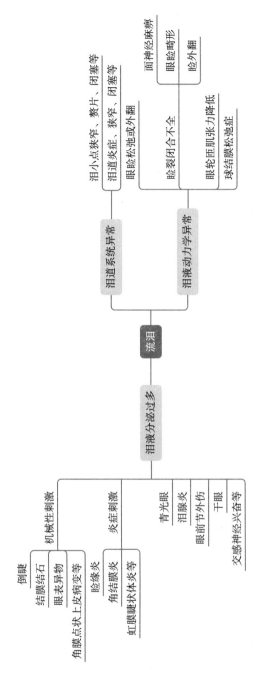

● 图 2-1-5 溢泪病因辨析思路图

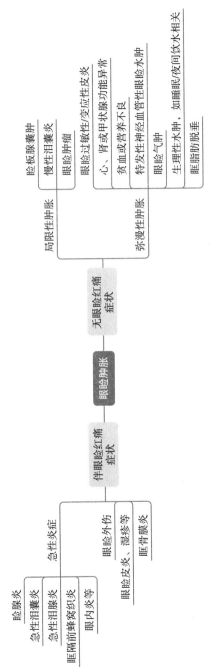

● 图 2-1-6 眼睑肿胀病因辨析思路图

眼睑肿胀

伴眼睑红痛症状

急性炎症

睑腺炎
急性泪囊炎
急性泪腺炎
眶隔前蜂窝织炎
眼内炎等

眼睑皮炎、湿疹等
眶骨膜炎
眼睑外伤

无眼睑红痛症状

局限性肿胀

睑板腺囊肿
慢性泪囊炎
眼睑肿瘤
眼睑过敏性/变应性皮炎

弥漫性肿胀

心、肾或甲状腺功能异常
贫血或营养不良
特发性神经血管性眼睑水肿
眼睑气肿
生理性水肿，如间眠/夜间饮水相关
眶脂肪脱垂

◎ **飘动黑影**：玻璃体液化、玻璃体后脱离、中间或后葡萄膜炎、前房积血、玻璃体积血等。

8. 闪光感

自觉眼前出现的闪光样幻视，表现为：

◎ 源于**器质性病变**的闪光感

○ 玻璃体牵引视网膜，刺激视细胞，老年人和高度近视发生率高，如玻璃体液化、玻璃体后脱离、玻璃体积血、视网膜裂孔、视网膜脱离、视网膜劈裂等；

○ 视网膜光感受器及视网膜外层病变，如脉络膜炎症或脉络膜视网膜炎症、白点综合征等；

○ 眼球、视路及颅脑外伤；

○ 眼底或颅内血管疾病、颞动脉炎；

○ 视神经炎；

○ 颅内占位或眼内肿瘤，如脉络膜黑色素瘤、脉络膜转移癌；

○ 外伤性无晶状体眼或晶状体脱位时虹膜震颤引起闪光感。

◎ **非器质性病变**的闪光感

○ 发生晕厥时；

○ 偏头痛可出现闪烁光点或光线，持续时间较长；

○ 循环性虚脱、低血压、低血糖、暂时性脑缺血时，前驱症状常有闪光感；

○ 过于疲劳、体质削弱或精神受强烈刺激后。

闪光感病因辨析思路见图 2-1-7。

9. 视物变形

视物出现扭曲、变大或变小，行 Amsler 方格表检查将直线看成曲线、波浪状或歪斜的线条。

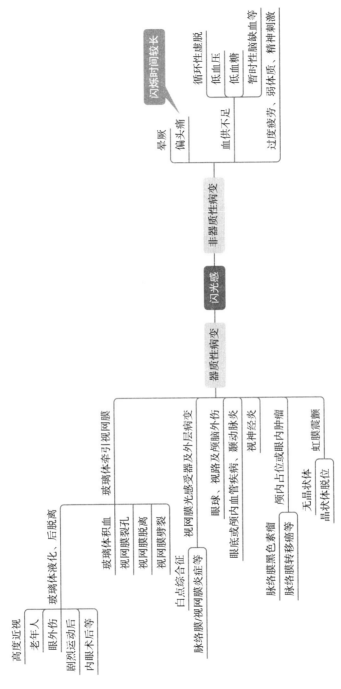

●图 2-1-7 闪光感病因辨析思路图

23

◎ **黄斑部病变**：如中心性浆液性脉络膜视网膜病变、中心性渗出性脉络膜视网膜病变、黄斑水肿、年龄相关性黄斑病变、黄斑前膜、黄斑裂孔、玻璃体黄斑牵引综合征、黄斑出血、后极部视网膜脱离、视网膜脱离复位术后等。

◎ **屈光疾病**：如圆锥角膜、后天获得性散光、白内障、人工晶状体异常等。

◎ **中枢神经异常**：如癫痫、中毒性精神疾病、精神分裂症。

视物变形病因辨析思路见图 2-1-8。

10. 视物重影（复视）

看一个物体时异常呈现两个物像。

遮盖一眼后可看到复视为单眼性复视，主要原因有：

◎ **生理性复视**，40% 左右正常人可诱发（复视呈垂直位，虚像向上方移位）；

◎ **眼睑异常**（如睑板腺囊肿、上睑下垂等），施压致角膜变形；

◎ **屈光不正**（近视、远视或散光），包括眼镜矫正不到位（以近视多见）；

◎ **屈光介质异常**，如干眼，角膜表面不规则（如角膜瘢痕、圆锥角膜、大角膜、角膜术后），晶状体或人工晶状体混浊（包括后发障）或偏斜脱位，人工晶状体的棱镜效应，玻璃体混浊或玻璃体腔填充物异常（如液化、后脱离、气泡、硅油滴、重水残留、异物或囊肿等）；

◎ **瞳孔异常**，如伤后或术后双瞳或多瞳孔、虹膜缺损；

◎ **视网膜病变**，如黄斑病变、视网膜加压嵴的反射；

◎ **异常视网膜对应**，如长久斜视患者斜视矫正术后；

◎ **中枢神经系统疾病**，如脑梗死、血管瘤、炎症、多发性硬化、枕叶外伤等；

◎ 伪盲、歇斯底里症等**精神异常**。

遮盖任何一眼后复视消失，为双眼性复视。双眼复视随注视方向不同而改变。

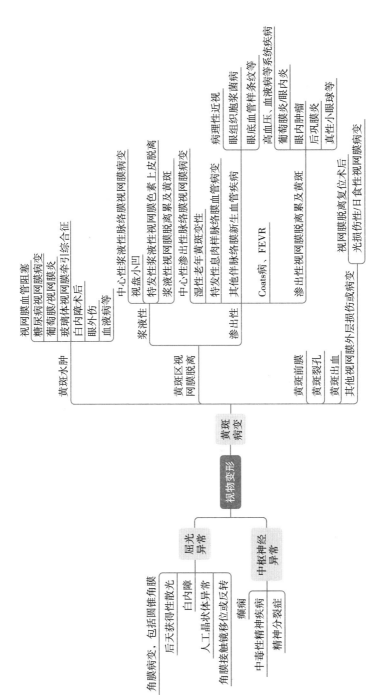

● 图 2-1-8 视物变形病因辨析思路图

◎ 双眼复视根据发病特点可分为间歇性和恒定性两种：

　　○ **间歇性复视**：重症肌无力、轻度眼肌麻痹，非代偿性斜视。

　　○ **恒定性复视**：眼眶病变（眶壁骨折、眶内占位、眶蜂窝织炎），第Ⅲ、Ⅳ、Ⅵ对脑神经麻痹（其中展神经麻痹最为常见）。其他病因有糖尿病、偏头痛、脑卒中、脑炎、海绵窦血栓、颅内占位、酒精中毒等。

◎ 根据复视的方向和角度又可分为垂直性、水平性及旋转性复视。

◎ 根据复视的原因可分为斜视性复视及非斜视性复视，而斜视又可分为共同性或非共同性斜视（一般指麻痹性）。

　　○ **共同性斜视引起复视的情况**：

　　　● 小儿共同性斜视发生早期；

　　　● 急性共同性内斜视；

　　　● 斜视性弱视，弱视眼视力提高后；

　　　● 间歇性外斜视，眼位出现偏斜时；

　　　● 成人的失代偿性斜视；

　　　● 时间很长的斜视，当发生眼位变化、屈光不正矫正度数有误、注视眼的转变等。

　　○ **麻痹性斜视（眼肌运动障碍性）引起复视的原因**：

　　　● **神经源性**：临床多见，根据其发生频率，依次为第Ⅵ、Ⅳ、Ⅲ对脑神经，常见原因有血管性疾病、颅脑或眼眶外伤、炎症（如脑炎、脑膜炎、鼻筛窦炎、上呼吸道感染、脑囊虫病等）、肿瘤（如脑膜瘤、蝶窦肿瘤、鼻咽癌颅底转移）、痛性眼肌麻痹、高血压及糖尿病等。

　　　● **肌源性**：斜视术后，重症肌无力、甲状腺相关眼病、眼外肌炎和慢性进行性眼外肌麻痹等。

　　　● **机械性**：眼眶肿瘤、外伤性眼外肌水肿及出血或眶骨折眼外肌嵌塞、巩膜外环扎或外垫压术后。

　　　＊ **眼肌麻痹导致的复视的特点**：复视最明显的方位在麻痹肌

的作用力方向上；向麻痹肌收缩方向注视时，复视"重影"外围的是假象。

◎ **非斜视性复视的原因包括：**

- 双眼集合不足；
- 白内障长期知觉剥夺，术后双眼融合力不足；
- 黄斑前膜及内眼术后双眼屈光参差过大造成物像不等、视觉中枢融合困难；
- 视网膜术后造成黄斑移位；
- 球旁或球后麻醉所致眼外肌纤维化、麻痹。

复视病因辨析思路见图 2-1-9。

11. 视野缺损

在视野范围内，除生理盲点外所出现的任何暗点或暗区。

首先排查是否为视网膜前瞳孔区屈光介质异常，如角膜、晶状体、玻璃体。

按照视觉传导通路（视交叉前、视交叉、视交叉后三个水平）对疾病进行定位。

◎ **暗点**

○ **中心暗点**：位于中心注视点，多伴中心视力减退，为黄斑或乳斑束神经纤维损伤，常见于各种黄斑病变，球后视神经炎，中毒性、家族性视神经萎缩。

○ **哑铃状暗点**：中央固视区暗点与生理盲点相连成哑铃状，多见于青光眼、烟/酒中毒。

○ **鼻侧阶梯**：鼻侧水平线上下方视野损害错位或深浅不一致，为颞侧水平合缝处的神经纤维束受损，青光眼早期典型表现。

○ **旁中心暗点**：中央视野 Bjerrum 区向生理盲点上或下方缩窄延伸的弓形暗区，为视网膜神经纤维束受损，青光眼早期表现。

○ **弓形暗点**：多位于视神经纤维束损伤，常见于青光眼、有髓神经纤维、视盘先天性缺损及缺血性视神经病变等。

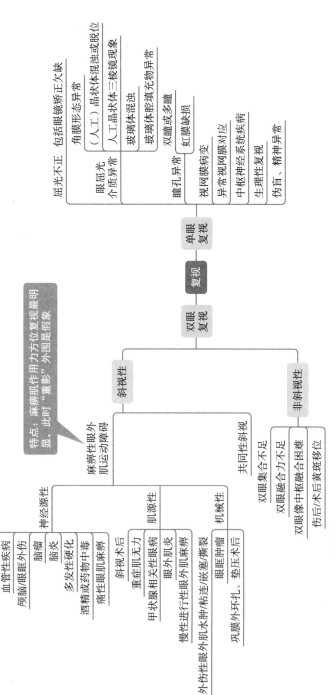

特点：麻痹肌作用力方位复视最明显，此时"重影"外围是假象

屈光不正　包括眼镜矫正大缺

眼屈光
介质异常

角膜形态异常
（人工）晶状体混浊或脱位
人工晶状体三棱镜现象
玻璃体混浊
玻璃体腔充物异常

双瞳或多瞳
虹膜缺损

瞳孔异常

视网膜病变
异常视网膜对应
中枢神经系统疾病
生理性复视
伪盲，精神异常

单眼复视

复视

双眼复视

斜视性

非斜视性

麻痹性眼外肌运动障碍

神经源性

高血压，糖尿病
血管性疾病
颅脑/眼眶外伤
脑瘤
脑炎
多发性硬化
酒精或药物中毒
痛性眼肌麻痹

肌源性

斜视术后
重症肌无力
甲状腺相关性眼病
眼外肌炎
慢性进行性眼外肌麻痹

机械性

外伤性眼外肌肿胀/粘连/嵌塞撕裂
眼眶肿瘤
巩膜外扎，垫压术后

共同性斜视

双眼集合不足
双眼融合力不足
双眼像中枢融合困难
伤后术后黄斑移位

○ **环形暗点**：视网膜色素变性、青光眼晚期表现。

○ **生理盲点扩大**：见于视盘水肿、视盘缺损、有髓神经纤维、高度近视。

* 青光眼早期视野缺损表现为旁中心暗点、鼻侧阶梯、颞侧楔形压陷，中期表现为弓形和环形暗点，晚期为管状视野和颞侧视岛。

◎ **局限性视野缺损**

○ **扇形或楔形视野缺损（尖端位于生理盲点）**：为缺血性视神经病变、中心动脉分支阻塞、青光眼早期。

○ **扇形或楔形视野缺损（扇形尖端位于中心注视点）**：为视路疾病。

○ **象限盲**：为视交叉以上、视放射前部损伤。

◎ **偏盲**

○ **同侧偏盲**：多为视交叉后病变引起。

○ **上象限性同侧偏盲**：颞叶或距状裂下唇病变。

○ **下象限性同侧偏盲**：视放射上方纤维束或距状裂上唇病变引起。

○ **同侧偏盲中心注视点完全二等分，黄斑分裂**：视交叉后视束病变。

○ **注视点不受影响，黄斑回避**：脑皮质疾病。

○ **颞侧偏盲**：视交叉病变，从上方视野缺损到双侧全盲。

○ **单眼颞侧"新月形缺损"**：对侧视皮质最前方病变。

○ **同侧性偏盲伴对侧眼颞侧"新月形回避"**：枕叶中后部损害。

◎ **向心性视野缩小**：整个视野从周边出现缺损，并有向心性发展趋势。

○ **功能性**：癔症，表现为管状视野、色视野颠倒、螺旋状视野收缩等。

○ **器质性**：视网膜色素变性、青光眼晚期、球后视神经炎、急性视网膜坏死、周边部视网膜脉络膜炎，双侧同向偏盲之后。

○ 其他：奎宁、水杨酸中毒，瞳孔缩小、屈光介质混浊也可以有此改变。

12. 创伤性突然视力下降

◎ **眼附属器损伤**：眼睑肿胀或解剖结构异常等造成的视物遮挡。

◎ **眼球损伤**：角膜挫伤或水肿、前房积血、外伤性白内障、晶状体脱位、玻璃体积血、脉络膜裂伤、视网膜震荡或挫伤、视网膜脱离、视网膜出血、黄斑裂孔、眼球破裂等。

◎ **视路受损**：外伤性视神经病变、视神经撕脱、大脑枕叶皮质视觉中枢损伤等。

13. 非创伤性突然视力下降

◎ **一过性视力丧失**：视力下降持续数秒至数分钟，一般可在 24 小时内恢复。为一过性疾病，具自限性或缓解性，如循环障碍导致的一过性眼部供血不足，但也可以为严重疾病的前驱表现。

○ 眼部疾病，如视网膜中央动脉痉挛、视盘水肿、急性闭角形青光眼前驱等；

○ 短暂脑缺血，如直立性或特发性低血压、高血压或妊娠高血压综合征、心脏病、颈动脉系统 TIA 或典型性偏头痛先兆、无脉症、急性大量排尿等；

○ 精神神经性反应，癔症、神经衰弱、内分泌紊乱等。

◎ **持久性视力下降**：指视力突然下降，并且维持较长一段时间。单眼较双眼多。

○ 单眼常见于

● 屈光介质异常，如急性圆锥角膜、各种原因导致的急性角膜水肿、角膜溃疡、角膜穿孔；干眼等导致的眼表泪膜异常；前房大量积血、积脓；晶状体或人工晶状体脱位；玻璃体积血或积脓。

● 视网膜疾病及异常，如累及黄斑的视网膜脱离及出血，视网膜动、静脉阻塞等血液循环障碍，黄斑裂孔，各种原因导致的黄斑水肿，中心性浆液性或渗出性视网膜病变，急性特发性黄斑病变,视网膜血管炎,低灌注视网膜病变,视网膜血管痉挛,以及脉络膜病变引起视网膜下出血、渗出及外层缺血等。

- 视神经(视交叉前)病变,视神经炎、脱髓鞘病变可呈进行性视力下降,视神经压迫性病变先有视野缺损、逐渐出现视力障碍,其他如缺血性视神经病变、视盘玻璃膜疣、视盘血管炎、视神经传导异常等。

- 急性闭角形青光眼发作期,常伴眼胀痛、头痛、恶心、呕吐等症状。

- 眼内炎症,如急性葡萄膜炎、眼内炎等。

- 其他,如眼睑异常遮蔽视轴,眶内占位、颈动脉夹层瘤、额叶底部肿瘤致 Forster-Kennedy 综合征。

○ 双眼常见于

- 双眼视异常,如融合障碍 - 突发间歇性外斜视。

- 中毒性弱视,如甲醇、奎宁、铅中毒等。

- 视神经病变,视盘水肿,以及遗传性病变(如 Leber 视神经病变)。

- 全身性疾病,如颅内病变(缺血、占位、癫痫等)、尿毒症黑矇、急性大出血等。

- 精神疾病,如癔症等。

非创伤性突然视力下降病因辨析思路见图 2-1-10。

14. 功能性视力丧失

功能性视力丧失也称非生理性视力丧失,指患者主诉视力丧失程度明显重于客观检查结果。主诉往往为视力严重减退,也可有复视、疼痛等,但眼科检查结果正常,瞳孔对光反射正常。

多见于癔症或伪盲,也可见于偏头痛,过度疲劳、饥饿、精神刺激等。

诊断上,应仔细了解病史,注意视力减退或丧失时间、发病诱因、精神状态、既往治疗经过等。应特别注意客观检查如视网膜电图和视觉诱发电位,排除视路疾病,必要时请神经内科医师会诊排除皮质盲等神经科疾病。

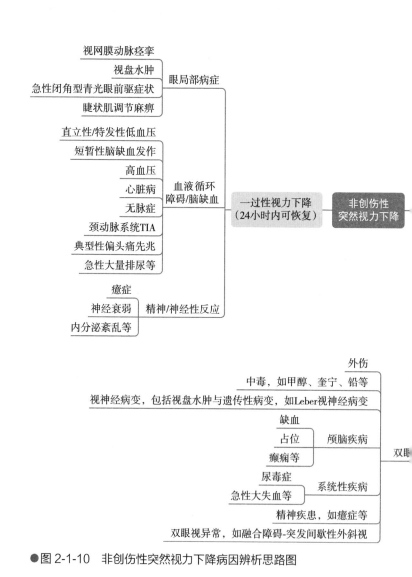

视网膜动脉痉挛
视盘水肿
急性闭角型青光眼前驱症状 —— 眼局部病症
睫状肌调节麻痹

直立性/特发性低血压
短暂性脑缺血发作
高血压
心脏病 —— 血液循环障碍/脑缺血 —— 一过性视力下降（24小时内可恢复） —— 非创伤性突然视力下降
无脉症
颈动脉系统TIA
典型性偏头痛先兆
急性大量排尿等

癔症
神经衰弱 —— 精神/神经性反应
内分泌紊乱等

外伤
中毒，如甲醇、奎宁、铅等
视神经病变，包括视盘水肿与遗传性病变，如Leber视神经病变
缺血
占位 —— 颅脑疾病
癫痫等 —— 双眼
尿毒症
急性大失血等 —— 系统性疾病
精神疾患，如癔症等
双眼视异常，如融合障碍-突发间歇性外斜视

● 图 2-1-10　非创伤性突然视力下降病因辨析思路图

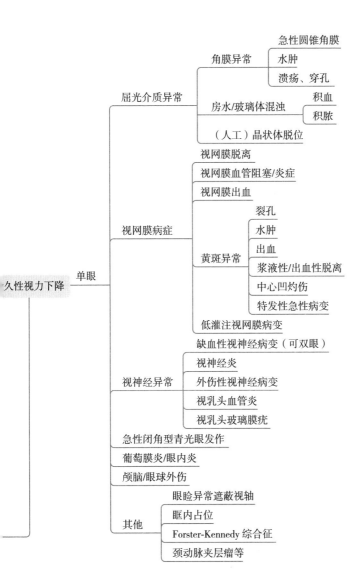

第二节 ▎ 常见体征

1. 角膜水肿

角膜正常状态下含水量恒定（约 78%）。角膜的内皮和/或上皮的泵及屏障作用受影响时，角膜内液体含量超常，使角膜增厚、透明度下降。角膜水肿可分为上皮水肿、基质水肿、内皮水肿，严重时前后弹力层可发生皱褶。患者视物模糊、畏光、眼痛、虹视。

◎ **角膜水肿原因**

○ 眼压升高，角膜炎症、变性及营养不良，眼球机械性创伤、化学或热烧伤，各种原因导致的前房内炎症反应、老年人内皮细胞数量减少等单个或多个因素作用，可致角膜水肿。

○ 内眼手术造成的角膜内皮损伤或功能不全也是常见原因，如白内障摘除术、人工晶状体植入术、无晶状体眼的玻璃体切除术、硅油或气体填充术（填充物接触角膜内皮）、前房内注药等。

◎ **角膜水肿分级**

0 级：角膜透明无水肿。

1 级：角膜局限性薄雾状水肿，内皮光滑，虹膜纹理清晰可见。

2 级：角膜浅灰色水肿，内皮面粗糙，虹膜纹理模糊。

3 级：角膜弥漫灰白水肿，内皮呈龟裂状，虹膜纹理视不清。

4 级：角膜乳白色水肿，眼内结构视不清。

◎ 角膜水肿的处理包括去除水肿病因、抗炎、局部及系统应用高渗脱水剂、降低眼压、使用软性角膜接触镜保护角膜上皮等。

大泡性角膜病变为角膜内皮功能失代偿后长期严重的角膜水肿，特征表现为角膜表面一个或数个大泡隆起，可达数毫米，反复融合、破裂，久治不愈，后期有角膜血管翳侵入，可行穿透性角膜移植或角膜内皮移植术。

2. 角膜后沉积物

裂隙灯检查时可见的角膜内表面炎症细胞、色素性、渗出性等沉积物。角膜后沉积物（KP）是眼内活动性炎症的重要体征，其多少与炎症程度相关。

◎ **KP 形成条件**：角膜内皮损伤（如因炎症而内皮粗糙），以及房水中有细胞性、色素性和/或纤维蛋白等漂浮物。

◎ **KP 形成机制**：血-房水屏障破坏，前房中大量炎症细胞、色素、纤维素等随房水在角膜后向下对流，逐渐沉着在角膜内皮上，较多黏滞在角膜下半部。

◎ **KP 分类**

○ **尘样 KP**：极为细小的灰尘样沉着物，由淋巴细胞及浆细胞构成，常散布，多见于急性非肉芽肿性葡萄膜炎。

○ **中等大小 KP**：界线清楚、分散粘连的球状沉着物，由单核细胞构成，因重力作用常凝集在角膜下部呈三角形，多见于急性非肉芽肿性葡萄膜炎。

○ **羊脂状 KP**：更大、扁平、不规则的黄白色细胞集团，由类上皮细胞及巨噬细胞组成，多见于肉芽肿性葡萄膜炎。

○ **色素性 KP**：小色素颗粒或融合的色素细胞，因葡萄膜色素细胞或其内色素因细胞破裂而释出。

○ **玻璃样 KP**：半透明的细胞样沉积物，提示既往曾患虹膜睫状体炎。

3. 浅前房

前房深度 ≤ 2.5mm 称为浅前房（正常人双眼前房深度 2.5~3.0mm）。

◎ **浅前房分级**

1 级：周边虹膜与角膜内皮接触或中央前房较术前或对侧正常眼浅 1/2。

2 级：全部虹膜与角膜内皮接触，但瞳孔区角膜内皮与后部晶状体或人工晶状体或玻璃体（无晶状体眼）之间仍有一定间隙。

3 级：虹膜、晶状体或人工晶状体或玻璃体与角膜内皮完全接触，前房消失。

◎ **浅前房原因：**原发性浅前房多因老年人晶状体增厚或先天眼轴偏短，如远视眼、闭角型青光眼等，其他多为继发性浅前房及术后并发症。根据有无伴发眼压变化，分类如下：

○ **伴眼压升高**

● 闭角型青光眼。

● 恶性青光眼（睫状环阻塞性青光眼）：前房一致性变浅或消失，缩瞳剂恶化，睫状肌麻痹剂缓解。

● 虹膜前粘连。

● 晶状体膨胀。

● 瞳孔膜闭或闭锁。

● 术后瞳孔阻滞：周边虹膜前膨隆，而前房轴深仅轻至中度变浅。

● 迟发性脉络膜上腔出血：术后数小时或数天突发剧烈眼红痛、头痛、恶心呕吐和视力急剧下降，眼底现棕色球形隆起。

○ **眼压低或正常**

● 术后短暂低眼压和轻度浅前房：青光眼术后早期第3~4天或前房穿刺术后。

● 青光眼滤过术后眼压持续下降：多为房水引流过畅，如巩膜瘘口过大、巩膜瓣薄、滤过泡过大，房水渗漏、引流过畅。

● 角巩膜裂伤或内眼手术切口渗漏。

● 睫状体/脉络膜脱离：可见于眼外伤或术后，也可继发于葡萄膜炎或低眼压之后，眼B超、UBM检查可确诊。

● 角膜穿孔。

● 房水分泌减少：持续性低眼压、睫状体-脉络膜脱离、睫状体炎症、长期应用房水生成抑制剂、术中巩膜瓣下丝裂霉素。

● 虹膜睫状体炎：多为轻至中度浅前房。

● 硅油或气体填充眼：前房受挤压。

● ICL（有晶状体眼人工晶状体）植入术后。

4. 前房加深

前房加深的原因：

◎ 高度近视眼轴拉长。

◎ 外伤性房角后退。

◎ 睫状体脱离或解离。

◎ 晶状体后脱位、无晶状体或人工晶状体眼，可伴虹膜震颤。

◎ 玻璃体机化收缩。

5. 房水混浊

眼外伤、手术、炎症刺激或眼压异常等导致虹膜睫状体血 - 房水屏障功能破坏、血管通透性增强，房水内蛋白、色素和细胞含量增加而致房水混浊。

◎ 房水混浊体征

○ **房水闪辉**：房水内可溶性、无形蛋白成分增加，房水光线散射，裂隙灯检查呈乳白色光束，其程度代表血 - 房水屏障破坏程度。

○ **房水纤维素渗出**：虹膜睫状体毛细血管因创伤、手术、炎性或毒素性损害剧烈，血 - 房水屏障破坏严重，大量纤维蛋白原渗出血管外，继而在房水形成纤维素，房水中呈灰白半透明团絮、条絮状物，多呈急性经过，可被中性粒细胞释放的蛋白酶溶解、吸收。

○ **房水细胞**：正常房水中无细胞，房水内红或白细胞增多时，裂隙灯检查见前房内有随房水循环而游动的细胞颗粒（近虹膜温高向上游动，近角膜温低向下游动），为活动性炎症的表现，其多少与炎症严重程度相关。

○ **前房积脓**：房水渗出的炎症细胞较多时，变性坏死的中性粒细胞沉在前房下方形成灰白色液平，提示炎症反应非常严重。

○ **前房积血**：虹膜血管扩张或破裂致红细胞进入前房，在前房下形成红色液平。

"房闪"与房水细胞可同时存在。此外，房水中还可有色素的剥脱、播散；硅油填充眼，前房可有游离或乳化硅油滴。

各种原因的葡萄膜炎(特别是虹膜睫状体炎)、青光眼睫状体炎综合征、急性青光眼、晶状体皮质过敏性青光眼、剥脱综合征、脉络膜脱离、严重的角膜炎或溃疡、眼外伤及内眼术后等均可出现房水混浊。

6. 前房积血

虹膜血管渗透性增加或破裂出血,微量时仅见房水中漂游红细胞,血量较多时,血液沉积于前房呈液平,为前房积血。积血液平可随头位变动而移动。

◎ 前房积血量分级

Ⅰ级:少于前房容量 1/3。

Ⅱ级:介于 1/3~2/3 前房容积。

Ⅲ级:多于 2/3 前房容积。

血平面可以实际高度(mm)记录。

严重时前房完全充满血液,可呈"黑球"外观;积血量大可引起继发性青光眼;当同时具备角膜内皮损害、高眼压和出血多等条件时,可发生角膜血染,角膜基质呈棕黄色,中央盘状混浊,之后渐变为黄白色,长期不消退。

◎ 前房积血原因

○ **手术源性**:前房积血最常见的原因是眼内手术。

○ **外伤性**:出血来自外伤后的角膜缘伤口、房角撕裂、葡萄膜血管的破裂等。

○ **血管源性**:虹膜新生血管、晶状体后或悬韧带区纤维血管膜出血。

○ **炎症性**:葡萄膜炎血管壁通透性增加。

○ **肿瘤**:视网膜母细胞瘤(retinoblastoma, Rb),虹膜黑色素瘤,恶病质等。

○ **药物性**:如全身使用抗凝药物。

○ **血液系统疾病**:白血病、镰状细胞贫血、霍奇金淋巴瘤、血友病、血小板减少症。

○ **代谢与内分泌系统疾病**：糖尿病、坏血病（维生素 C 缺乏症）。

○ **心血管系统疾病**：右冠状动脉阻塞（RCAO）、右冠状静脉阻塞（RCVO）、血管膨胀过度。

○ **呼吸系统疾病**：百日咳。

7. 瞳孔异常

瞳孔异常指其大小、位置、形态、数量和反射等异常，有先天性异常，也可见于眼及神经系统疾病、外伤、炎症、内眼手术后和药物作用等。

◎ **正常瞳孔**

呈圆形，直径 2~4mm，双侧对称、差异不超过 0.25mm。

瞳孔受副交感神经纤维（支配瞳孔括约肌，可缩瞳）和交感神经纤维（支配瞳孔开大肌，可散瞳）调节。

正常瞳孔反应

○ **瞳孔光反射**：光照一眼或光线强度突然增强，该眼瞳孔立即缩小，为直接对光反射，与此同时，对侧未照射眼瞳孔也缩小，称为间接对光反射。

○ **瞳孔暗反射**：光线强度减弱或移去，瞳孔立即散大。

附：瞳孔光反射路径

光刺激视网膜（神经冲动）→视神经→视交叉→视束→外侧膝状体→顶盖前核，绕中脑导水管→双侧 E-W 核（动眼神经核的一部分），经副交感神经传出通路到瞳孔括约肌和睫状肌，引起缩瞳。

○ **瞳孔调节集合反射**：双眼注视迅速由远及近，瞳孔立即缩小，注视由近及远时，瞳孔立即散大。

附：调节反射路径

视网膜兴奋→视神经→大脑枕叶皮质→额中回后部眼球协同运动中枢，经皮质延髓束到 E-W 核，由此核发出纤维经动眼神经至双侧内直肌（眼球内聚），同时发出副交感神经纤维至瞳孔括约肌（引起缩瞳）。

○ **瞳孔闭睑（眼轮匝肌）反射**：眼睑闭合或抵抗分睑企图用力闭眼时，瞳孔收缩，证明瞳孔括约肌及光反射弧完好。

○ **瞳孔三叉神经反射**：角结膜或眼睑受刺激时，双侧瞳孔立即缩小。

○ **外展瞳孔反射**：双眼水平方向转动时，外展眼瞳孔较内转眼瞳孔稍大，坚持注视，瞳孔扩大更明显。

○ **瞳孔意识及感觉性反应**：兴奋、恐惧、激动等情绪改变，以及刺激眼外身体任何部位，均可引起瞳孔扩大。

○ **迷走神经紧张性瞳孔反射**：深吸气时双侧瞳孔扩大，深呼气时双侧瞳孔缩小，与迷走神经兴奋有关。

○ **耳蜗瞳孔反射**：强烈声音刺激时，双侧瞳孔散大，且受刺激侧更明显。

○ **瞳孔前庭性反射**：内耳前庭器官受冷热、旋转等刺激时，瞳孔先轻度缩小，继而散大。

◎ **瞳孔缩小（瞳孔直径小于 2mm）**

○ **痉挛性瞳孔缩小**：系动眼神经受刺激，副交感神经及其中枢兴奋所致，病因包括：

● 药物性

- 拟胆碱能药（毛果芸香碱）、胆碱能药（乙酰胆碱）等直接刺激缩瞳肌。

- 胆碱酯酶抑制剂（毒扁豆碱、新斯的明等）使乙酰胆碱积聚而作用增强，间接引起缩瞳。

● 眼病：虹膜或角膜炎时，瞳孔括约肌受到炎性刺激。

● 手术或外伤：虹膜受到机械刺激亦可发生缩瞳。

● 神经性：脑干炎、脑肿瘤、脑外伤、脑血管性疾病、海绵窦炎、眼眶疾病、多发性硬化等。

○ **麻痹性瞳孔缩小**：系交感神经麻痹所致，病因包括：

● 颈部及纵隔病损：颈椎病、颈交感神经炎、颈部外伤、颈交感神经节封闭后、肺炎综合征、甲状腺手术损伤等。

● 脊髓病损：颈髓肿瘤、炎症或蛛网膜炎，脊髓空洞症、出血、延髓背外侧综合征。

- 颅内病变：脑干肿瘤或炎症、颈内动脉血栓形成、小脑后下动脉血栓等。

- 药物性：吗啡、氯丙嗪等。

Horner 综合征：单侧瞳孔缩小(瞳孔散大肌麻痹)，轻度上睑下垂、睑裂变小(睑板肌麻痹)，眼球轻内陷(眼外肌麻痹)，瞳孔对光反应和近反应正常，同侧面颈部(前额除外)潮红无汗。

○ **单眼瞳孔缩小**：动眼神经受刺激，颈交感神经破坏，如下丘脑、延髓或颈髓单侧挫伤及颈面部损伤；角膜异物，眼内异物；单眼用缩瞳药物等。

○ **双眼瞳孔缩小**

- 生理性：婴儿、老年人生理性瞳孔较小，以及深呼气、脑力劳动、睡眠时。

- 眼病：眼外伤、感染、眼压低、远视眼、虹膜睫状体炎、角膜炎。

- 神经系统疾病：神经梅毒、脑桥病变、小脑或脑室出血、下丘脑病损、脑血管病、中央疝。

- 药物性

  - 吗啡、氯丙嗪等中枢抑制剂。

  - 皮罗卡品等拟胆碱能药。

  - 甲酰胆碱等胆碱能药。

  - 毒扁豆碱、新斯的明等胆碱酯酶抑制剂。

- 中毒性：有机磷、食物中毒等。

- 其他：肾上腺皮质功能减退、尿毒症等。

◎ **瞳孔散大(瞳孔直径大于 5mm)**

○ **痉挛性瞳孔散大**：系交感神经兴奋所致。

- 颈交感神经节至瞳孔散大肌传导通路病变：脑皮质或颈髓肿瘤、脑外伤、脑出血、脊髓空洞症、颈交感神经炎、肺炎、纵隔肿瘤、甲状腺肿大等。

- 药物性：肾上腺素、去氧肾上腺素、可卡因等。

○ **麻痹性瞳孔散大**：系副交感神经系统阻滞所致。

- 药物性

  - 阿托品、后马托品、优卡、托吡卡胺、莨菪碱等药物 使副交感神经系统传导阻滞。

  - 三环类抗抑郁药 引起中枢抑制。

  - 非甾体抗炎药 通过 COX-1 受体和 COX-2 受体缓解眼内肌痉挛。

  - 抗组胺药 有 H_1 受体拮抗、抗胆碱、抗 5- 羟色胺作用。

- 眼病：青光眼、眼挫伤、重度视神经疾病、广泛性视网膜疾病、原发性虹膜萎缩。

- 神经性：颞动脉炎、颈内动脉闭塞、糖尿病、脑血管意外、结核性脑炎等。

* 动眼神经麻痹可有后述全部或部分表现：患侧眼睑下垂，眼球向上、下、内运动障碍，瞳孔不同程度散大，光反应减弱或消失，调节反射障碍。

○ **单眼瞳孔散大**

- 单侧良性原发性瞳孔散大：往往有头痛、眼痛。

- 眼病：青光眼、眼外伤、眶尖综合征。

- 神经系统异常：动眼神经麻痹、海绵窦综合征、Adie 瞳孔、海马沟回疝或交感神经受刺激、颈部软组织损伤、小脑病变等。

* **小脑幕切迹疝**：脑疝早期瞳孔短暂缩小，继而逐渐扩大，对光反射迟钝或消失，伴意识障碍和对侧肢体瘫痪。

○ **双眼瞳孔散大**

- 生理性：如深吸气、处于暗处时。

- 精神性：情绪紧张、激动、疼痛、恐惧、暴怒、焦虑、忧郁。

- 药物性：阿托品类、肾上腺素类、去甲肾上腺素降解酶抑制剂（可卡因）等。

- 中毒性：肠伤寒、肉毒毒素等中毒。

- 眼病：近视、青光眼、双侧视神经损伤。

- 中枢神经系统异常：中脑病变、枕骨大孔疝、中枢神经系统感染性疾病、颅内高压、脑血管病、脑缺氧、脑肿瘤、颅脑外伤。

- 病危、昏迷患者。

- 先天性异常。

- 其他：甲状腺功能亢进等。

◎ **双侧瞳孔不等大**

○ 双眼所受光亮不同或生理变异。

○ 对光反射消失，常见于深昏迷或危重患者。

○ 眼病：虹膜睫状体炎、角膜炎、眶蜂窝织炎。

○ 神经系统：颅脑外伤、炎症、血管异常，多发性硬化、神经炎，线粒体脑肌病，偏头痛发作期。

○ 其他：白血病、甲状腺功能亢进、颈部肿瘤、肺及纵隔肿瘤。

◎ **双侧瞳孔不等圆**

○ 眼病：眼外伤、青光眼、虹膜脱出或粘连、眼内肿瘤、虹膜发育不全；

○ 神经系统异常：颅脑外伤、骨折、炎症、血管病变，颅内高压综合征，脊髓病变，下丘脑综合征；

○ 其他：淋巴瘤、败血症、主动脉弓扩张症。

◎ **瞳孔异形**

○ 椭圆形：青光眼、眼内肿瘤。

○ 不规则：虹膜前后粘连、虹膜缺损、虹膜萎缩、先天发育异常。

◎ **多瞳**

○ 先天性多瞳症（虹膜上 2 个以上空洞，各有括约肌）。

○ 眼外伤及内眼术后。

◎ **常见瞳孔反应异常**

　　○ **传入性瞳孔障碍**：瞳孔光反射弧感觉支异常，表现为光照射患眼时双侧瞳孔收缩迟钝或消失。

病变位于视网膜、视神经、视交叉、视束或中脑顶盖前区。

　　○ **相对性传入性瞳孔障碍（RAPD 或 Marcus Gunn 瞳孔）**：双眼瞳孔传入纤维不对称受损（仅一眼传入性瞳孔障碍而另一眼正常，或双眼传入性瞳孔障碍程度不对称）的症状，与双眼间视野缺损的不对称程度高度相关。

表现为：

● 光照健眼，双侧瞳孔缩小；

● 光照患眼，双侧瞳孔不缩小；

● 用相同光线交替照射双眼，患侧或较重侧眼相对于另眼的瞳孔对光收缩幅度下降、速度减慢或继之有再散大。

病变位于视交叉及其前的视神经，为单侧视神经受累或双侧视神经受损程度不一的重要阳性体征。

* **注**：● RAPD 不会导致瞳孔不等大。

● 双侧视神经病变程度相当，则 RAPD 可阴性。

● 单侧顶盖核或上丘臂损害可导致对侧 RAPD，但无视力、视野损害。

● 视束病变可导致对侧 RAPD，但视力、视野受损。

　　○ **偏盲性瞳孔强直**：病损同侧眼瞳孔的鼻侧对光反射消失，病损对侧眼瞳孔的颞侧对光反射消失。常见于视束损伤、Wernick 反应或 Wernick 瞳孔。

● **双颞侧偏盲性瞳孔**：双颞侧对光反射消失，间接对光反射及调节反射存在。常见于视交叉正中病变。

● **双鼻侧偏盲性瞳孔**：常见于视交叉外侧病损。

　　○ Argyll-Robertson 瞳孔：多双侧瞳孔小，瞳孔缘不齐、欠圆，对光反应消失而近反应存在(光-调节反射分离)。见于神经梅毒、糖尿病、中脑顶盖肿瘤、多发性硬化、眼部带状疱疹等。

- 毒扁豆碱滴眼可缩瞳。

- 阿托品仅引起轻度散瞳。

○ Adie 瞳孔(强直性瞳孔)：常见于中青年女性，单侧(左侧好发)瞳孔散大，直接和间接光反射消失，在暗处瞳孔慢慢散大，而在明处慢慢缩小。病因不明，多为特发性。

- 视力正常，无上睑下垂及眼外肌麻痹，睑反射消失。

- 用依色林(毒扁豆碱)或 2.5% 乙酰甲胆碱(醋甲胆碱)滴眼，瞳孔可缩小。

- 可合并腱反射消失(下肢尤明显)。

- 当有阶段性无汗、心动过速及直立性低血压等自主神经症状时，称 Adie 瞳孔综合征。

* 病变在瞳孔反射中枢(E-W 核)与睫状神经节之间，瞳孔呈中度散大；若在睫状神经节以后的路径，则极度散大。

◎ 病史采集要点

○ 瞳孔异常发作特点：时间，持续或间歇性，进展快慢，单眼或双眼，双侧同时或交替性。

○ 全身病史：高血压病是否并发动脉瘤、动脉硬化、脑血管病等，糖尿病，梅毒、甲状腺功能亢进及慢性酒精中毒史等易合并眼外肌麻痹的因素，并注意颈部、肺部和咽部疾病，颈、脑部外伤史及肿瘤史等。

○ 眼病、眼外伤及内眼手术史。

○ 神经系统情况：头痛、恶心、呕吐、面部出汗情况等。

○ 药物史：除以上提及药物，还应注意有无眼科扩瞳或缩瞳检查或治疗。

◎ 体格检查要点

○ 系统检查

- 有无发热(感染性疾病如海绵窦血栓、脑炎、脑膜炎等)。
- 颈部和咽部有无肿瘤、炎症、肿大淋巴结等。

○ 瞳孔反射检查

- 瞳孔对光反射和暗反射应在暗室进行,近反射观察在明室。
- 观察间接对光反射时,应将手于患者鼻梁处遮挡,避免光线入对侧眼。

○ 眼部检查

- 有无眼球突出(海绵窦血栓、眶内肿瘤、颈动脉海绵窦瘘)。
- 眼部杂音(颈动脉海绵窦瘘)。

○ 神经系统定位体征

如肢体瘫痪、感觉异常、自主神经功能异常等。

◎ 辅助检查要点

○ 脑或眼部 CT 或 MRI:检查有无脑部肿瘤、炎症、血栓、血管畸形、脑干病变、延髓空洞症及眶部肿瘤、炎症等。

○ 脊髓 MRI:检查有无脊髓空洞症、肿瘤、炎症等。

○ 其他:甲状腺检查、血糖检查、颈部、肺部和咽部的 X 线检查和组织病理学检查等。

8. 白瞳症

瞳孔区失去正常黑色而呈现白色病态。患儿瞳孔区有白色、黄色或粉白色反光而紧急就诊的一组疾病。

◎ **先天性白内障**:出生即存在或之后逐渐形成的先天遗传或发育障碍性白内障。

◎ **视网膜母细胞瘤(Rb)**:儿童最常见恶性视网膜核层原发肿瘤,有先天性和遗传性倾向。向周围浸润生长,侵入玻璃体和视神经及颅内,分眼内期、青光眼期、眼外期、转移期四期。眼内期时,瞳孔区在暗处出现白光或黄光呈现白瞳表现。

◎ **Coats 病**:视网膜毛细血管和微血管异常渗漏,导致视网膜深层组织大量黄白色脂质性渗出,形成视网膜脱离而呈现白瞳症。多为 10 岁以下男孩,年龄越小,发病越重。

◎ **永存原始玻璃体增生**(PHPV):晶状体后原始玻璃体神经胶质和血管增殖襻,多单眼,足月儿。多伴小眼球、浅前房、小晶状体。

◎ **弓蛔虫病**:多有宠物接触史,弓蛔虫感染后,虫卵在小肠孵化,幼虫经血播散到全身包括眼部,幼虫死亡后导致肉芽肿型及弥漫性眼内炎型。玻璃体牵拉视网膜脱离,继发白内障等呈现白瞳。

◎ **早产儿视网膜病变**(ROP):多见于早产儿或低体重儿,因缺氧或吸氧过度,未成熟视网膜血管收缩,逐渐发展为血管阻塞和增殖,常因合并视网膜脱离呈现白瞳,双眼对称。

◎ **家族性渗出性玻璃体视网膜病变**(FEVR):临床表现与 ROP 相似,但无早产或吸氧史,常染色体显性遗传,无症状家族成员可出现视网膜周围血管异常。

◎ **视网膜错构瘤**:又称星形细胞错构瘤,是结节硬化症的视网膜病灶,多双眼,可多灶、伴小钙化点。

◎ **其他**原因导致的视网膜脱离、眼内肿瘤、眼内炎、白内障等。

9. 高眼压

正常眼压范围大致为 10~21mmHg,高于正常眼压上限 21mmHg 时,称为高眼压,应行鉴别:

◎ 伴视神经及视野损害

○ 原发性开角型或闭角型青光眼。

○ 各类继发性青光眼,如青睫综合征、糖皮质激素性青光眼、眼外伤继发性青光眼、晶状体源性青光眼、虹睫炎继发性青光眼、新生血管性青光眼、内眼手术后继发性青光眼及色素性青光眼等。

○ 虹膜角膜内皮综合征。

○ 先天性和发育性青光眼。

＊此类可伴视力下降、雾视、虹视,眼胀痛,恶心、呕吐,头痛,视野变窄等症状。

◎ 不伴视神经及视野损害

○ 高眼压症。

○ 眼压测量高估，如角膜偏厚或瘢痕、角膜曲率增加或散光、眼压测量时患者眨眼或挤眼等。

10. 低眼压

眼压低于 8mmHg 为低眼压。

双眼原发性低眼压，多与遗传有关，不伴有其他相关的眼部及全身疾病，眼组织功能正常，无须治疗。

继发性、持续性低眼压属病理状态。可有眼痛、视力减退，严重可致眼球萎缩。查体见角膜水肿皱褶、房水细胞和闪辉、视网膜脉络膜水肿皱褶、浆液性脉络膜脱离、脉络膜上腔出血、视盘水肿、视网膜血管迂曲等。原因包括：

◎ **眼外伤**：眼球破裂等开放性眼球外伤、睫状体脱离或解离、虹膜睫状体炎、视网膜或脉络膜脱离、增殖性玻璃体视网膜病变等。

◎ **内眼手术**：手术切口渗漏、滤过泡滤过过强、青光眼引流装置安装后、睫状体房水分泌功能损伤、术后视网膜葡萄膜脱离长期无复位、玻璃体切除术后硅油填充不足等。

◎ **药物因素**：长期用脱水药物、降眼压药物联合应用。

◎ **血管闭塞性疾病**：眼缺血综合征、巨细胞动脉炎、视网膜中央动脉或静脉阻塞。

◎ **炎症**：如葡萄膜炎、眼内炎。

◎ **其他**：酸中毒、糖尿病昏迷、贫血等。

11. 晶状体异常

晶状体的主要病变为透明度的改变、位置的改变及先天性晶状体形成异常。

◎ **透明度改变**：即白内障。病因可为年龄相关性、先天性、外伤性、并发性、代谢性、药物性、中毒性、辐射性、发育性和后发性。

◎ **位置异常**：晶状体可致晶状体半脱位（晶状体偏位、虹膜震颤），悬韧带完全断裂致晶状体全脱位于前房、玻璃体腔及眼球外（眼球开放伤)。

◎ **先天性异常**：包括先天性无晶状体和晶状体形成不全、晶状体形态异常(如球形晶状体、圆锥形晶状体、晶状体缺损和晶状体脐状缺损)、透明度和位置异常。

12. 玻璃体混浊

正常玻璃体无色透明，当其组织有序的胶原纤维支架塌陷浓缩、透明质酸降解、水分析出、后皮质与视网膜分离(玻璃体后脱离)、血 - 眼屏障破坏、各种眼病致异常有形浮游物或异物出现等，玻璃体呈现不同程度、形态及特征的混浊。患者眼前出现飘动黑影，影响视觉质量。

◎ **生理性**

○ 年龄相关、高度近视的玻璃体退行性改变，多无须行特殊处理。

○ 先天残留于玻璃体内的胚胎细胞或组织。

◎ **病理性**

○ **变性混浊**：如玻璃体钙质(星形)、糖尿病及高脂血症等胆固醇沉着(闪辉)。

○ **色素性混浊**：视网膜裂孔、外伤、葡萄膜炎等色素颗粒进入玻璃体。

○ **炎性混浊**：内源性或外源性眼内组织感染(细菌、病毒、钩端螺旋体等)或非感染性玻璃体、视网膜和葡萄膜炎症，玻璃体内出现炎症细胞、免疫反应凝集物、渗出物等。

○ **出血性混浊**：出血来源于眼内组织血管或异常新生血管，新鲜出血呈鲜红色，浓厚者呈暗红色，陈旧者含铁血黄素呈棕黄色，吸收晚期呈浅黄、灰白色。常见于眼外伤或手术、视网膜血管炎或静脉阻塞、高血压糖尿病视网膜病变、视网膜血管瘤、视网膜毛细血管扩张症、Terson 综合征(蛛网膜下腔玻璃体积血综合征)、玻璃体后脱离或视网膜裂孔等。

○ **增殖性玻璃体病变**：因眼外伤、炎症、出血、视网膜裂孔、糖尿病及其他视网膜血管性疾病伴缺血性改变、视网膜过度光凝或冷冻等导致玻璃体内纤维组织增殖。

○ **外伤性混浊**：眼外伤可致出血性、炎性、色素性、增殖性玻璃体混浊，而眼球开放伤还可有玻璃体异物存留。

○ **其他**：眼内寄生虫、肿瘤等。

13. 视乳头／视盘水肿

各种原因致视盘筛板两侧压力失衡，视神经鞘间隙组织液向脑蛛网膜下腔引流受阻，形成视乳头水肿。炎症或缺血等造成视盘部位神经纤维损伤，可引起视盘水肿。

临床表现有视盘边界模糊、隆起、充血，严重时视盘周围出血、渗出、静脉迂曲、黄斑水肿等。一般来讲，视乳头水肿隆起度较高，可呈蘑菇状，但其他体征不显著；视盘水肿相反。

发病原因包括：

◎ **颅脑病变**

○ 致病机制：

● 占据颅腔内容积。

● 刺激脉络丛分泌过多脑脊液。

● 毒素及炎症侵袭脑组织及血管。

● 脑脊液循环通路梗死。

● 阻碍神经轴浆流等。

○ 常见病因：

● 颅内占位　如肿瘤、囊肿、脓肿、血肿、肉芽肿。

● 颅内感染　如脑炎、脑膜炎、寄生虫等。

● 颅脑外伤。

● 脑缺氧　如窒息、麻醉意外、CO中毒，以及某些全身性疾病如肺性脑病、癫痫持续状态、重度贫血等。

● 脑微动脉瘤、静脉窦炎或血栓。

● 脑积水及各种原因的颅内压增高　如特发性或急进性高血压病、肾性高血压、血液病等。

- 颅腔容积太小 如尖头畸形、Chiari 小脑扁桃体疝、颅缝早闭。

◎ **眼眶病变**

  ○ 致病机制：

- 占据眶内容积，压迫眶静脉回流。

- 直接压迫视神经眶内段，使视神经鞘脑脊液和视网膜中央静脉回流受阻。

  ○ 常见病因：

- 眶高压症 眶内血肿、气肿、脓肿、感染性或非特异性炎症等。

- 眶内占位 如海绵状血管瘤、视神经胶质瘤、眼外肌肿瘤、泪腺肿瘤、泪腺炎、炎性假瘤，以及邻近组织肿瘤的眶内侵犯等。

- 眼眶外伤。

- 眼眶白血病。

◎ **视神经病变**：视神经炎症、缺血、感染、视神经鞘的肿瘤。

◎ **血管性病变**：恶性高血压视网膜病变、糖尿病视网膜病变、视网膜静脉阻塞、视盘炎和缺血性视神经病变。

◎ **眼内炎症**：葡萄膜炎、视网膜炎、后巩膜炎。

◎ **低眼压症**：眼外伤、手术、眼病导致眼压低于颅内压。

◎ **血液系统疾病**：白血病、真性红细胞增多症、贫血、血小板减少性紫癜等。

◎ **其他全身性疾病**

  ○ 肾炎、尿毒症。

  ○ 结缔组织病引起血管炎、动脉瘤、动静脉畸形。

  ○ 黏多糖病。

  ○ 严重慢性阻塞性肺部疾病。

  ○ 伴有凝血障碍的全身性疾病：系统性红斑狼疮、妊娠/产后、弥散性血管内凝血等。

◎ **内分泌功能紊乱**

○ 年轻女性、肥胖者,尤其是月经紊乱及妊娠时,易发生良性颅内压增高,可能与雌激素过多、肾上腺皮质激素分泌过少而产生的脑水肿有关。

○ 肥胖者可能与部分类固醇溶于脂肪组织中不能发挥作用而造成相对性肾上腺皮质激素过少有关。

◎ **中毒**

○ 铅、锡、砷等中毒。

○ 药物中毒如四环素、维生素 A 过量等。

○ 自身中毒如尿毒症、肝性脑病等。

◎ **假性视乳头水肿**:视盘先天发育异常,如视盘玻璃膜疣、视盘拥挤、视盘倾斜、视盘周围有髓神经纤维等,貌似视乳头水肿。

14. 眼底出血

眼底出血的原因包括:

◎ **血管机械性阻塞**

○ 视网膜静脉回流受阻、淤滞扩张,血管旁出血、渗出　如视网膜静脉阻塞,与视网膜炎症、低灌注、高血压、动脉硬化、血液高黏度和血流动力学异常等有密切关系。

○ 血栓形成或栓子阻塞　如急性胰腺炎和长骨骨折的脂肪栓子、胸部挤压时的空气栓子、分娩及产后的羊水栓子,以及炎症介导的白细胞栓子等。

◎ **视网膜血管炎症**

○ 非特异性炎症或感染性疾病,炎性介质或免疫复合物侵犯血管壁,血管通透性增加。

○ 炎性阻塞:如视网膜静脉周围炎、巨细胞病毒性视网膜病变、视网膜急性坏死、弓形虫视网膜脉络膜炎。

◎ **系统性疾病**

○ 系统性微血管异常：如糖尿病等。

○ 系统性循环异常：如原发或继发性高血压（如慢性或亚急性肾小球肾炎）等。

○ 血液病：如白血病、血小板减少性紫癜、溶血性尿毒症、多发性骨髓瘤等。

○ 免疫性及血管炎相关性疾病：如胶原血管性疾病、系统性红斑狼疮、皮肌炎、硬皮病等。

○ 其他：急性胰腺炎、妊娠等。

◎ **其他原因导致的视网膜血管异常**

○ 先天发育异常：如早产儿视网膜病变（ROP）、Coats病、家族性渗出性玻璃体视网膜病变（FEVR）、原始永存玻璃体增生症（PHPV）、视网膜血管瘤、视网膜血管畸形。

○ 获得性异常：如视网膜大动脉瘤、视网膜血管瘤样增生（RAP）等。

○ 异常新生血管

● 脉络膜新生血管（CNV）：如特发性、病理性高度近视，湿性老年黄斑变性，息肉样脉络膜血管病变（PCV），眼组织胞浆菌病综合征，眼弓形虫病，眼底血管样条纹，眼底激光或眼外伤后所导致的CNV。

● 视网膜新生血管：如增殖性糖尿病视网膜病变、缺血性视网膜静脉阻塞、视网膜静脉周围炎、Coats病等。

◎ **眼外伤**

○ 眼球闭合伤：如钝挫伤。

○ 眼球开放伤：如破裂伤、穿通伤、贯通伤、眼内异物伤。

○ 远达性视网膜病变：如胸腹挤压、颅脑创伤、长骨骨折等。

○ 辐射性眼损伤。

◎ **玻璃体后脱离**

玻璃体后脱离、震荡等机械性牵拉导致视网膜血管破裂。

◎ **眼内肿瘤**

　　○ 良性：视网膜血管瘤，如毛细血管瘤、海绵状血管瘤、蔓状血管瘤等。

　　○ 恶性：视网膜母细胞瘤、恶性黑色素瘤等。

◎ **药物性**：长期应用抗凝药，化疗药物等使血小板减少。

◎ **放射性治疗**。

眼底出血应注意位置、层次、分布、大小、形态、色调、数量。

根据出血的解剖层次，可分为：

◎ **视网膜内出血**

　　○ 火焰状出血：出血位于神经纤维层，沿着神经纤维走行间隙扩散，呈线状、斑片状或火焰状，浅层、易吸收。可见于静脉阻塞、糖尿病、高血压、视盘水肿。

　　○ 点状出血：出血位于内核层或内外核层之间，呈暗红而圆的斑点，深层、吸收慢，常见于糖尿病、高血压、血管炎。

◎ **视网膜下出血**

　　○ 色素上皮下出血位于视网膜色素上皮下与脉络膜之间，边界锐利清晰。

　　○ 视网膜神经上皮下出血较之相对弥散，多为脉络膜出血，如脉络膜新生血管、高度近视眼、外伤等。

◎ **视网膜前出血**

　　○ 出血于玻璃体后界膜与视网膜内界膜之间：受重力作用呈半月形或船形，原因多为浅表视网膜新生血管出血、视网膜内出血穿越内界膜。

　　○ 内界膜下出血：出血位于内界膜与神经纤维层之间，一般呈半圆形或新月形，见于糖尿病、动脉硬化、静脉周围炎。

◎ **玻璃体积血**：玻璃体腔内出血来自视网膜或葡萄膜血管。

可能的原因有糖尿病视网膜病变、视网膜静脉阻塞、视网膜静脉周围炎、Coats 病、眼内肿瘤等，也可为玻璃体后脱离、视网膜裂孔、视网膜脱离、眼外伤、Terson 综合征、视网膜大动脉瘤破裂等。

15. 眼球突出

正常人眼球突出度在 12~14mm，双眼突出差值小于 2mm。超过此正常范围或双侧差值，可考虑为眼球突出。在观察过程中，眼球突出度不断增大者也可认为异常。

眼球突出不单限于眼眶疾病范畴，往往与耳鼻喉科、口腔颌面外科、神经外科等密切联系。病因包括：

◎ **炎症性**

○ 眶蜂窝织炎：急性疼痛性眼睑、球结膜充血水肿，眼球突出显著、运动受限，严重者可有体温增高、恶心呕吐，甚至颅内扩散。

○ 眼球筋膜炎。

○ 全眼球炎。

○ 慢性筛窦炎：症状多样且不典型，可有神经痛、精神抑郁、注意力不集中等，窦口阻塞时可有鼻塞、嗅觉障碍、鼻后孔流涕等。

◎ **眶内或邻近组织占位**

○ 良性肿物：眶血管瘤或血管畸形、脑膜瘤、神经鞘膜瘤、泪腺肿物等。

○ 恶性肿物：眶横纹肌肉瘤、平滑肌瘤、鼻咽癌晚期、视网膜母细胞瘤等。

◎ **血管性**

○ 颈动脉海绵窦瘘：搏动性眼球突出，多见于外伤后，眼部触诊搏动感，听诊轰隆声，压迫颈内动脉时突眼及搏动可消失。

○ 眶静脉曲张：间歇性眼突，源于眶内静脉充盈淤滞，低头或憋气时眼突，直立或仰卧头位时眼位复原。

○ 海绵窦血栓形成。

◎ 外伤性

○ 眼眶骨折：致眶容积变小。

○ 眶内血肿：血液病或血管病变也可出现。

○ 眶内气肿：多眶壁骨折，与鼻窦相通。

○ 眶隔及其平滑肌、内外眦韧带损伤。

◎ 内分泌性

○ 甲状腺相关眼病：甲状腺功能亢进（甲亢）患者眶内组织水肿和淋巴浸润，可单或双侧，发病及程度与甲亢病情不一定成正相关。

○ 垂体性甲亢：恶性突眼，多为垂体瘤引起的促甲状腺素性轻、中度甲亢，垂体肿瘤手术切除或放疗后甲亢症状消失。

◎ 眼肌麻痹性

○ 眼直肌麻痹：导致其正常阻止眼球前突的作用减弱或丧失。

◎ 其他

○ 系统疾病：白血病、淋巴瘤等。

○ 眶部疾病：眶内寄生虫病等。

○ 眼球后麻醉意外。

◎ 假性突眼

○ 高度近视。

○ 先天性青光眼。

○ 角巩膜葡萄肿。

16. 眼球运动障碍

　　眼外肌或其支配神经及其中枢病损，出现复视、斜视、眼位及眼球运动受限，还可伴有上睑下垂、头位改变、瞳孔变化及调节异常等。眼动肌神经支配见图 2-2-1。

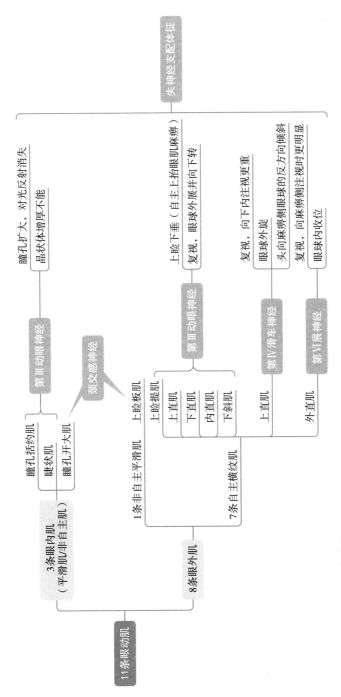

● 图 2-2-1 眼动肌神经支配

◎ **眼球正常运动范围**：

○ 内转时,瞳孔内缘达上下泪小点连线；

○ 外转时,角膜可达外眦角；

○ 上下转范围分别可达 5mm。

◎ **机械性限制**：为眼肌病损,其运动功能减弱或消失,常见于：

○ 先天性病变。

○ 眼外肌嵌顿、眼外肌瘢痕粘连。

○ 甲状腺相关眼病。

○ 眼眶占位、恶性肿瘤浸润。

○ 眼眶组织炎症。

○ 重症肌无力。

○ 系统结缔组织病。

○ 眼眶、眼外肌、眼球创伤等。

◎ **神经麻痹性**：由支配眼外肌的神经(第 Ⅲ、Ⅳ、Ⅵ 对脑神经)麻痹所致,根据神经通路不同部位及病变临床特点可划分为：

○ **核下(周围性)病变**：病变定位于神经纤维束内、神经干(包括眼底、海绵窦、眶上裂、眶尖)、眶内末梢。

常见于眼及颅部外伤、肿瘤、感染、血管性(动脉瘤、眼肌麻痹型偏头痛)、颅内高压、中毒及代谢障碍(如糖尿病)、重症肌无力等。

动眼神经麻痹——其支配的眼外肌麻痹表现为上睑下垂、外斜视,眼球不能向上、向内及向下运动或受限,并出现复视；眼内肌麻痹表现瞳孔散大、光反射及调节反射消失。

滑车神经麻痹——单独滑车神经麻痹少见,多合并动眼神经麻痹。可表现眼球向外下方运动受限,并有复视。

展神经麻痹——呈内斜视,眼球不能向外方转动,有复视。

* 当发生眶上裂综合征(第 Ⅲ、Ⅳ、Ⅴ、Ⅵ 对脑神经受损)、海绵窦综合

征(第Ⅲ、Ⅳ、Ⅴ1、Ⅵ对脑神经受损,包括海绵窦血栓、颈内动脉瘤、颈内动脉海绵窦瘘等),可致全眼瘫痪。

- **核性病变**:脑干病变所致眼球运动神经核损害。

常见于血管病、炎症、肿瘤、外伤、代谢障碍、脱髓鞘、变性病等。

与核下性相似,另有特点如下:

- 分离性眼肌麻痹(选择性损害个别神经核,某眼肌受累,如动眼神经亚核多而分散)。

- 常伴脑干内部邻近结构损害,如展神经核损害常累及面神经和锥体束。

- 常累及双侧。

- **核间性病变**:病变位于连接动眼神经与展神经核之间的脑干内侧纵束。

其损害可造成眼球水平性同向运动(凝视)障碍,表现为单眼的内直肌或外直肌的分离性麻痹(侧视时单眼侧视运动不能),并多合并分离性水平眼震。

可见于血管病(腔梗)、多发性硬化等。

- **核上(中枢性)病变**:大脑皮质眼球水平同向运动中枢(侧视中枢)病变所致凝视麻痹,无复视,反射运动仍保存。

- 破坏性病变(如脑脓肿、脑卒中、脑炎、肿瘤等):位于额中回后部,表现为双眼凝视病灶侧;位于脑桥,表现为双眼凝视病灶对侧。

- 刺激性病灶(癫痫、肿瘤、脑卒中超早期等):位于额中回后部,引起双眼凝视病灶对侧;位于脑桥,双眼凝视病灶侧。

17. 上睑下垂

上睑无法正常提起,明显低于正常位置,遮盖部分或全部瞳孔。

◎ **正常上睑缘与角膜上缘关系:**

- 婴儿:角膜上缘上方1~2mm。

- 少年:角膜上缘。

○ 成人：遮盖角膜 1~2mm。

◎ **真性上睑下垂**：上睑肌功能不全或丧失，提举无力而下垂。

○ 先天性：上睑提肌（动眼神经支配）和 Müller 平滑肌（颈交感神经支配）或其支配神经发育不良，多为双侧，常染色体遗传，常合并其他眼部畸形，如小睑裂、内眦赘皮、小眼球、眼球震颤、眼球运动异常（如上直肌功能不全上转受限）等。

○ 后天性

● 神经源性

动眼神经麻痹：可见于脑血管病、颅内肿瘤、动脉瘤、基底脑膜炎、外伤、海绵窦疾病、眶上裂综合征和动眼神经炎症等，还有糖尿病眼肌麻痹、眼肌麻痹性偏头痛、Fisher 综合征等。

颈交感神经受损（Honer 综合征），合并相同神经支配障碍。

● 肌源性：重症肌无力、甲状腺相关性眼病（Graves 病）、慢性进行性眼外肌麻痹、肌营养不良等。

● 腱膜源性：各种原因造成的上睑提肌腱膜缺损或功能异常，多见于老年退行性变性、外伤、术后、眼睑持续肿胀、长期配戴角膜接触镜等。

● 机械性：眼睑本身病变重量增加而下垂，如上睑炎性肿胀或肿物、睑部瘢痕、重症沙眼等。

● 创伤性：外伤或手术损伤了眼睑，尤其累及动眼神经或上睑提肌、Müller 肌等。

◎ **假性上睑下垂**：与上睑提肌和 Müller 肌及其支配神经无关。

○ 上睑缺少支撑：小眼球、无眼球、眼球萎缩、眼球内陷、各种原因导致的眶脂肪萎缩或眶内容减少。

○ 机械性原因：上睑气肿、水肿、肿瘤所致眼睑重量增加。

○ 上睑皮肤松弛症。

○ 垂直性麻痹性斜视　上直肌功能障碍（多先天）表现出眼睑下垂假象。

○ 对侧突眼。

○ 严重眼睑痉挛。

○ 保护性上睑下垂 眼受刺激时眼睑的正常防御反应。

◎ **询查要点**

○ 年龄,系统疾病史、外伤史、手术史、近期感染史。

○ 现病史可能诱因、首发症状、特点、持续时间、病情变化、治疗情况。

○ 首先排查假性上睑下垂。

○ 观察对比双侧睑裂大小是否一致:

● 双眼闭启运动,睁眼时患侧睑裂较小,参考上睑缘遮盖角膜程度确定。

● 睁眼时,试测患侧眉部上方有无额肌代偿性收缩。

● 左右两侧注视,外展时上睑下垂明显,内收时减轻。

○ 判断上睑下垂严重程度:

一级:轻度,下垂距离在 2mm 以内。

二级:中度,下垂距离在 2~4mm。

三级:重度,下垂距离>4mm 或完全闭合,但用双手拇指紧压患者眉弓部额肌时,患者向上注视,上睑仍能轻度上提。

四级:重度,完全下垂,且用双手拇指紧压患者眉弓部额肌时,患者向上注视,上睑完全无法上提。

○ 相关检查,包括视力、视野、眼外肌、瞳孔、其他脑神经异常等检查,必要时行系统的躯体运动、感觉和自主神经功能检查。

18. 睑裂闭合不全

睑裂闭合不全指上下眼睑不能完全闭合,导致部分眼球暴露。轻者引起结膜充血、干燥、肥厚和过度角化,重者可导致暴露性角膜炎或溃疡。

病因可为眼睑解剖形态或眼球位置异常,也可由眼运动神经障碍引起。常见原因如下:

◎ **神经障碍性**:最常见于面神经麻痹。

◎ **眼睑解剖形态异常**:常见于眼睑皮肤瘢痕收缩、先天性上睑过短、眼睑缺损或畸形、眼睑术后上睑滞留或睑裂闭合不全等。

◎ **眼球异常**:甲状腺相关性眼病、先天性青光眼、角巩膜葡萄肿和眼眶肿瘤等引起的眼球突出。

◎ **神经肌肉疾病**:Guillain-Barré 综合征或重症肌无力。

◎ **生理性**:少数正常人睡眠时,睑裂也有一缝隙,但角膜不会暴露。

◎ **暂时性、功能性**:全身镇静、麻醉或重度昏迷。

19. 眼睑痉挛

眼睑与眶周轮匝肌的非自主性、间歇性或进行性加重的痉挛收缩。实为正常的瞬目过程,即闭睑(环形轮匝肌、皱眉肌和降眉肌,面神经支配)和开睑(上睑提肌和额肌,分别由动眼神经和面神经支配)的协同功能失调所致。中年女性多见,可双侧,可伴发面颈部肌肉痉挛。

◎ **原发性(特发性)眼睑痉挛**:无明确病因,为局限性肌张力障碍。多见于老年人,双眼发病,精神紧张可加重。

◎ **继发性眼睑痉挛**

  ○ 眼部疾病

   ● 倒睫;

   ● 角结膜炎;

   ● 干眼;

   ● 睑缘炎;

   ● 睑板腺功能异常;

   ● 眼外伤;

   ● 急性葡萄膜炎。

  ○ 神经因素

* 闭眼反射循环通路如下：

- 传入支——三叉神经。

- 中枢——基底神经节、中脑、脑桥以及大脑等位置。

- 传出支——面神经核、面神经（周围性）。

该通路发生特发性、炎症、脱髓鞘、退行性、肿瘤或异常血管压迫等异常，如：脑炎，帕金森病，肝豆状核变性（威尔逊病），面神经根在小脑脑桥角被异常血管（小脑前下或后下动脉、椎动脉、基底动脉等）或肿瘤压迫等。

此外，还可见于：

- 眼睑痉挛 - 口下颌张力障碍、贝尔麻痹等联动症。

- 多巴胺异常，如多巴胺缺乏或其受体功能异常。

- 反射性眼睑痉挛（Fisher 征），常见于近期严重偏瘫患者的非瘫痪侧，系皮质脑干束损害的释放现象。

○ 药物相关性：如长期应用多巴胺抑制剂、安定（地西泮）等。

○ 遗传因素：常染色体显性遗传。

第三章
眼部创伤

1. 眼睑裂伤

【典型特征】

严重挫伤或锐器切割伤可致眼睑部分或全层裂伤。尽早清创、抗感染治疗,良好的解剖复位可实现一期愈合,确保眼睑解剖及功能完整。

【组织学特点】

◎ 眼睑由浅及深分别为皮肤、皮下组织、肌层、睑板和睑结膜。

◎ 眼睑皮肤层薄、富于弹性;皮下结缔组织疏松,易发生水肿和血肿。

◎ 肌层主要为司闭睑的眼轮匝肌纤维和司开睑的上睑提肌。

◎ 水平分布的软骨硬度的半月形睑板是眼睑的支架,使眼睑保持一定的形状和硬度,上、下睑板分别距上、下睑缘 10mm 与 5mm。

◎ 睑结膜贴近眼球表面的最内层。

◎ 睑缘为上述多种组织的复合连接部,睑缘正常的位置、与眼球表面的紧密接触确保瞬目动作功能完整。

◎ 眼睑有保护眼球、滋润与清洁眼表的作用,其轮廓完整、解剖位置与闭启功能正常,对于整个眼球的健康和安全至关重要。

◎ 上述解剖层次是眼睑修复基础,而睫毛线、灰线、睑板腺开口是帮助睑缘准确对位的重要解剖标志。

◎ 眼睑皮肤伤口与皮纹和眼轮匝肌方向一致时,伤口张力小,易对合,瘢痕小。

【就诊症状】

◎ 眶周、眼睑疼痛;

◎ 出血或皮下血肿;

◎ 眼睑肿胀。

【临床体征】

◎ 眼睑部分或全层裂伤,累及皮肤及皮下组织;

◎ 周围组织肿胀淤血。

◎ 可伴有眼眶、眼球或颜面部损伤。

【检查注意点】

◎ 明确伤口性质。

◎ 确定眼睑组织是否完整。

◎ 充分探查伤口深度直到基底。

◎ 仔细查找伤口内有无异物存留。

◎ 全面检查眼球,排查角巩膜裂伤、眼内异物或视神经损伤。

◎ 排查眼眶骨折及眶内异物。

◎ 注意有无周围软组织损伤,如泪道、内眦韧带、眶隔等。

【辅助检查要点】

◎ 颅脑和眼眶 CT:排除骨折、异物存留、眼球破裂及颅脑损伤。

◎ 伤口位于泪小点鼻侧或内眦韧带损伤,应行泪道冲洗检查,排除泪小管断裂。

【处置要点】

◎ 彻底清理皮肤创口、消毒、止血。

◎ 应用 2% 利多卡因浸润麻醉后,再用过氧化氢溶液(双氧水)或聚维酮碘进行深层组织清创,同时注意保护眼表不受损害。

◎ 如眼睑裂伤累及结膜,加表面麻醉。

◎ 儿童、无法合作者、多处复合伤者、眼球破裂伤者等,需手术室全麻进行。

◎ 仔细探查、耐心清除组织内全部异物碎片,特别是泥土、炸药和木质异物。

◎ 严重污染、化脓伤口,需充分清创、暴露、引流,全身用抗菌药物,延期手术。

◎ 尽早实施眼睑裂伤缝合术,各组织层次整齐对位,争取伤口一期愈合。

○ 与皮纹一致的眼睑部分裂伤:5-0 或 6-0 黑色丝线由深至浅逐层间断缝合。深层组织也可用 8-0 可吸收线间断或水平褥式缝合。

○ 与睑缘垂直的眼睑全层裂伤:首先睑缘对合缝合,睑缘缝线勿接触角膜;做不穿透睑板的睑板间断或连续缝合,避免缝线擦伤角膜;8-0 可吸收缝线间断缝合眼轮匝肌;最后尼龙线间断缝合皮肤。

○ 睑缘撕脱伤:分离撕脱的睑缘组织,水平张力缝合,张力适宜;缝合创缘;轻加压包扎。

◎ 睑缘灰线用丝线缝 1 针打结,线尾留长,垂直于睑缘牵引至相对方向,保持一定张力粘连固定,减轻睑缘切记的形成。

◎ 上睑裂伤缝合后轻加压包扎,下睑裂伤可行睑裂缝合,以免瘢痕收缩而形成睑外翻和睑裂闭合不全。

◎ 上眼睑大部缺损难以覆盖角膜,又难以实施一期整形修复时,可将下睑与上睑残端临时缝合,等待二期成形术。

◎ 术后 4~7 天拆皮肤缝线。

◎ 术后 5~10 天拆张力缝线。

◎ 行睑裂缝合者,术后 6~8 个月剪开睑缘间粘连。

◎ 尽早注射破伤风抗毒素,最好在伤后 24 小时内完成。

◎ 明确或疑似的污染伤口、组织创面大、创口暴露时间较长伴坏死组织、伴眼球开放伤、年老体弱免疫力低下者等,可口服抗生素,一般较小的清洁伤口则无须应用。

◎ 动物咬伤应到卫生防疫站注射相关疫苗,同时给予青霉素等药物口服。

具体操作参加第六章“眼睑清创缝合”内容。

【儿童注意事项】

◎ 外伤史多叙述有误,应注意排查眼部其他伤情。

◎ 对于不合作的患儿,需行全麻并早期手术。

⚠ **特别提示:**

◎ 眼睑血供丰富,损伤组织易存活,需尽量保留眼睑组织。

◎ 复杂裂伤、眼睑缺损严重、上睑提肌撕裂、泪小管断裂等情况,可眼膏、眼罩保护创面,待具备显微手术条件,于伤后 48 小时内一次完成准确修复。

◎ 伴发眼球开放伤、较重的眼眶伤时,不宜清创室先行单独缝合眼睑,应于手术室一次性处置。

◎ 伤口有眶脂肪,说明眶隔受损,发生眼眶损伤。

◎ 睑板区之外不做深层缝合,避免夹带眶隔组织,造成眼睑畸形。

◎ 睑板对合不好会形成眼睑畸形和切迹。

◎ 睑结膜无须缝合,任何结膜面缝线都会损伤角膜。

◎ 组织水肿明显、张力较大的裂伤修复避免使用可吸收缝线。

◎ 眼睑修复的目的在于还原其保护眼球的功能,应尽量避免睑内或外翻、睑裂闭合不全等情况。

【叮嘱患者】

◎ 术后可冷敷减轻眼睑皮肤水肿,伤口避免沾水。

◎ 定期复查,按规定时间复诊拆线。

◎ 出现发热及伤口感染征象,需及时复诊就医。

◎ 外伤性上睑下垂一般伤后 6 个月内可自行好转,否则需进一步手术矫正。

2. 泪小管断裂

【典型特征】

外伤致眼睑内眦裂伤、眼眶内侧损伤或面中部骨损伤累及泪小管，多好发于泪点内侧的内眦韧带与睑板附着处，上下泪小管撕裂发生溢泪。尽早行泪管重建，避免长期溢泪。

【组织学特点】

◎ 泪小管长约 10mm，分短距离的垂直部和贴近结膜的水平部，上下泪小管可先汇合后形成泪总管入泪囊，也可以各自单独开口于泪囊。

◎ 泪小管管壁富有弹性，有较好的伸张性，泪小管周围围绕有眼轮匝肌纤维。

◎ 下泪小管在泪液引流中处于优势地位。

【就诊症状】

◎ 眼痛；

◎ 睑裂伤出血；

◎ 创伤组织肿胀。

【临床体征】

◎ 面部外伤史；

◎ 眼睑组织损伤；

◎ 溢泪；

◎ 下泪小管断裂较为多见。

【检查注意点】

◎ 仔细检查伤口大小、深度、有无污染、异物存留。

◎ 新鲜泪小管断裂关键是寻找泪小管鼻侧断端。

◎ 伴有内眦韧带断裂时,泪点有移位现象。

◎ 仔细检查眼球,排除角巩膜裂伤。

【辅助检查要点】

◎ 泪道冲洗与泪道探通:检查泪道是否通畅,寻查泪小管断裂的两端。

◎ 泪道 X 线、CT:排除有无眶壁骨折。

◎ 泪囊碘油 X 线造影:显示泪道系统通畅度,指导下一步治疗措施。

【处置要点】

◎ 新鲜的泪小管断裂尽量在 24~48 小时内在显微镜下行吻合术,使泪道的解剖结构和生理功能得到一期修复。

◎ 新鲜泪小管断裂,关键是寻找泪小管鼻侧断端,常采用直视法、探通法或注液法,必要时可将泪囊前壁切开寻找其鼻侧断端。

◎ 泪小管断端分层吻合避免损伤黏膜。

◎ 缝合泪小管断端两侧后,必须同时在泪小管内置入硅胶管作为支撑物,以免形成新的狭窄。

◎ 严重泪小管损伤可行结膜泪囊造口或结膜鼻腔造口术。

◎ 合并内眦韧带断裂和眼睑皮肤裂伤者,应同时缝合修复。

◎ 泪道插管术后应保留 1~3 个月,眼睑皮肤缝线在术后 5~7 日拆除,但睑缘缝线要在 3 周后拆除。

◎ 伤后 1 周的泪小管断裂吻合较难成功,需二期实施泪道重建手术。

◎ 实施泪小管吻合手术时,必须同时修复内眦的组织紊乱和畸形,否则很难避免远期的溢泪症状。

◎ 术后常规预防感染。

具体操作可参见第六章"泪小管断裂吻合术"内容。

⚠ 特别提示：

◎ 内眦部损伤,无论看似多么表浅,都应排除泪道是否受累。

◎ 应避免硅胶管从泪小管中脱出,术后 1~2 个月到医院拔管。

◎ 拔管后应行泪道冲洗,同时泪道内注入抗生素滴眼液,每周 2 次,连续 3 周。

◎ 合并有眼睑伤、瘢痕收缩致眼睑和泪小点外翻者,应二次手术矫正。

【叮嘱患者】

◎ 应注意保护泪道插管,不要揉眼,不能随意提早拔出,以免手术失败。

◎ 症状无缓解、加重,或内眦部红肿及有明显分泌物,需及时复诊就医。

3. 眶壁骨折

【典型特征】

较大的钝性物体或冲击波击打眼部,间接通过突然升高的眶内压力致使眶壁最薄弱处向外爆裂,称为眼眶爆裂性骨折;也可由外力直接破坏眶壁的完整性,常有眶缘骨折。可单独发生,也可联合颅面其他骨折。眶内、下壁的爆裂性骨折最常见。眼位和 / 或眼球运动异常、复视者需手术治疗。

【组织学特点】

◎ 眼眶为容纳、保护眼球的梨形骨腔,约 30ml,眶尖位于锥形的顶端,有视神经管及其内容(视神经及其三层鞘膜、眼动脉、交感神经分支)通颅腔。

◎ 眼眶由 7 块骨构成,上壁和外侧壁骨质坚硬,对眼球形成刚性保护,而眶内壁和下壁菲薄、脆弱,眶内、下壁易爆裂性骨折起到缓冲撞击能量、使眼球免遭破裂的作用。

◎ 眶壁骨折,眶内容物可疝入或嵌顿入毗邻的鼻窦,如下方的上颌窦、内侧筛窦、内后方蝶窦、前上方的额窦,这些鼻窦分别与中和 / 或上鼻道相通。蝶窦上方与视神经间骨壁菲薄,损伤易致视力下降。

◎ 眶上壁即眶顶,亦为部分颅底,所以伤后数小时出现眶周皮下和球结膜下紫蓝色瘀斑("熊猫眼征")提示为颅底骨折,若伤及筛板还可有鼻出血、脑脊液鼻漏、颅内积气。

◎ 眶上切迹通过的眶上神经、眶下沟走行的眶下神经受损伤,分别可致其支配的眶上方额部、眶下方面唇部皮肤感觉减退。

◎ 眶上裂通过动眼神经、展神经、滑车神经、鼻睫神经、交感神经、额神经及眼静脉,眶上壁外后方有泪腺窝。

◎ 眶内壁骨折易伤及内眦韧带和泪道系统。

◎ 眶外壁骨折易累及外直肌节制韧带、外眦韧带及颧面神经。

◎ 儿童眶骨质地柔韧,受力骨折变形后可很快恢复原位,影像学检查不易发现骨骼移位,而成年人眶壁弹性减弱。

◎ 复视、眼球运动障碍原因:

　　○ 早期眼外肌水肿;

　　○ 眼外肌及支配神经麻痹;

　　○ 眼外肌撕裂、损失;

　　○ 眼外肌嵌顿;

　　○ 眶组织嵌顿粘连牵制眼外肌;

　　○ 晚期粘连组织纤维化。

【就诊症状】

◎ 眼睑水肿、血肿或皮下气肿;

◎ 双眼复视；

◎ 眼球转动痛或运动障碍；

◎ 可有眼球内陷；

◎ 擤鼻后眼睑肿胀；

◎ 视物模糊；

◎ 可有溢泪。

【临床体征】

◎ 眼球运动受限；

◎ 斜视；

◎ 复视；

◎ 眶周麻木；

◎ 眼周瘀肿，皮下气肿可有捻发音；

◎ 眶缘骨折部位压痛；

◎ 眼球突出或内陷；

◎ 不同程度视力障碍；

◎ 可有上睑下垂。

【检查注意点】

◎ 首先评估一般生命体征，确定有无神经系统损伤。

◎ 视力评价，要从眼睑肿胀遮挡、屈光介质、视网膜、视神经以及颅脑损伤等综合考虑，视力丧失应立即行影像学检查和处理。

◎ 检查是否存在眼球移位。

◎ 眼位、眼球运动评价，包括是否有眼球内陷或突出、眼外肌损伤和眼运动神经损伤。

◎ 尽早全面进行眼部检查，以排除眼球损伤。

◎ 瞳孔反射，注意有无传入瞳孔障碍。

◎ 眶区皮肤触诊,注意有无捻发音及眶缘不规则。

◎ 眶上下神经分布区域有无感觉障碍。

◎ 听诊眶区有无血流杂音。

◎ VEP 评估视神经功能。

【辅助检查要点】

◎ X 线片可显示眶顶和眶底骨折间接征,如泪滴样表现或气液平面,但对眶内壁骨折显示不好,对异物无法定位。

◎ CT 示眶壁骨质连续性中断、明显移位或粉碎性改变,其轴位、冠状位或和三维重建图像结合,可明确眼眶金属异物、眶缘和眶壁骨折及其与软组织的影像学关系。

◎ MRI 可评估眼眶创伤中软组织(包括神经)损伤、疝出、木质异物等情况。

◎ 超声检查可用于鉴别眼眶脓肿、血肿。

◎ 被动牵拉试验阳性是眶骨折伴直肌嵌顿的证据,应在外伤 1 周后软组织水肿减轻进行。

【处置要点】

◎ 请神经科优先处置合并的严重危及生命的神经系统损伤。

◎ 应优先处理同时存在的严重眼球外伤,眼眶损伤可延期数月后处理。

◎ 眼眶脓肿或眶骨折明确或疑似感染者,系统应用抗生素。

◎ 口服糖皮质激素如泼尼松,减轻眶组织水肿、粘连及纤维化。

◎ 眶骨折早期可暂时创伤性复视,如 CT 未发现眶组织嵌顿或轻度嵌顿未发生眼位及眼运动异常,眼外肌牵拉试验阴性时,观察,无须进行特别处理。

◎ 眶骨折存在导致眼球内陷及复视的危险因素时,尽量在伤后 7~14 天手术,一方面,血肿、水肿消退可判断眼球凹陷程度,另一方面,避免外伤 14 天后嵌顿组织瘢痕化加重。

◎ 异物或骨折片压迫视神经或穿透毗邻组织,应尽快手术处理。

◎ 眶内血肿、气肿导致眶高压,应切开外眦减压。

◎ 请耳鼻喉、口腔颌面外科会诊相关骨折,必要时联合手术。

◎ 眼球突出或睑裂闭合不全、结膜水肿暴露于睑裂外者,需注意行湿房保护,防止暴露性角结膜炎。

◎ 眼眶异物处置见本章"眶内异物"相关内容。

【儿童注意事项】

◎ 外伤史叙述及主诉多不准确,应注意仔细排查眼部伤情。

◎ 儿童骨质柔软,常表现为青枝骨折,骨折及眶内容嵌顿隐秘,缺乏明显的外伤表现和体征,应行清晰的眼眶水平位和冠状位 CT,仔细查看图像,防止漏诊。

⚠ **特别提示:**

◎ 部分患者外伤数天后水肿消退才能证实有无眼球内陷。

◎ 有明确或疑似眶内磁性异物,禁忌行 MRI 检查。

◎ 如果不能完全排除眼球开放伤,禁止行牵拉试验。

◎ 颅脑神经麻痹导致的眼球运动障碍,被动牵拉试验阴性。

◎ 无骨折的眶水肿、血肿也可眼球运动受限,但一般 7~10 天消退好转。

◎ 眶上、下神经因牵拉或挫伤而非断裂所致的麻痹,可在数周或数月自行恢复。

◎ CT 检查同时注意眶周其他骨折和病变,勿将正常的眶下孔、眶内壁的筛前和筛后孔及眶壁其他血管沟误认为骨折。

【叮嘱患者】

◎ 伤后 24~48 小时局部冷敷,休息时头位抬高。

◎ 嘱患者避免擤鼻涕、鼓腮憋气等动作。

◎ 定期门诊复查直至病情稳定,出现任何眼部或眶部不适症状及时复诊。

◎ 鼻窦炎患者应短期内复查。

◎ 术后早期应尽早行眼球运动训练。

◎ 眶骨折术后仍存复视者,应进一步行眼肌手术矫正。

4. 球后血肿

【典型特征】

外伤、球后注射、眼手术后或各种原因引起的自发眶内软组织水肿和出血聚积。因眶压增高而导致眼球突出、疼痛,眼睑肿胀,甚至视力下降。需及时止血、降眶压、降眼压,保护视神经功能。

【组织学特点】

◎ 骨性眼眶容积固定,眼球后空间狭小。

◎ 眼眶容纳眼球,视神经眶内段及密集的血管、神经。

◎ 眶内短时间发生局限性扩张血肿,超过眶内容量,压力增高,眶内组织受压,如视神经及眼动静脉,眼球被迫向前移位。

◎ 眶内压力继续明显增高,超过眼球外移缓冲限度,眼球壁、神经、血管受压加剧。

◎ 挤压效应使眶内动脉供血不足、静脉回流淤滞、神经轴浆流中断,继而相关组织功能受损甚至永久性坏死。

◎ 眼球突出方向与眶内血肿位置有关,如软组织内血肿时眼球多为轴性突出,骨膜下血肿时眼球多向前下突出。

◎ 眶内压增高可经三叉神经和迷走神经传导,出现相关全身反应。

【就诊症状】

◎ 眼痛;

◎ 眼睑肿胀、睁眼困难;

◎ 视力下降;

◎ 可伴恶心呕吐、心率缓慢等。

【临床体征】

◎ 眼球突出;

◎ 眼睑皮肤瘀肿;

◎ 重者可有睑裂闭合不全;

◎ 弥漫球结膜下出血或眼表血管迂曲扩张;

◎ 眶区疼痛,眼压增高可有明显眼球胀痛;

◎ 眼球运动障碍;

◎ 视力下降或丧失;

◎ 视野缺损;

◎ 瞳孔对光反应减弱或消失;

◎ 眼压升高;

◎ 眼底视乳头水肿;

◎ 视网膜血管阻塞征象。

【检查注意点】

◎ 仔细检查眼前后节,评估眶压增高程度及其对视功能、瞳孔、眼压的影响。

◎ 尽快明确眶内血肿位置、范围、有无进行性加重。

◎ 注意鉴别排查眶压增高的其他因素,如眶蜂窝织炎、眼眶积气、眶内肿物等。

◎ 外伤者需鉴别眶壁骨折、眼球开放伤。

◎ 鉴别排除急性眼内炎。

【辅助检查要点】

◎ **眼眶超声探查**：球后高回声区内形状不规则的液性暗区，可显示血肿位置、形态和范围，但对眶尖部穿透力不足，需 CT 扫描。

◎ 眼眶 CT 扫描示眼球后软组织不规则、网状、高密度影，如视神经极度受牵拉可致眼球呈泪滴状变形。

◎ MRI 检查：

　　○ 即刻出血（<4 小时）：长 T_1 长 T_2 表现。

　　○ 超急性期（4~6 小时）：长 T_1 长 T_2 表现。

　　○ 急性期（6~24 小时）：等 T_1 短 T_2 表现。

　　○ 亚急性期（3 天~2 周）：短 T_1 长 T_2 表现。

　　○ 慢性期（>2 周）：长 T_1 长 T_2 表现。

◎ 超声引导下诊断性穿刺。

【处置要点】

◎ 眶内出血患眼间断冰敷止血，每次 20 分钟，间隔数分钟进行。

◎ 外伤或手术后急性（6 小时内）球后出血、尚未引起视功能异常者，门急诊密切观察半日，以防进展加重。

◎ 眶内血肿诊断明确、已出现视神经病变，即刻局麻下切开外眦角进行有效眶减压术。

◎ 眶减压术效果差或眶内病变复杂，可开眶探查、清理血凝块并有效止血，放置引流条。

◎ 口服或肌内注射止血药物。

◎ 20% 甘露醇 250ml 静脉滴注，组织脱水，降眶压、眼压。

◎ 眼压增高、眼球缺血和/或压迫性视神经病变者给予口服和眼局部滴用降眼压药物。

◎ 应用糖皮质激素减轻组织水肿，如 5mg 地塞米松滴斗入每日 1~2 次，或泼尼松 1mg/kg 口服，每日 1 次。

◎ 有眶骨折或感染时,可全身应用抗生素药物。

◎ 视神经功能受损者,可应用神经营养药物。

◎ 睑裂闭合不全者,注意局部点用润滑眼液、眼膏,保护暴露角结膜。

◎ 眼部其他并发症,对症处置。

【老年注意事项】

老年人需酌情停用全身抗凝药物。

⚠ 特别提示:

◎ 眶内出血多发生在眼睑手术后 3 小时,24 小时后出血风险显著降低。

◎ 视力受损者,需严密观察患者的视力和眼压变化直至病情稳定。

【叮嘱患者】

◎ 全身病情允许情况下,可酌情停用抗凝剂(华法林)和抗血小板制剂(阿司匹林),防止继续出血。

◎ 需眼科定期复查,6 个月内视功能可逐渐改善。

5. 眶内异物

【典型特征】

异物高速穿过眼睑或结膜、贯通眼球、穿透骨壁而滞留于眼眶内,以金属异物最常见。引起眶内组织感染、明显炎症反应、压迫视神经及损伤眼球的眶内异物,应手术清除。

【组织学特点】

◎ 眶入口无骨壁保护,多数异物可从前部穿透软组织,经眼眶与眼球之间进入眶内。

◎ 少数异物可高速贯通眼球后,存留在眼眶深部,如果动能够大,甚至可以进入颅内。

◎ 异物直接暴力破坏较薄弱的眼眶壁而进入眼眶,沟通的鼻窦可带来病菌感染。

◎ 化学性质活泼的铜质异物可引起非细菌性化脓性炎症,使周围组织坏死,形成瘘管,如果贯通眼球,铜有视网膜毒性。

◎ 植物性、木质、表面粗糙污染异物易引起眶内感染和炎症,形成蜂窝织炎、脓肿、瘘管。

◎ 存留异物可引起机体排斥反应,局部炎症不明显或被控制后,纤维细胞包绕异物,形成异物性肉芽肿,可与重要结构粘连,影响其功能。

【就诊症状】

◎ 头痛、眼痛;

◎ 眼睑及球结膜红肿;

◎ 视力下降;

◎ 复视;

◎ 近期或远期外伤史。

【临床体征】

◎ 皮肤穿通伤(经眼睑)。

◎ 结膜裂伤、出血(经结膜)。

◎ 眼球穿通伤,眼内出血,视力下降等(贯通眼球)。

◎ 眼球运动障碍和复视(嵌于眼外肌)。

◎ 视力锐减而眼底无明显改变(伤及视神经)。

◎ 传入性瞳孔障碍(伤及视神经)。

◎ 合并眶骨折或颅眶联合伤时,伴有颅脑症状。

◎ 若伤口小且路径隐秘,常不易被发现。

◎ 眼睑红肿、发热,眼球突出、活动受限,严重球结膜水肿(炎症/感染征象)。

【检查注意点】

◎ 详细询问病史,特别注意异物的可能成分、受伤时间、异物数量等。

◎ 全面细致查找异物入口,除了明显的球壁裂伤,还应注意眼睑穿通伤和局部结膜下出血处。

◎ 对于眶内出血、眶蜂窝织炎、眶内脓肿、眶内肉芽肿及瘘管等症状,即使眼外伤史不明确,也应充分考虑到异物存留可能,积极排查。

【辅助检查要点】

◎ X 线:可显示金属异物,但对石块、玻璃、塑料及植物性异物均不显影。

◎ CT 扫描:显示异物,异物定位、定性。金属异物为高密度占位影,植物性异物一般为低密度像,显示眶骨骨折和颅脑损伤等合并症。

◎ MRI:眶内非磁性异物,特别是植物的显影优于 CT,T_1WI 眶内脂肪为高信号而异物为低信号或无信号。金属异物情况禁用此检查。

◎ 眼超声:查找眼内异物阳性率高。异物与眼眶脂肪均为强回声体,且对声能衰减,近球壁只有较大异物或异物周围出血、肉芽肿,有低回声区才能被发现。

【处置要点】

◎ 明确异物穿通伤,注射破伤风抗毒素。

◎ 有明显眶内感染征象或高度怀疑易引起组织感染的异物,全身足量抗生素防治感染,预防眶蜂窝织炎。

◎ 新鲜穿通伤口,异物明确,伤道不累及眼球及眶内重要神经血管,可先用探针循伤道探查定位后仔细分离异物,钳夹取出。

◎ 植物性异物易感染,形成脓肿、瘘管,应及早取出,并防止小片异物残留。

◎ 已形成瘘管者,冲洗瘘管可有异物排出,术中要将瘘管彻底切除。

◎ 化学性质活泼的金属异物(如铜)、引起严重炎症反应的异物或异物占位嵌顿影响眼外肌和视神经功能时,应手术取出。

◎ 较小的金属异物可在 X 线引导下取出。

◎ 眶后部已被纤维包裹的异物,在没有压迫视神经及眼肌时,抗炎治疗后,可不予手术。

◎ 石块、玻璃、塑料异物对眶内组织无化学刺激性,可不必手术。

◎ 眼球破裂伤,视伤情需先修复眼球,或眼球摘除后,必要时再取出眶内异物。

◎ 伴有颅脑损伤,应与神经外科协同手术。

◎ 全身应用抗生素预防术后感染,取出异物需进行细菌培养和药敏试验,指导抗生素用药。

◎ 全身应用激素、止血药物,减少术后反应并预防眼内出血。

◎ 术眼术后绷带加压包扎 4~5 天,1 周后皮肤拆线。

◎ 如需引流条注意换药、及时拔除。

◎ 术后注意观察视力、眼位、眼球运动、葡萄膜反应、眼压、眼底变化。

⚠ **特别提示:**

◎ 术前应详细检查眼球有无穿破伤,是否合并球内出血或其他组织损伤。

◎ 禁止在未确定异物深度和插入方向情况下,盲目拔出异物,导致颅内出血或脑脊液漏等风险。

◎ 穿通伤口经结膜,易被出血和水肿遮蔽,或伤口已愈合一段时间,都易导致被漏诊。

◎ 术前异物定位要准确,避免更多组织损伤。

◎ 眶组织已有炎症反应者,不宜使用球后注射麻醉。

【叮嘱患者】

◎ 门诊定期随访,防止迟发性炎症反应。

◎ 如有并发症应继续治疗。

6. 角膜上皮损伤

【典型特征】

机械性损伤导致角膜上皮的缺损或剥脱,多数症状重、病情轻,痊愈后不影响视力。异物感伴随角膜上皮修复过程而逐渐消失。

【组织学特点】

◎ 司感觉的三叉神经纤维向角膜中央放射状延伸,并于角膜上皮下形成丛状结构,然后再发出神经末梢而广泛分布于上皮细胞间,非常敏感,痛觉明显。

◎ 角膜上皮可再生,通过邻近未损伤细胞移行、基底细胞分裂增殖上移实现创伤修复。

◎ 修复迅速,病情恢复快,愈合时间:小范围轻度擦伤≤24 小时,中度≤48 小时,大范围≤72 小时。

◎ 部分表面麻醉剂、抗生素等抑制上皮有丝分裂,大量用不利于角膜上皮修复。

◎ 上皮生长因子等可促进角膜上皮分裂修复。

◎ 角膜上皮修复初期,细胞排列不整齐,细胞间连接不紧密,基底膜异常,故新生上皮容易脱落。

◎ 前弹力层缺损或有病变时,角膜上皮修复较慢。

【就诊症状】

◎ 眼痛;

◎ 异物感;

◎ 畏光;

◎ 视物模糊;

◎ 流泪。

【临床体征】

◎ 视力下降；

◎ 眼睑痉挛；

◎ 结膜充血；

◎ 角膜上皮点片状缺损。

【检查注意点】

◎ 必须查找有无眼表异物，包括穹窿部隐匿处。

◎ 观察有无睑内翻倒睫。

◎ 检查睑结膜有无结石。

◎ 注意创面是否清洁，有无角膜浸润。

◎ 观察有无房水反应。

【辅助检查要点】

角膜荧光染色，上皮缺损区荧光着染。

【处置要点】

◎ 眼表麻醉可降低痛感，有助于进行眼部检查。

◎ 去除眼表异物，冲洗清洁结膜囊及眼表污物。

◎ 小心去除无法复位的游离角膜上皮，利于新的上皮生长、伤口愈合。

◎ 常规不予包扎（除非上皮缺损区域很大）。

◎ 常规不予抗生素眼药治疗（除非上皮缺损区域较大或伴有感染；对体弱及个人卫生情况较差等易感染人群，可以考虑使用）。

◎ 一般禁止点用糖皮质激素眼药（一些伴有非感染性炎症者，早期可酌情慎重使用）。

◎ 可予非甾体抗炎眼药点眼，每日 4 次。

◎ 可应用眼表润滑液或凝胶。

◎ 可应用促进角膜修复、生长的相关眼液或眼用凝胶。

◎ 大面积角膜上皮缺损、愈合困难者,有条件可予角膜绷带镜,但患者既往日常使用的角膜接触镜应避免。

◎ 根据患者畏光等眼刺激情况,可酌情使用中短效睫状肌麻痹剂。

◎ 根据患者疼痛情况,可酌情口服止痛药,如布洛芬、盐酸羟考酮等。

◎ 大面积角膜擦伤 24~48 小时内注射破伤风抗毒素。

◎ 角膜上皮修复的前提是解决根本病因,如倒睫、睑裂闭合不全、眼表异物或结膜结石。

【儿童注意事项】

◎ 外伤史多叙述有误,应注意排查眼部其他伤情。

◎ 关注有无眼睑痉挛内翻、倒睫等机械性刺激因素,并予以解除。

【老年注意事项】

◎ 关注有无睑内翻倒睫、睑外翻、睑裂闭合不全等影响因素,并予以矫正或药物调整。

◎ 嘱勿反复擦拭患眼,保持擦拭物洁净。

⚠ **特别提示:**

◎ 不可频繁点表麻药或反复冲洗眼表,延缓角膜上皮再生。

◎ 患眼单侧或双侧包扎的目的为制动,防止患者频繁用力眨眼或揉眼等动作影响角膜上皮新生而阻止或延迟其修复,压力需适当,避免过松或过紧。

◎ 角膜绷带镜应在有效试用期更换,避免眼部感染。

◎ 部分患者愈合数周甚至数月后,仍会反复出现原损伤处相关的自发性上皮糜烂,病程延长。

【叮嘱患者】

◎ 角膜上皮损伤所致异物感会持续存在并逐渐缓解,直至修复完成,切勿认为眼表异物残留而用力揉眼。

◎ 揉眼不仅不利于损伤修复,还易发生角膜感染甚至溃疡。

◎ 症状无缓解或加重,应及时复诊就医。

7. 眼表化学、热烧伤

【典型特征】

酸碱等化学物、腐蚀剂或高温物质直接作用于眼部,造成眼损伤。其损伤程度与致伤物质的性质、浓度、温度、组织穿透力、时间、接触面积和部位等密切相关。轻者仅引起眼局部刺激反应,重者可致失明甚至眼球摘除。及时、正确的救治是取得良好预后的关键。

【组织学特点】

◎ 角膜表层亲脂,实质亲水。

○ 碱可溶于水和脂肪,并与脂肪产生皂化反应,能很快溶解穿透角膜侵入眼内,继续进行性扩散,引起球内组织广泛液化坏死,作用时间持久。

○ 酸使组织蛋白凝固,进而防止外界酸侵入,故破坏力较碱轻,且持续时间短;但当角膜上皮屏障已受损,高浓度酸亦可造成深层组织不可逆损伤。

◎ 促进角膜胶原合成,抑制其溶解所致的基质溃疡是关键。

◎ 角膜无血管相对免疫赦免,但炎症损伤愈合慢。

◎ 角膜周边部代谢主要依靠角膜缘血管网,其缺血是化学渗透与干细胞损伤的间接指征。

◎ 角膜缘的干细胞是具有多向分化潜力的前体细胞,如果其完全丧失,将发生严重角膜血管翳及"结膜化"。

◎ 角膜三叉神经被破坏会引起上皮易感性增加及角膜上皮创伤后愈合能力下降。

◎ 角膜包括角膜缘上皮缺失时,邻近结膜上皮细胞增殖覆盖角膜,但是杯状细胞逐渐消失。

◎ 结膜具有丰富的血液循环、淋巴循环、分泌功能及上皮再生能力，是防止眼内病原侵犯的屏障，杯状细胞的大量丧失可导致干眼。

◎ 角膜基质及巩膜胶原纤维因化学损伤而变性，引起小梁网变形，小梁网胶原亦可直接因化学损伤而变性，从而易发生高眼压。

◎ 角膜内皮细胞直接的化学损伤或间接由代谢环境导致的功能异常，可使角膜发生暂时性或持续性水肿。

◎ 眼烧伤病理分期：

○ 早期(急性期)：伤后 1 周内，组织急性坏死、上皮缺损和无菌性炎性渗出阶段。

○ 中期(损伤与修复共存期)：伤后 2~6 周，炎症细胞浸润与组织增生和修复的共存期。

○ 晚期(稳定期)：烧伤 6 周后，纤维组织、新生血管膜性组织修复，炎症反应逐渐消退。

【就诊症状】

◎ 不同程度眼刺激症状；

◎ 不同程度视力下降。

【临床体征】

◎ 酸烧伤创面边界清晰。

◎ 碱烧伤创面边界模糊，进行性扩大加重，角膜上皮常片状脱落。

◎ 碱烧伤房水混浊重，可有纤维素性虹膜炎，甚至前房积脓及全眼球炎。

◎ **常见临床表现**：

○ 眼烧伤急性期(伤后 1 周)严重度分级及其标准见表 3-0-1。

○ 眼化学伤分度标准见表 3-0-2。

○ 眼化学烧伤分级评分见表 3-0-3。

○ 眼部化学损伤的评分与预后见表 3-0-4。

○ 眼热烧伤分度标准见表 3-0-5。

● 表 3-0-1 眼烧伤急性期严重度分级及其标准

分级	角膜缘损伤范围	眼表和角膜损伤	预后
I	无	角膜和结膜上皮损伤为主,无角膜缘缺血区域	良
II	≤90° 范围	角膜透明度下降,但虹膜纹理可见	良
III	≤180° 范围	角膜上皮大片缺失,角膜基质混浊,虹膜纹理不可见,瞳孔可见	欠佳
IV	≤270° 范围	≤1/3 角膜面积的角膜全层混浊呈瓷白色,混浊区域不可见虹膜纹理或瞳孔	差
V	<360° 范围	1/3~2/3 角膜面积的角膜全层混浊呈瓷白色,混浊区域不可见虹膜纹理和瞳孔	差
VI	360° 范围	≥2/3 角膜面积的角膜全层混浊呈瓷白色,不可见虹膜纹理和瞳孔,或出现角膜穿孔	极差

● 表 3-0-2 眼化学伤分度标准

伤情分度	眼睑	结膜	角膜缘	角膜	预后判断
I	轻度充血水肿	轻度充血水肿	—	上皮损伤	轻:可修复,无并发症,视力好
II	显著充血水肿	血管稀少	缺血<1/4	浅层基质	中:角膜斑翳,影响视力
III	组织坏死	组织坏死	缺血1/4~1/2	浅层基质混浊明显	重:角膜溃疡穿孔、葡萄膜炎、青光眼、白内障、粘连性角膜白斑、葡萄肿、眼球萎缩,视力丧失
IV	全层坏死	全层坏死	缺血>1/2	瓷白混浊	

● 表 3-0-3　眼化学烧伤分级评分

临床表现	分数
角膜缘周围充血	0
结膜水肿	1
角膜缘斑状缺血	1
上皮混浊	1
上皮片状剥脱	1
50% 上皮剥脱	2
轻度基质层混浊,虹膜结构尚能看清	2
瞳孔呈卵圆形固定	2
虹膜睫状体炎	2
角膜缘缺血范围 <1/3	2
完全性上皮剥脱	3
中等程度基质混浊,虹膜纹理窥不清	3
角膜缘缺血范围 1/3~1/2	3
24 小时内眼压明显升高	3
严重基质层混浊,虹膜窥不清	4
角膜缘缺血范围 >1/2	4

● 表 3-0-4　眼部化学损伤的评分与预后

总分	预后
0~3	恢复快,不留后遗症
4~6	轻度伤:上皮损伤与基质层混浊 1~2 周可恢复透明,视力正常
7~9	中度伤:1~3 周上皮修复,视力轻度减退,基质层可留轻度混浊,角膜薄翳,很少穿孔
10~12	重度伤:角膜溃疡结局形成致密瘢痕,有穿孔危险,基质呈混浊和血管翳,使视力明显下降
≥ 13	严重烧伤:数月后炎症反应开始消退,愈合者形成致密瘢痕,基质溃疡易发生穿孔、白内障、继发性青光眼,最好结局为致密浓厚的血管性白斑,视力难保留

●表 3-0-5　眼热烧伤分度标准

伤情分度	眼睑	结膜	角膜
I	表皮红斑 2~3 天剥脱	轻度 充血水肿	上皮损伤
II	皮肤水疱 1~2 周愈合	贫血、水肿	浅层基质
III	浅层坏死 瘢痕愈合	灰 / 黄白色全层坏死	浅层基质 混浊明显
IV	焦痂,全层坏死 无疼痛,易感染	焦样坏死 累及巩膜	全层受累 瓷白混浊

【检查注意点】

◎ 详查眼表特别是穹窿部,有无未清理异物。

◎ 角膜缘血管网缺血程度。

◎ 前房房水反应。

◎ 勿忽视眼压。

◎ 碱烧伤要密切观察病情进展与变化。

【辅助检查要点】

◎ 可借助 pH 试纸对结膜囊 pH 进行检测,避免漏诊误诊。

◎ 裂隙灯显微镜荧光素角膜染色,观察有无房水绿染。

◎ Schirmer 试验评估基础泪液功能。

【处置要点】

◎ 冲洗结膜囊

　○ 院前急救:争分夺秒现场取洁净水早期、彻底冲洗眼表 30 分钟以上,结膜囊内 pH 变为中性。

　○ 院内急救:详问病史,判断排除其他伤情,明确致伤物性质,进一步清洗至少 15 分钟,表面麻醉,翻转眼睑,转动眼球,暴露穹窿部,清除异物及颗粒。

◎ 中和冲洗

　○ 酸烧伤可用 2%~3% 碳酸氢钠溶液(苏打水)冲洗。

　○ 碱烧伤可用 3% 硼酸或维生素 C(VitC)溶液冲洗。

◎ 预防感染、抗炎、散瞳:局部及全身使用抗生素、糖皮质激素或非甾体抗炎药,1% 阿托品散瞳防止虹膜后粘连、松弛睫状肌。

◎ 应用抗氧化剂、胶原酶抑制剂

　○ 急性期口服或静脉滴注 VitC,1 000mg/ 次,每日 4 次;或结膜下注射 10% VitC,0.5~1ml,每日 1 次。

　○ 口服四环素类药物降低胶原酶活性。

　○ 0.5% EDTA 频繁点眼或 EDTA 亲水性软性角膜接触镜。

◎ 切除坏死组织,行结膜、黏膜或羊膜移植,板层角膜或角巩膜移植术,防止角膜穿孔和睑球粘连,加速组织再生修复。

◎ 必要时使用降眼压药物,但避免使用前列腺素类药物。

◎ 无防腐剂人工泪液及上皮生长因子眼药、自体血清,促进眼表上皮组织修复。

◎ 应用改善局部微循环药物,如肝素滴眼液。

◎ 眼表损伤严重、修复困难者,可行临时性睑裂缝合术,加速上皮再生。

⚠ 特别提示:

◎ 生石灰、电石(前两者遇水发生化学反应,变强碱),以及浓硫酸、高锰酸钾、钠、磷、苯酚等除了本身的化学腐蚀性,遇水还会释放大量热,进一步造成眼组织热烧伤,故应先尽可能夹除或擦除干净,再行水冲洗。

◎ 糖皮质激素可抗炎、抑制新生血管及睑球粘连,但活化胶原酶,增强组织溶解,延迟其修复,加重角膜溃疡和穿孔,使用时严密观察,角膜上皮完整时使用,有溶解倾向即停药,采用非甾体抗炎药替代。

◎ 选择敏感抗菌药物尽可能在微生物培养和药物敏感性试验基础上进行,也要考虑到抗菌药物及其防腐剂潜在的角膜上皮毒性。

◎ 具有争议、有观点不主张进行的传统救治方法:

○ 结膜放射状剪开冲洗,认为可能破坏球结膜和 Tenon 囊组织屏障,加剧睑球粘连。

○ 前房穿刺,认为可能破坏角膜屏障的完整性,严重者导致眼内炎症加重(严重碱烧伤应在 24 小时内穿刺、冲洗前房)。

○ 球结膜下自体血注射,认为不利于观察判断眼表缺血状况。

【叮嘱患者】

◎ 碱烧伤病程进行性加重,需留院密切观察治疗。

◎ 伤后晚期仍需定期门诊复查,密切观察、积极防治并发症。

8. 眼辐射伤

【典型特征】

电磁谱中不同波长的微波、红外线、可见光、紫外线、X 线、γ 射线等,以及中子或质子束照射引起的眼损伤。日常多见非电离辐射伤,紫外线所致电光性眼炎最常见。角膜浅层灼伤恢复快、预后好,黄斑中心凹灼伤可遗留永久视力损害。

【组织学特点】

◎ 辐射是能量的一种传播方式,波长愈短、能量愈大,波长愈长、组织穿透率愈高。

◎ 角膜位于眼球表面,受辐射损伤概率大,不仅角膜上皮,有些强度的脉冲波还可引起角膜内皮损伤。

◎ 晶状体含水丰富,无血管,热交换慢,极易受辐射热效应影响而混浊,而非热作用引起晶状体蛋白的变性也可导致混浊发生。

◎ 视网膜对任何损伤引起的过氧化损伤自由基损害敏感,其光感受器外段含大量不饱和脂肪酸,易引起过氧化的连锁反应。

◎ 红外线(如高温环境)对眼部主要是热损伤,其中 800~200mm 的短波红外线可被晶状体和虹膜吸收,造成白内障和虹膜萎缩。

◎ 紫外线损伤:电焊、高原、雪地及水面反光可造成角膜上皮蛋白质凝固而坏死脱落,又称为电光性眼炎或雪盲,一般在接触 3~8 小时后发生。

◎ 可见光损伤:光通过屈光介质透明的青年人及正视眼,可聚焦黄斑,引起热、光化学和 / 或机械性作用,导致灼伤,如观察日食、强光源或显微镜光源照射、激光等。

◎ 微波穿透性较强,其热和非热效应可引发角膜、晶状体和视网膜损伤。

◎ 离子辐射,如 X 线、γ 线、中子或质子束,在组织内产生离子化自由基,直接导致细胞核酸链断裂,可引起放射性白内障、视网膜病变或视神经病变、角膜炎或虹膜睫状体炎等,常见于头部放射治疗、放射性职业者或核泄漏。

◎ 激光对组织的损伤机制包括热效应、机械和电磁效应。

【 就诊症状 】

◎ 眼睑痉挛;

◎ 眼痛;

◎ 异物感;

◎ 眼红;

◎ 畏光、流泪;

◎ 眼前暗影或飘浮物;

◎ 视物模糊；

◎ 视物变形；

◎ 视野中心暗点。

【临床体征】

◎ 视力下降；

◎ 结膜充血水肿；

◎ 角膜上皮点状或片状剥脱,荧光染色阳性；

◎ 玻璃体视网膜出血；

◎ 黄斑中心凹反光弥散或消失；

◎ 眼底包括黄斑的色素性改变；

◎ 视网膜水肿；

◎ 视网膜裂孔；

◎ 视网膜微血管梗阻、微动脉瘤、扩张、渗出和出血；

◎ 脉络膜损伤；

◎ 晚期可有视网膜无灌注区和新生血管。

【检查注意点】

◎ 注意询问辐射源类型及暴露方式和时间。

◎ 应根据症状有针对性地进行眼表、眼前节及眼底的检查。

【辅助检查要点】

◎ 眼表损伤可行荧光染色。

◎ 眼底损伤,可行视野、黄斑 OCT、荧光素眼底血管造影等检查。

◎ mf-ERG、VEP、EOG 等视功能评估。

【处置要点】

◎ 镇静止痛:眼表面麻醉剂可迅速解除患者痛苦,但可抑制角膜上皮生长,不提倡多用。

◎ 促进角膜上皮恢复:促表皮生长因子及眼表润滑眼药。

◎ 缓解睫状肌痉挛性疼痛:对瞳孔小、刺激症状重者,给予复方托比卡胺眼液点眼。

◎ 预防感染:局部应用抗生素眼液或眼膏,直至角膜上皮恢复。

◎ 辐射性白内障可行白内障超声乳化联合人工晶状体植入术。

◎ 辐射性视网膜损伤早期可给予糖皮质激素、止血药、血管扩张药、能量合剂及维生素类药物治疗,晚期可根据视网膜病变的具体情况行眼底激光治疗。

 特别提示:

> 详问病史,帮助患者明确辐射源,避免二次暴露眼损伤。

【叮嘱患者】

◎ 接触红外线人员应戴含氧化铁的特制防护眼镜。

◎ 强光下戴有色镜。

◎ 辐射环境工作人员应戴防护面罩或防护眼镜。

9. 眼表异物伤

【典型特征】

沙尘、铁屑等碎小异物贴附在眼球表面或藏匿于睑结膜面,引起眼部异物感、疼痛、刺激症状。尽早清除异物,防止眼表损伤和感染,大多预后好。

【组织学特点】

◎ 角膜神经分布丰富,非常敏感,痛觉明显。

◎ 角结膜上皮修复迅速,浅层异物病情恢复快。

◎ 铁质异物氧化铁与角膜组织蛋白结合,表现为棕色沉着物。

◎ 角膜前弹力层和基质层损伤后不能再生,基质水肿、细胞浸润、成纤维细胞增殖、角蛋白填充,形成不透明的瘢痕愈合。

◎ 结膜触觉刺激敏感度较角膜低,且定位不准确,患者往往难以辨清异物感具体位置。

◎ 结膜触觉最敏感区域在睑裂周围,最不敏感处在角膜缘附近(此部位大异物患者往往感觉不到)。

◎ 结膜上皮再生能力良好。

【就诊症状】

◎ 眼痛、异物感,眨眼时加重;

◎ 眼红;

◎ 畏光、流泪;

◎ 视物模糊。

【临床体征】

◎ 结膜充血或混合充血;

◎ 角膜、结膜单个或多个异物;

◎ 铁、铜等金属异物周围角膜组织可有环形浸润或坏死;

◎ 可有铁锈环。

【检查注意点】

◎ 必须查找有无眼表异物,包括穹窿部隐匿处。

◎ 注意创面是否清洁、有无角膜浸润。

◎ 观察有无房水反应。

◎ 爆炸伤等排查有无眼内异物。

【辅助检查要点】

◎ 判断深层异物是否穿通角膜,荧光染色有无溪流征。

◎ 眼超声、CT 等协助排查眼内异物。

【处置要点】

◎ 原则是仔细查找并去除异物,勿遗漏,预防感染,尽量减少瘢痕形成。

◎ 眼表大量浅表异物,遇水无化学反应者,先行清洁水源冲洗去除(相关见眼化学烧伤部分)。

◎ 角结膜浅层嵌塞异物可在表面麻醉下用针头、显微镊、湿棉签去除。

◎ 铁锈应轻刮除,深层铁锈不易一次刮除干净,可待 1~2 天后周围组织变软再分次剔除,切忌盲目清创造成医源性溃疡或穿孔。

◎ 确定或疑似穿通角膜全层异物,应于手术室显微镜下操作去除,小心操作防止异物落入前房。

◎ 深磁性异物可沿着异物入口切开浅层角膜,异物松动后吸除。

◎ 深非磁性异物可以异物为中心做一个半圆形角膜瓣,掀开取出,加压包扎 24~48 小时或角膜绷带镜。

◎ 术后局部常规抗生素预防感染,角膜生长因子促进伤口愈合。

◎ 术后观察创口愈合情况和有无感染,直至角膜创口和上皮愈合。

◎ 若角膜已发生感染,应按角膜炎处理。

具体操作可参见第六章"角结膜表面异物取出术"内容。

【儿童注意事项】

嘱患儿不可揉眼,必要时在全麻下去除异物。

⚠ 特别提示:

◎ 异物若深埋于角膜基质,刺激症状反而不明显,易被患者忽略,2~3 天后上皮坏死,异物暴露、出现角膜刺激症状才来就诊。

◎ 植物性角膜异物应警惕真菌性感染。

◎ 谨防深基质异物处理不当而引起角膜溃疡穿孔。

◎ 结膜和或巩膜局限的不明原因长期红肿，要考虑到异物可能。

【叮嘱患者】

◎ 异物入眼，勿揉擦眼睛，防止异物划伤或嵌入眼组织，可向前轻拉眼皮，使之与眼球间产生空隙，通过泪水或点入眼液冲刷，将异物排出。

◎ 角膜上皮损伤所致异物感会持续存在并逐渐缓解，直至修复完成，切勿认为眼表异物残留而用力揉眼。

◎ 症状无缓解或加重，需及时复诊就医。

10. 结膜裂伤

【典型特征】

眼部外伤所致结膜撕裂，一般病情较轻，预后较好。

【组织学特点】

◎ 结膜为一层薄而半透明的黏膜，覆盖在眼睑后表面和角膜以外的眼球前表面。

◎ 结膜连接眼睑和眼球，在眼球上下及外侧反转形成穹窿，多皱褶，便于眼球活动。

◎ 睑结膜与睑板紧密连接，不能推动。

◎ 球结膜覆盖于眼球前面的巩膜表面，与眼球筋膜疏松相连，易推动，易因水肿或出血而隆起。

◎ 结膜的血管来自眼睑的动脉弓及睫状前动脉，两者分支充血分别称为结膜充血和睫状充血。

◎ 结膜上皮损伤通常 1~2 天可修复，而其深层基质为成纤维细胞增生的瘢痕修复,紧密黏附于巩膜。

【就诊症状】

◎ 眼痛;

◎ 眼红;

◎ 异物感;

◎ 有外伤史。

【临床体征】

◎ 球结膜下出血;

◎ 结膜充血;

◎ 结膜撕裂,上皮光滑连续面中断,可有边缘翻卷;

◎ 结膜下疏松筋膜组织及白色巩膜暴露。

【检查注意点】

◎ 必须仔细查找伤口内有无异物。

◎ 仔细检查内眼,排除角巩膜全层裂伤。

◎ 伤口位于上下泪小点鼻侧,应行泪道检查,排除泪小管断裂。

【辅助检查要点】

◎ 结膜荧光染色着色。

◎ 眼眶 CT 检查以排除眼内或眶内异物或眼球破裂。

◎ 眼部 B 超检查可排除玻璃体积血。

◎ 散瞳后用间接检眼镜仔细检查结膜伤口区对应和相对方向的眼底。

【处置要点】

◎ 眼局部点抗菌药物眼液,根据伤口感染情况酌情增加用量。

◎ 结膜水肿明显，可局部加用糖皮质激素眼液，如氟米龙。

◎ 根据眼表炎症程度可选用非甾体抗炎眼液，如普拉洛芬、溴芬酸钠。

◎ 伤后 24 小时内不加压包扎患眼。

◎ 裂伤较小可自行愈合，伤口长于 1~1.5cm，可局麻下用 8-0/10-0 线缝合伤口，多采用连续缝合，缝合时应注意对合，避免结膜下组织伤口嵌塞。具体操作可参见第六章"结膜裂伤缝合术"内容。

◎ 怀疑眼球破裂时，应在手术室行伤口探查术，必要时全麻。

【儿童注意事项】

◎ 儿童球结膜相对紧致，缝合结膜伤口时勿随意剪除结膜组织。

◎ 儿童患者尤其要进行眼科全面检查，防止漏诊其他损伤。

【老年注意事项】

老年球结膜松弛明显，但缝合时仍需注意勿改变泪阜、半月皱襞等结构。

⚠️ 特别提示：

◎ 需仔细探查结膜撕裂下方巩膜，以排除巩膜裂伤或结膜下异物，由于结膜活动性特征，检查的巩膜的范围要尽量大。

◎ 仔细查找组织内异物并彻底清除，特别是泥土、炸药和木质异物。

【叮嘱患者】

◎ 结膜裂伤较大的患者应在 1 周内复查，裂伤小的可依具体情况而定。

◎ 症状无缓解或加重,需及时复诊就医。

11. 角巩膜板层裂伤

【典型特征】

伤口达部分球壁厚度,未穿破球壁全层,为闭合性眼球损伤。多由锐器所致。单纯的球壁板层裂伤愈合好,累及角膜瞳孔区影响视力。

【组织学特点】

◎ 角膜透明,上皮细胞不含色素、无角化,上皮与内皮细胞排列规则,基质层胶原纤维排列平行规整,无血管,坚韧而富有弹性。

◎ 角膜感觉神经分布丰富,敏感。

◎ 角膜厚度各部分不同,中间部最薄,平均 0.5mm,周边部约为 1mm。

◎ 角膜上皮层损伤修复迅速,前弹力层和基质层裂伤缺损由纤维蛋白瘢痕填充,角膜内皮损伤后不能再生,后弹力层可由内皮层分泌再生。

◎ 巩膜质地坚韧、不透明、瓷白色,由致密相互交错的纤维构成。

◎ 巩膜后极部最厚,约 1mm,从后极部向前逐渐变薄,四直肌附着处最薄,约为 0.3mm。

◎ 巩膜被许多血管和神经穿过,但本身血管很少。

◎ 巩膜浅表裂伤由巩膜表面肉芽组织修复。

◎ 角膜与巩膜移行于角膜缘,其宽 1.5~2.0mm,是角巩膜伤口缝合对位的重要解剖标志。

【就诊症状】

◎ 眼痛;

◎ 眼红;

◎ 眼部肿胀;

◎ 眼睑痉挛、畏光、流泪等刺激症状;

◎ 累及角膜有视物模糊或视力下降。

【临床体征】

◎ 球结膜下出血；

◎ 可见角巩膜非穿透性伤口；

◎ 无眼内容物脱出；

◎ 眼压正常。

【检查注意点】

◎ 探查角巩膜裂伤的范围、深度。

◎ 必须仔细查找伤口内有无眼内组织嵌塞、异物及感染。

◎ 仔细检查内眼，排除眼球壁全层裂伤。

◎ 确定无眼球壁全层裂伤之前，勿指测眼压。

【辅助检查要点】

◎ Seidel 试验：检查眼球壁伤口渗漏，阳性提示角巩膜穿通伤，阴性为板层裂伤或自闭性好的全层裂伤。

◎ 眼 B 超探查有无眼球后部巩膜裂伤。

◎ UBM 协助排查角巩缘及其后球壁裂伤是否累及眼内。

◎ 充分散瞳前提下间接检眼镜检查眼底。

【处置要点】

◎ 眼局部点广谱抗生素眼液防治伤口感染。

◎ 外伤初期，可短时间局部使用糖皮质激素眼液抗炎消肿。

◎ 酌情应用睫状肌麻痹剂和非甾体抗炎药。

◎ 植物划伤者警惕真菌感染可能，滴用抗真菌药物。

◎ 角巩膜浅层裂伤，伤口整齐、对合良好，可不予缝合，待其自行修复。

◎ 伤口异物尽量清除,若深层细小异物难以清理且未发生感染与炎症,尤其清理操作会引起组织破坏缺损者,可留置观察。

◎ 中度或深层裂伤,即使伤口整齐、对合良好,也需显微镜下予以缝合。

◎ 角膜板层裂伤,缝合针数宜少不宜多,以达到伤口固定对位即可。

◎ 瞳孔区角膜裂伤如对位良好,尽量不缝,以免术后散光加剧。

◎ 角膜缝线尽量避开瞳孔区,离角膜中央越近缝线跨距越小,线结埋入角膜基质。

◎ 角巩膜裂伤,注意首先将角膜缘对位缝合。

【儿童注意事项】

儿童角膜板层裂伤对合良好、可自行愈合者,尽量不缝,最大限度减少角膜散光,避免影响低龄儿童的视觉发育。

⚠ **特别提示:**

◎ 裂隙灯下仔细检查,排除眼球穿通伤。

◎ 检查前房深度并与对侧眼比较,浅前房提示可能伤口渗漏或者伤口自闭性良好。

◎ 前房加深提示可能存在后巩膜破裂。

◎ 虹膜透照缺损和晶状体异常提示眼球破裂伤。

◎ 角膜中央裂伤或水肿,影响眼压测量值。

【叮嘱患者】

避免眼球受压,造成伤口裂开、延迟愈合。

12. 眼球穿通或贯通伤

【典型特征】

尖锐器物切割或刺伤角巩膜全层进入眼球。只有眼球穿入口,称为穿通伤;穿入后贯穿整个眼球而由另一处穿出,同时具有入口和出口,称为眼球贯通伤。伤道累及的眼组织、部位、范围及严重程度不同,预后也不同。

【组织学特点】

◎ 可参看前文"角巩膜板层裂伤"相关内容。

◎ 巩膜浅表裂伤由巩膜表面肉芽组织修复,全层裂伤则由巩膜、脉络膜组织共同参与修复。

◎ 角巩膜全层裂伤,虹膜组织可变形移动而嵌顿于伤口,起到填充、粘连伤口的作用,并提供白细胞等抗炎因子。

◎ 角膜内皮细胞间紧密连接及其钠泵主动转运功能,形成角膜 - 房水屏障,使角膜保持相对脱水的平衡状态,保持角膜透明性。

◎ 角膜内皮损伤后不可再生,靠邻近细胞扩大移行覆盖缺损区,当剩余细胞不足以修补缺损时,角膜 - 房水屏障失效,会发生角膜内皮失代偿,角膜水肿混浊。

◎ 致伤物所致眼球伤道,可造成一系列组织损伤,包括玻璃体、视网膜的嵌顿和增殖性病变的形成。

【就诊症状】

◎ 眼痛;

◎ 眼刺激症状;

◎ "热泪"涌出;

◎ 不同程度视力下降。

【临床体征】

◎ 眼穿通伤史;

◎ 可见角 / 巩膜伤口;

◎ 根据伤道路径及深浅,可有不同的组织外伤体征,例如:虹膜穿孔、根部离断、伤口嵌顿;

◎ 瞳孔变形;

◎ 前房变浅或加深;

◎ 眼压降低或升高;

◎ 房水炎性或血性混浊;

◎ 晶状体局限或完全混浊、破裂、脱位;

◎ 玻璃体炎性、色素性或血性混浊;

◎ 视网膜脱离及损伤等。

【检查注意点】

◎ 开睑行眼科检查时,避免加压眼球。

◎ 必须仔细检查找伤口,注意伤口部位、大小、深浅、闭合性、有无眼内容伤口嵌顿、有无异物及致伤物污染程度。

◎ 不能判断角膜伤口闭合性时,可行荧光染色检查。

◎ 注意前房深度、眼压。

◎ 注意瞳孔有无异形。

◎ 注意有无睫状体的脱离、解离征象。

◎ 充分散瞳观察眼底,是否有贯通伤出口,以及视网膜脱离。

◎ 注意健眼有无交感性眼炎。

【辅助检查要点】

◎ X 线或 CT 检查:排除眼内异物可能,了解眼后节损伤程度以及后部球环是否完整。

◎ 如果确实需要行 B 超检查,务必轻柔操作,避免挤压眼球。

【处置要点】

◎ 预防感染

○ 初步了解受伤部位及伤情。

○ 用生理盐水棉签轻拭眼睑及其周围皮肤,禁止冲洗。

○ 如疑有污染,以 1:5 000 升汞溶液或氧氰化汞溶液轻拭。

◎ 封闭伤口:以防继发感染、眼内容物脱出,制止出血,恢复眼压,解剖复位。

○ 自行密闭角巩膜小伤口,无眼内容物脱出或嵌顿,可不予缝合,局部应用抗生素、抗炎眼药,加保护眼罩,静养待自愈。

○ 角膜伤口缝合:具体操作可参见第六章"角膜裂伤缝合术"内容。

角膜组织破碎而无法缝合者,可行角膜移植术修补,无此条件者可用结膜瓣掩盖。

○ 巩膜伤口缝合:具体操作可参见第六章"巩膜裂伤缝合术"内容。

◎ 伤口内看到异物时,应先将异物摘出,再处理伤口。

◎ 眼球贯通伤的处理:在处理前部伤口的同时,应将后部的伤口加以处理。

○ 后部伤口较小者可不予处置,或可进行经巩膜透热术,凝结伤口周围的视网膜脉络膜。

○ 如后部伤口较大或已有明显的视网膜脱离,则应缝合巩膜伤口,无法缝合者进行经巩膜的透热或冷凝或巩膜折叠垫压术等,必要时应适期行玻璃体切除术和激光光凝。

◎ 二期玻璃体手术:最佳时机在伤后 7~10 天,但有视网膜脱离、眼内炎者应尽早手术。

◎ 药物治疗

○ 破伤风抗毒素肌内注射。

○ 抗感染:伤口封闭后,局部抗生素点眼、球周注射。

● 如伤口较大、较深,伤口暴露超过 6 小时,则需全身(用药浓度/时间)足量应用广谱抗生素(超过 6 小时者用药 3 天,超过 12 小时者用药 5 天),根据药敏结果及时调整用药。

- 伤道污染较重、疑似或明确眼内炎者,需立即静滴广谱抗生素,行房水 / 玻璃体细菌培养及药敏试验,严重者球内注射抗生素。

  ○ 抗炎:局部点眼、球周注射(地塞米松 2.5~5mg)及全身应用糖皮质激素(地塞米松 2.5~5mg 滴斗入,每日 1~2 次)或非甾体抗炎药;

  ○ 睫状肌麻痹剂点眼

    - 1% 硫酸阿托品:解除睫状肌痉挛、减轻疼痛、减缓炎症、解除虹膜粘连。

    - 复方托吡卡胺:活动瞳孔,防止粘连。

  ○ 止血:患者静卧,伤眼包扎,必要时应用止血剂。

  ○ 外伤性高眼压:降眼压药物局部点眼 / 口服,炎症期忌用前列腺素类药物。

  ○ 高渗脱水剂 20% 甘露醇 250ml/50% 葡萄糖 100ml+VitC。

具体可参考第六章"眼科常用药"和"眼球开放伤的处理原则"相关内容。

【儿童注意事项】

◎ 外伤史多叙述有误,应注意排查眼部其他伤情。

◎ 儿童难以配合检查,且哭闹可能挤压眼球造成伤口开裂,需要使用镇静剂,然后在显微镜下仔细检查。

◎ 即使伤口清洁、密闭性好,也尽可能行角膜清创缝合术。

◎ 嘱患儿家长控制患儿情绪及肢体动作,避免揉眼、剧烈晃动头部等。

⚠ **特别提示:**

◎ 小而避开视轴的穿通伤症状往往不明显,必须详问病史,细致检查,以免漏诊而贻误治疗。

◎ 结膜出血、水肿可掩盖其下的巩膜伤口，需注意排查。

◎ 前房深度可与对侧眼比较，浅前房提示伤口渗漏或者伤口自闭性良好，前房加深提示可能存在后巩膜裂伤，结合眼压、超声等判断。

◎ 行眼部检查时需谨慎，以免加重眼内容物的脱出。

◎ 眼球开放伤伤口未处理前不能用抗生素眼膏。

◎ 感染控制后，抗生素应停用。

【叮嘱患者】

院后若出现眼红、眼痛、视力下降等症状，需立即复诊，谨防延误眼内炎及对侧交感性眼炎的诊治。

13. 眼球破裂伤

【典型特征】

眼球受钝器、高压冲击波等撞击，使眼压骤升，产生由内向外的机械力，引起眼球壁组织破裂的一种严重眼球开放伤。常同时发生眼内出血，合并眼内多组织损伤及眼内容流失。预后与创伤程度及救治情况有关，可致严重视力下降，甚至失明、眼球摘除。

【组织学特点】

◎ 参看本章"角巩膜板层裂伤"和"眼球穿通或贯通伤"相关内容。

◎ 破裂易发生在眼球壁薄弱处，如：

　○ 曲率半径发生改变的角膜缘。

　○ 眼外肌附着处之后的赤道部。

　○ 视神经穿入部位的巩膜筛板。

　○ 既往角巩膜板层或全层裂伤愈合处。

　○ 手术切口处。

◎ 近视眼眼球壁明显变薄,且随年龄增长弹性丧失。

【就诊症状】

◎ 眼痛;

◎ 视力剧降;

◎ 眼球在破裂方向运动受限。

【临床体征】

◎ 眼挫伤史;

◎ 严重视力障碍,甚至无光感;

◎ 结膜下出血及水肿;

◎ 角膜/巩膜不规则裂伤;

◎ 低眼压;

◎ 严重者可见眼球塌陷、角膜变形;

◎ 晶状体-虹膜隔相对移位;

◎ 前房及玻璃体积血;

◎ 瞳孔变形(一般其狭长尖端与破裂伤口方向一致);

◎ 伤口处可有眼内组织嵌顿或脱出。

【检查注意点】

◎ 操作要轻柔,避免对眼球施压,以免更多眼内容物脱出。

◎ 条件允许,应设法检查眼底。

◎ 组织破坏严重、分开眼睑困难或易造成进一步损伤者,应全麻后于手术室显微镜下探查。

【辅助检查要点】

◎ 颅脑眼眶 CT 或眼眶磁共振显示眼球壁不完整,排除眼内异物。

◎ B 超排除后巩膜裂伤,眼轴缩短,表明眼内容脱出、眼球变软,并进一步排除 CT 难以显影的眼内异物(如非金属、木质异物等)。

【处置要点】

◎ 伤眼包扎应用硬性金属或塑料眼罩,防止眼球受压。

◎ 伤眼清创缝合需全麻后在手术室显微镜下进行,力争伤后 24 小时内急诊缝合修复伤口,先保留眼球、解剖复位,其次恢复视力,具体操作可参见第六章"眼球开放伤的处理原则""角膜裂伤缝合术"与"巩膜裂伤缝合术"相关内容。

◎ 药物治疗参看上节"眼球穿通或贯通伤",静滴抗生素积极防治感染,同时可用镇静剂、止痛剂,但禁用吗啡以免引起呕吐。

相关用药参看第六章"眼科常见用药"相关内容。

◎ 破裂严重者,摘除眼球也应谨慎,一期缝合后转送上级医院争取二期玻璃体切除术、眼内解剖重建的机会。

⚠ 特别提示:

◎ 巩膜破裂伤可能是潜在、隐匿的,必须仔细观察关于破裂伤的微小征象,以防漏诊。

◎ 未见伤口的低视力、眼内积血、球结膜下出血等征象,强烈提示排查后巩膜裂伤,伴或不伴低眼压。

◎ 青年及儿童极易发生增殖性玻璃体视网膜病变,因此,玻璃体处置要小心细致。

【叮嘱患者】

◎ 未处置者避免按压眼球、低头动作及颠簸,防止眼内容脱出。

◎ 患者术后应进行定期复查,积极观察,防治并发症。

14. 眼内异物伤

【典型特征】

异物进入并存留于眼球内,是一种特殊的眼球穿通伤。除了具备穿通伤的特点,异物损伤包括机械性破坏,还有化学、毒性反应(如眼铁锈症、铜锈症等)和眼内感染等并发症。异物大小、性质、数量、位置和致伤方式的不同,临床表现和预后各异。

眼内异物伤与普通眼球穿通伤的共性不作赘述(请参看本章"眼球穿通或贯通伤"相关内容),本节重点阐述其不同特点。

【异物致伤特点】

◎ 伤势与异物大小、数量、锐钝、冲击动能、穿通入口部位、伤道长短、是否累及视网膜黄斑或视神经、沾染异物的化学或生物学性质等有关。

◎ 由巩膜穿通而入的异物具有更多能量造成眼后节损伤,或引起贯通伤。

◎ 钝性的眼内异物比锐利的眼内异物的组织破坏性更大。

◎ 相当一部分后节异物可导致两处以上视网膜损伤。

◎ 异物造成的外伤性炎症可导致眼内组织粘连、眼压升高及 PVR。

◎ 惰性异物:石、沙、玻璃、瓷、塑料,化学性质稳定,组织能耐受。

◎ 动物或植物等生物性异物,常会引起细菌性、真菌性感染的眼内炎。

◎ 活泼金属如铁、铜对眼组织毒性大。

○ 铁:三价铁离子易形成铁蛋白化合物,亲和作用于外胚叶来源组织,如角膜、小梁网、虹膜色素上皮、瞳孔括约肌及开大肌、晶状体、视网膜和视神经,产生"铁锈症",可致盲。

○ 铜:易于沉积在膜上,如角膜后弹力层、晶状体囊膜、ILM、血管壁等,通过增加脂质过氧化反应导致细胞破坏,产生"铜锈症"。

【就诊症状】

◎ 眼痛或无明显症状;

◎ 或有视力下降。

【临床体征】

◎ 外伤史,如敲击硬物史,爆炸伤史等,少数可无自觉外伤史。

◎ 有伤道及眼球穿通伤体征。

◎ 直观或影像检查可见眼内异物。

◎ 铁锈症

  ○ 角膜内皮铁沉着;

  ○ 继发性开角型青光眼;

  ○ 瞳孔中等扩大或反应迟钝(可发生于视力下降前,为铁锈症敏感指标);

  ○ 虹膜异色、萎缩;

  ○ 晶状体前囊下棕色颗粒、黄色白内障;

  ○ 玻璃体液化、棕褐色混浊;

  ○ 视网膜色素变性,伴血管变细、视野萎缩;

  ○ 视盘肿胀、充血,晚期视神经萎缩。

◎ 铜锈症

  ○ 角膜 K-F 环;

  ○ 绿色房水颗粒;

  ○ 瞳孔中等扩大或反应迟钝;

  ○ 虹膜呈黄绿色;

  ○ 晶状体囊膜黄绿色细点状沉着、向日葵样白内障;

  ○ 玻璃体细深黄绿色颗粒;

○ 视网膜表面铜颗粒沉积、血管壁金黄色反光；

○ 黄斑区萎缩；

○ 重者无菌性眼内炎表现,可有前房积脓、视网膜脱离、角巩膜溶解。

【检查注意点】

◎ 伤口及伤道的检查:发现穿通伤入口是眼内异物诊断的重要依据,如角膜有线状伤口或全层瘢痕、对应虹膜部位有小孔、晶状体局限性混浊等,巩膜伤口较难发现,应根据外伤史、辅助检查综合判断。

◎ 眼内异物位置隐蔽,或易被眼内出血、炎症、晶状体脱位或视网膜脱离等体征掩盖,注意详细排查,勿漏诊。

◎ 有明确的异物入眼及伤道,但眼内未见异物,应考虑贯通伤,影像学检查眶内或眼球毗邻组织是否有异物存留。

【辅助检查要点】

◎ 屈光间质透明者,检眼镜直视定位,必要时应用房角镜和三面镜,后节异物需充分散瞳后检查。

◎ 眼部影像学检查,可协助眼内异物探查及定位。

○ X 线片:限金属异物,木质异物几乎不显影。

○ CT 扫描:最常用、有效的检测方法,金属、非金属均可,但易漏诊塑料、有机物等。

○ MRI 扫描:不宜用于磁性异物的检查,怀疑木质异物时可使用。

○ 眼部超声

● 不受屈光间质影响,可显示金属及非金属异物。

● 金属异物声阻大,呈强光斑或光点,往往有后声影。

● 磁性试验判断是否为磁性异物。

● 塑料、玻璃、木材等呈较强光斑或光点。

- 可精确定位异物位于球内、球壁或球外。

- 可做超声引导下异物取出。

  ○ UBM：主要用于睫状体区或前部隐性异物。

◎ ERG：可对金属的视网膜毒性反应进行监测。

  ○ 铁锈症特征性 ERG 表现：a 波波幅升高，之后 b 波渐降低。

【处置要点】

◎ 伤口处置及用药原则同本章"眼球穿通或贯通伤"处置要点相关内容。

◎ 异物处置原则

  ○ 异物嵌塞于伤口，处理条件及评估充分后取出，否则禁忌盲目操作。

  ○ 异物取出时机

    ● 尽快取出：毒性及活泼金属、植物性异物、确诊或疑有眼内炎者。

    ● 择期取出：异物性质稳定，一期缝合术无条件或不易取出者，或异物不可见，先缝合伤口，完善辅助检查定位后再制订手术方案，涉及后节者不超过 2 周。

    ● 留置观察：未产生眼内损伤或感染的无毒性非金属异物、机化包裹者，黄斑及视盘异物，视力较好，综合评估，不勉强取出。

  ○ 异物取出策略

    ● 直接摘除：伤口可见异物。

    ● 经前房、角膜缘切口取出：眼前节异物或后节直径较大异物（3.0~5.0mm）。

    ● 玻璃体切除术、巩膜切口取出：睫状体部、玻璃体内、后极部异物，以及合并大量玻璃体积血、眼内炎、视网膜脱离者应行玻璃体切除术，必要时扩大巩膜切口，如直径 1.0~3.0mm 异物。

- 联合穿透性角膜移植的异物取出：角膜破损严重、无法修复闭合者。

- 磁性吸除：前房内、前巩膜球壁磁性异物，酌情从原伤口磁铁吸出，必要时行角膜缘或睫状体平坦部巩膜辅助切口。

○ 并发症防治

- 从角、巩膜伤口或切口取出异物时，谨防异物落入眼内伤及晶状体或眼底视网膜（特别是黄斑），措施包括准确预估异物大小和取出所需切口的长度，应用黏弹剂和重水分别保护晶状体和后极部视网膜。

- 从角膜伤口或切口取异物，黏弹剂充分保护角膜内皮。

- 防止碰触晶状体，若晶状体已损伤可行摘除。

- 睫状体与后节异物取出时，应行玻璃体切除，术中全面排查视网膜裂孔，防止继发视网膜脱离、PVR 等。

- 视网膜异物着落点、损伤处及嵌塞部位周围行激光光凝隔离。

- 预防性全身使用抗生素，合并眼内炎应急诊处理，前房积脓穿刺冲洗，玻璃体腔注射广谱抗生素，如万古霉素等（可参见第六章"玻璃体腔注射药物"相关内容），尽量取异物行细菌培养 + 药敏试验指导用药。

⚠ 特别提示：

◎ 异物接近球壁或组织边缘时，放射线诊断错误率高，必要时请放射科医师会诊。

◎ 一般不推荐从角膜原伤口直接取出异物，以防损伤角膜内皮。

◎ 伤情复杂患者转诊前，不应盲目取出异物，需待手术条件充分再进行手术处理。

◎ 铜含量越高，铜锈症越重，85% 以上含铜量损害严重，纯铜可致急性无菌性化脓，强烈反应可几小时内导致视力丧失及眼球痨。

◎ 铁、铜锈症可数月或数年后迟发,对于无法及时取出眼内铁质异物,需密切关注。

◎ 即使铁、铜质异物已取出,铁锈或铜锈颗粒仍存留,其引起的并发症仍可能进行,需密切关注,有效防治。

◎ 如果患者无法随诊,不推荐眼内异物保留观察。

【叮嘱患者】

◎ 建议长期随诊是否有迟发性炎症反应。

◎ 如眼内异物未取出,应定期眼科复查,特别是 ERG,注意视网膜毒性反应。

15. 外伤性前房积血

【典型特征】

眼外伤导致虹膜血管渗透性增加或由于血管破裂出血,血液积聚于前房,是眼外伤一种常见并发症,多见于眼球钝挫伤。轻者可以自愈,严重者大量或反复出血,可继发青光眼及角膜血染而致盲。

【外伤与并发症机制】

◎ 钝伤压迫眼球,致赤道部巩膜膨隆、角膜缘扩张延伸、晶状体虹膜隔后移,睫状体动脉环、脉络膜动脉以及瞳孔缘或房角的虹膜血管等组织撕裂,从而出血。

◎ 虹膜血管收缩后停止出血,血管内压与眼压达到平衡。

◎ 眼压升高、血管痉挛收缩、纤维素 / 血小板凝集有利于止血。

◎ 房水与积血混合,防止积血凝结并促进其吸收。

◎ 继发青光眼的机制

    ○ 积血导致前房内容物增加。

    ○ 房角原发损伤,包括小梁网水肿、渗透性降低。

○ 房角后退（睫状肌环形纤维与纵形纤维间撕裂）晚期，小梁纤维组织增生、退行性变、Schlemm 管关闭等。

○ 血液及分解产物毒性刺激致外伤性虹膜睫状体炎，瞳孔后粘连，房角粘连。

○ 小梁网阻塞，来源于血凝块，溶血（巨噬细胞吞噬红细胞及其碎片），血影细胞（红色、双凹形、柔韧的红细胞变性，释放失去血红蛋白等细胞质，只剩土黄色、圆形、不柔韧的细胞膜空壳），炎症细胞，渗出性纤维蛋白等。

○ 小梁网变性硬化，小梁细胞吞噬血红蛋白演变的含铁血黄素（铁锈症）。

○ 晶状体、玻璃体位置异常。

◎ 前房积血，大的血凝块未吸收 ≥ 10 天，易发生周边虹膜前粘连：

○ 眼压高于 25mmHg>25 天，易发生角膜血染。

○ 眼压高于 35mmHg>7 天或 50mmHg>5 天，易发生视神经损伤。

○ 镰状细胞贫血，眼压于正常高限，仍可损伤视神经。

◎ 角膜血染形成条件：高眼压 + 角膜内皮功能失代偿和 / 或后弹力层损伤。

◎ 病程晚期整个眼球退行性变，房角充满胆固醇结晶及巨细胞肉芽组织。

【就诊症状】

◎ 眼痛；

◎ 视物模糊；

◎ 眼球挫伤史。

【临床体征】

◎ 前房不同程度积血、血凝块或"黑球"。

◎ 可有：

　　○ 前房加深、房角后退（伴早期或后期高眼压）；

　　○ 睫状体脱离或解离（低眼压）；

　　○ 外伤性虹膜炎；

　　○ 瞳孔缩小或放大；

　　○ 虹膜根部离断；

　　○ 角膜水肿；

　　○ 角膜基质后层小的黄褐色或锈棕色颗粒（角膜血染早期）；

　　○ 角膜呈灰黄色混浊、周边部一透明环（角膜血染后期）；

　　○ 晶状体混浊和 / 或半脱位；

　　○ 假性前房积脓（血影细胞）；

　　○ 其他眼组织损害。

【检查注意点】

◎ 排查有无隐匿性后巩膜裂伤。

◎ 眼底不可见者，应行眼部超声检查，估计后节损伤的性质和范围。

◎ 鉴别诊断虹膜红变、恶性肿瘤、肉芽肿等自发性出血的可能。可参看第二章"前房积血"相关内容。

【辅助检查要点】

◎ 裂隙灯检查

　　○ 前房积血可用高度（mm）、等级（参看第二章"前房积血"相关内容）、出血范围（钟点位）来描述。

　　○ 房水中悬浮黄褐色白细胞样小颗粒、循环很慢，为血影细胞。

　　○ 高倍窄裂隙光束观察角膜后基质，以鉴别角膜血染。

◎ 房角镜下观察

○ 房角后退——异常增宽的睫状体带。

○ 溶血性青光眼——房角呈微红或棕红色。

○ 血影细胞性青光眼——小梁网呈淡黄褐色、土黄色。

○ 含铁血黄素沉着性青光眼——小梁网呈棕黄色。

【处置要点】

◎ **止血,促进血吸收,防止再出血**:

○ 患者适当制动,半卧位,使积血下沉,避免沉积在瞳孔区,减轻颈部及眼部静脉充血。

○ 必要时可给予镇静剂。

○ 遮盖双眼,减少眼球活动。

○ 戴硬性眼罩防止眼球再次受压或损伤。

○ 应用止血药物,反复出血者云南白药 0.5g 口服,每日 3 次。

* 避免服用阿司匹林类抗凝药物。

◎ 防治并发症

○ 抗炎

 ● 糖皮质激素(增加血管张力,减轻充血水肿、炎性渗出)。

 * 不能服用非甾体抗炎药,有抗血小板及延长出血时间的作用。

 ● 睫状肌麻痹药(稳定血房水屏障,减轻炎症,利于后节损伤修复)。

 * 避免使用缩瞳剂(加重炎症、虹膜粘连)。

○ 降眼压:降眼压眼液局部点眼,口服醋甲唑胺,静滴甘露醇。

 * 避免使用前列腺素类(加重炎症反应)和肾上腺素类衍生物(收缩血管,加重缺氧及血液淤滞)。

○ 治疗角膜血染:EDTA、去铁胺等。

◎ 手术干预

  ○ 适应证

    ● 药物不能控制的眼压升高；

    ● 角膜血染；

    ● 血凝块(>10 天)及积血(>5 天)持续时间长；

    ● 血影细胞性青光眼。

  ○ 手术方式

    ● 前房穿刺、冲洗；

    ● 前房积血切除；

    ● 周边虹膜切除及小梁切除术；

    ● 穿透性角膜移植。

⚠ 特别提示：

◎ 患者伤后应每天复诊，观察是否有新鲜出血。

◎ 根据外伤情况，伤后 2~4 周应行房角检查及散瞳巩膜压迫法检查眼底。

◎ 前房积血继发青光眼者追踪观测至少半年以上，包括眼压、视力、房角、视杯以及视野。

◎ 出血数天或数周突然眼压升高，需警惕血影细胞青光眼(但无 KP)。

◎ 血影细胞不同于脓细胞，有不同颜色和层次，且不随体位变化而活动。

【叮嘱患者】

◎ 出院后 2~3 日复查 1 次，后定期复查。

◎ 患者如果突然出现眼痛加重或视力下降(可能是再出血或继发青光眼),应立即就诊。

◎ 患者应避免动作过猛,包括弯腰、剧烈咳嗽或打喷嚏、揉压眼球、屏气用力、咀嚼过度等。

◎ 伤眼出现反复发作的慢性刺激症状及疼痛(血眼症),应就医,可能摘除眼球。

16. 晶状体创伤

【典型特征】

各种类型眼外伤导致晶状体或人工晶状体(IOL)的完整性、透明性、屈光状态和 / 或位置异常,影响视功能,损害正常眼内组织解剖结构而引起并发症。

【外伤机制与组织学特点】

◎ 晶状体透明性的维持依赖于其囊膜的完整性和正常通透性、正常的物质代谢环境和主动转运能力、晶状体纤维有序排列并保持折光性一致。

外伤致上述条件的破坏,晶状体透明性下降,即白内障。

◎ 晶状体靠悬韧带悬挂于睫状体,其轴与视轴一致,韧带张力随年龄增长而下降。

外伤的切割、撕扯及震荡力致悬韧带损伤或断裂,悬挂力减弱,导致晶状体半脱位或全脱位。

虹膜因而失去有力支持,出现震颤。

◎ 晶状体屈光力平均 +19D,约占眼总屈光力的 1/3。

◎ 晶状体的调节力使远近物像在视网膜清晰成像,该调节依靠睫状肌来实现:

　　○ 睫状肌收缩:晶状体悬韧带松弛,晶状体囊膜张力降低,晶状体曲率增加;晶状体悬韧带缩短,晶状体位置前移。

　　○ 睫状肌松弛:悬韧带张力增加,囊袋压迫使晶状体扁平。

各个方向悬韧带保持均衡的张力、长度和弹性时,睫状肌的调节才能正确发挥。

◎ 不同致伤方式导致白内障的特点不同：

  ○ 穿通伤性白内障

    ● 囊膜破裂，房水入皮质，晶状体很快混浊。

    ● 破口小而浅，囊膜很快闭合，形成局灶静止混浊，可结缔组织自行覆盖封闭。

    ● 存留异物的继发性改变，如铁锈症和铜锈症引发的白内障（参见本章"眼内异物伤"相关内容）。

  ○ 挫伤性白内障

    ● 瞳孔缘色素贴附于晶状体前表面呈 Vossius 环，相应囊膜下混浊；

    ● 晶状体纤维板层间放射状混浊；

    ● 囊膜渗透性改变，浅层板层混浊；

    ● 囊膜破裂致晶状体弥漫混浊，以后囊常见。

  ○ 放射性白内障：晶状体后极部囊下、赤道部混浊最常见。

  ○ 电击性白内障：晶状体前后囊及囊下皮质混浊，雷击多累及双眼前后囊，触电多为单眼前囊。

◎ 晶状体囊破裂，溢出的晶状体皮质可诱发：

  ○ 过敏性或抗原性葡萄膜炎（晶状体蛋白引起免疫介导的粒细胞炎症反应）。

  ○ 偶发交感性眼炎。

  ○ 晶状体溶解性青光眼（巨噬细胞吞噬晶状体可溶性蛋白，阻塞小梁网）。

◎ 晶状体半脱位

  ○ 晶状体悬韧带部分断裂，断裂部位虹膜下陷、震颤，对应前房变深。

  ○ 如仍在视轴上，仅引起晶状体性近视。

○ 如发生倾斜和明显移位,则引起严重散光和单眼复视。

◎ 晶状体全脱位

晶状体悬韧带全部断裂,晶状体离开瞳孔区,早期随着体位的改变可移动,可产生:

○ 瞳孔嵌顿:若瞳孔阻滞,眼压可急性升高(玻璃体疝瞳孔嵌顿也可引起瞳孔阻滞性青光眼)。

○ 脱入前房:易损伤角膜内皮、引起虹膜睫状体炎与青光眼。

○ 脱入玻璃体腔:可致视网膜裂孔及脱离,或通过裂孔进入视网膜下。

○ 嵌顿在巩膜伤口或脱入球结膜 / 筋膜下、脉络膜上腔,甚或完全丢失。

◎ 人工晶状体(IOL)

○ 透明度改变:IOL 损伤或表面炎性、色素性、血性、纤维蛋白渗出性物质沉积。

○ 位置改变:襻异位、断裂或因晶状体后囊破裂或囊悬韧带断裂而发生脱位,包括悬吊人工晶状体缝线断裂,可造成眼内组织损伤和并发症。

【就诊症状】

◎ 外伤后视力下降;

◎ 近视或远视;

◎ 单眼复视或多视;

◎ 眩光;

◎ 有黑影飘动症状(玻璃体腔全脱位者)。

【临床体征】

(此处仅罗列晶状体可能的相关体征。)

◎ 屈光度改变。

◎ 晶状体可透明、不同程度混浊,甚至膨胀、碎裂。

◎ 前房 / 玻璃体炎症、出血。

◎ 若晶状体部分或全部脱位,可表现为:

　○ 前房深浅不一;

　○ 前房玻璃体疝(对应悬韧带断裂位置);

　○ 虹膜震颤;

　○ 虹膜根部离断;

　○ 晶状体震颤;

　○ 晶状体偏位或伴倾斜,瞳孔区或可见赤道部或完全缺失,可有新月形的眼底反光和双眼底像;

　○ 前房玻璃体疝,瞳孔偏位、变形;

　○ 晶状体瞳孔嵌顿;

　○ 瞳孔阻滞、眼压升高;

　○ 晶状体脱入前房,角膜水肿、眼压升高;

　○ 晶状体脱入玻璃体腔,随体位移动,可伴黄斑水肿、视网膜损伤和 / 或脱离;

　○ 后房型 IOL 脱位表现多种多样,落入玻璃体腔、瞳孔夹持、"落日"或"日出"现象(圆形光学部垂直移位)等最常见。

【检查注意点】

◎ 明确视力、屈光度的变化。

◎ 观察有无房水闪辉、玻璃体炎性表现。

◎ 结合具体眼外伤方式全面估计晶状体可能出现的损伤。

◎ 虹膜有无震颤,前房深度有无改变。

◎ 散瞳检查晶状体或 IOL 的位置。

◎ 晶状体有无前囊或后囊的破损。

◎ 观察晶状体混浊为静止还是进展性。

◎ 后房型 IOL 所在囊袋是否破损、悬韧带损伤范围。

◎ 玻璃体是否疝入前房,位置和范围如何,有无相应瞳孔异常。

◎ 角膜水肿的深度、范围、位置,是否与高眼压、炎症、角膜内皮与眼内组织的异常接触有关。

◎ 是否有晶状体破碎,存在晶状体玻璃体混合物。

◎ 眼内及晶状体内是否有异物。

◎ 是否合并眼后节损伤。

◎ 充分散瞳详查眼底,特别是晶状体或 IOL 落入玻璃体腔时。

【辅助检查要点】

◎ 裂隙灯后照法,在瞳孔散大、晶状体前后方无混浊物的前提下,有助于明确晶状体混浊程度和位置。

◎ 眼 B 超有助于了解晶状体位置、玻璃体视网膜状况,特别是屈光介质混浊时。

◎ UBM 检查晶状体悬韧带断裂范围、房角及虹膜睫状体解剖异常。

◎ 严重的眼球开放伤及异物伤可借助 CT 扫描协助判断,还可观察晶状体有无明显位置异常或因水分增多而密度减低。

【处置要点】

◎ 针对不同类型眼外伤进行相应手术和药物治疗(见前文)。

*需强调:晶状体破裂,皮质溢出、溶解,完全脱位入前房或玻璃体腔等,局部 / 全身积极应用糖皮质激素抗炎、抗免疫反应。

◎ 缩瞳与扩瞳药物的应用

○ 晶状体瞳孔嵌顿,先缩散瞳、俯卧位,待入前房后立即缩瞳。

○ 脱入前房者,予缩瞳;角膜周边切口,取出前房滞留晶状体。

○ 后房型 IOL 半或全脱入前房,后房有后囊存留支撑,术中可散瞳协助人工晶状体重置于后房。

○ 一般情况下,散大、活动瞳孔,防止虹膜后粘连。

◎ 外伤性白内障一期手术原则

○ 外伤障局限、静止、无进行性发展、无症状,可观察,不做一期摘除。

○ 晶状体重度混浊或碎裂、脱出眼外或球壁伤口嵌顿、中度混浊伴膨胀、囊膜明显破裂且晶状体皮质溢出、白内障影响眼内异物或眼后节损伤处置时,做一期摘除。

○ 并发眼内炎和青光眼,药物积极控制的前提下,行手术处理。

◎ 晶状体脱位治疗原则

○ 脱位入前房或瞳孔嵌顿或引起并发症(青光眼、葡萄膜炎、角膜内皮损伤)者,立即手术摘除。

○ 脱位入玻璃体腔,无并发症可观察,如发生炎症或视网膜损伤,行玻璃体切除术并将其摘除。

○ 半脱位者晶状体透明,无症状和并发症,戴镜矫正视力尚可,观察不手术。

○ 半脱位者有全脱位风险、单眼复视、不可矫正的高度屈光不正,手术摘除。

○ 脱出眼外者应摘除。

◎ 对于非复杂性、非重症、无明显并发症的眼外伤患者,若 IOL 单纯眼内脱位、完好无损坏、能正常发挥光学作用,根据外伤眼的具体情况给予囊内旋转调位、脱出襻复位、重置于睫状沟或襻缝合固定、悬吊术等;否则行 IOL 取出或置换术。

◎ 晶状体手术方式的选择

○ 虹膜晶状体隔及其前方的病变可经角膜缘切口进行手术,其后方病变经睫状体平坦部巩膜切口进行。

○ 软性白内障在囊内直接吸除。

○ 有硬核的白内障,无脱位或轻度脱位者,根据伤眼实际条件和术者技术情况,做超声乳化吸除术或囊外摘除术。

○ 伴有明显晶状体脱位,行囊内摘除术或玻切头晶状体切除术。

○ 伴有玻璃体视网膜病变、后节异物、晶状体/IOL 全脱位于玻璃体腔、晶状体后囊破裂等,行玻璃体切除术 + 晶状体切除或 IOL/ 异物取出术。

◎ 手术处置中的注意事项

○ 晶状体吸除或切除过程中,注意保持"出入"(吸除和灌注的速度与压力)平衡及前房的稳定性。

○ 前房注入黏弹剂,维持前房深度,保护角膜内皮。

○ 避免经角膜原伤口进行手术操作,操作受限且易增加角膜失代偿风险。

○ 手术器械、晶状体/IOL/异物通过角膜切口时,应避免损伤角膜内皮。

○ 破碎、溶解的晶状体需清除干净,晶状体玻璃体混合物需用玻切头切除,勿吸除。

○ 前房、球壁伤口的玻璃体疝,应原位剪断、切除或借助黏弹剂推压回玻璃体腔,勿吸除、牵扯,以免造成牵拉性视网膜损伤。

○ 前房、球壁伤口的玻璃体疝,应清理干净,以免影响瞳孔形态和收缩、晶状体/IOL 偏位、球壁伤口/切口闭合不全。

○ 经前房操作,尽量多地保留后囊膜。

○ 经睫状体平坦部切除晶状体,尽量多保留前囊膜。

○ 若保留晶状体囊膜,尽量保护、保留晶状体小带。

○ 若保留晶状体囊膜,予充分抛光,较少术后增殖混浊,儿童应行后囊中央切开、前部玻璃体切除。

○ 若不保留晶状体囊膜,则应连同前部玻璃体切除干净,避免前部 PVR。

○ 白内障吸除 / 切除、取出脱位晶状体 /IOL/ 异物或脱位 IOL 复位时,谨慎避免其坠入玻璃体腔,已行玻璃体切除者应注入重水保护后极部黄斑区视网膜。

○ 黄斑区以外的视网膜晶状体 / 人工晶状体落点损伤处,予激光光凝围截。

○ 巩膜切口 / 伤口附近玻璃体要切除干净。

◎ 人工晶状体植入的手术时机

○ 一期 IOL 植入适于轻症眼外伤无明显眼内炎症、出血及组织水肿者,及 3~8 岁儿童以预防弱视。

○ 否则延期行二期植入。

◎ 一期 IOL 植入的问题

○ 纤维蛋白性葡萄膜炎;

○ 虹膜粘连;

○ 瞳孔夹持;

○ IOL 表面沉淀物;

○ 视网膜脱离等后节并发症。

【儿童注意事项】

◎ 低龄儿童外伤性白内障影响视力、进展迅速、诱发并发症者,需及早手术摘除。

◎ 3 岁以下人工晶状体偏位或夹持,矫正视力尚可,谨慎手术。

◎ 术后应及早配镜矫正视力,进行弱视训练,避免引起斜弱视。

【老年注意事项】

◎ 手术的选择需关注全身和角膜内皮情况。

◎ 一般晶状体核较硬,晶状体囊膜悬韧带松弛、脆弱,术前应充分估计手术操作可能遇到的困难。

⚠ 特别提示:

◎ 药物(如糖皮质激素)、眼病(如葡萄膜炎)、系统性疾病(如糖尿病)、手术(如玻璃体腔气体或硅油填充)、先天性或年龄性等因素均可导致白内障,需综合考虑。

◎ 眼内手术、先天发育异常可致晶状体悬韧带松弛或部分断裂,继发或自发性晶状体半/全脱位。

◎ 小的晶状体异物或轻的囊膜损伤,外伤后短期内可无或仅局限混浊表现,数月甚至数年后才进展为明显白内障。

◎ 明确后囊是否完整很重要,开放性眼外伤处置术中可作准确评估。

◎ 年轻人术后迟发低眼压,应排查是否为晶状体囊膜收缩所致睫状体脱离。

【叮嘱患者】

◎ 晶状体半脱位未处置或 IOL 植入悬韧带有部分断裂的囊袋、睫状沟或悬吊者,均应避免剧烈运动和眼部外伤,以防造成或加重晶状体 /IOL 脱位。

◎ 定期复查,有眼红、眼痛、视力下降、复视等症状及时就诊,积极防治并发症。

17. 外伤性睫状体脱离与解离

【典型特征】

眼球钝挫伤或破裂伤导致的睫状体与巩膜和/或巩膜突分离,常导致低眼压。需早期诊断,及早行解剖与功能复位。严重者可致顽固性低眼压、眼球萎缩。

【外伤机制与组织学特点】

◎ 睫状体基底部由外层纵行平滑肌纤维附着于巩膜突,巩膜突将前部的小梁网 -Schlemm 管房水引流通道与后部的葡萄膜 - 巩膜房水流出通道隔开。

眼球在钝力作用下受压变形,发生眼内组织挤压、震荡、移位或撕裂,甚至眼球破裂,此时:

○ 睫状体与巩膜分离,但未与巩膜突分离,前房不与脉络膜上腔沟通,房角镜检查正常,称为睫状体脱离。

○ 睫状体与巩膜突分离,前房与脉络膜上腔直接沟通,引起低眼压为主的一组病症,称为睫状体解离。

◎ 睫状体无色素上皮细胞产生房水,脉络膜血管渗漏引起脉络膜上腔积液。

睫状体外伤性炎症与水肿,不仅直接影响睫状体房水分泌,还通过增加血管通透性,加重睫状体和脉络膜上腔积液,进一步导致睫状体、脉络膜脱离,而减少房水生成。

◎ 房水排出通路引流的变化如下:

○ 小梁网 -Schlemm 管路径为压力依赖性,眼压下降致小梁组织塌陷、低于巩膜上静脉压,此路径房水外流减少。

若外伤致 Schlemm 管内壁破裂,前房与管外壁直接接触,不需要小梁网滤过,房水引流量增加。

○ 葡萄膜 - 巩膜流程通路引流增加,包括通过前房、睫状肌腔隙、脉络膜上腔、脉络膜血管或巩膜静脉丛等。

○ 球壁全层伤口渗漏。

◎ 睫状突发出晶状体悬韧带(睫状小带)与晶状体囊相连,睫状肌收缩与舒张可调节晶状体曲度。

睫状体脱离或解离时,晶状体悬韧带松弛,引起晶状体凸度增加和位置前移,调节功能也减弱。

【就诊症状】

◎ 眼挫伤病史；

◎ 视物模糊；

◎ 眼痛、不适。

【临床体征】

◎ 视力下降，远视力下降或近视增加。

◎ 睫状充血。

◎ 眼压降低，可明显低于健眼。

◎ 可有角膜皱褶。

◎ 前房变浅。

◎ 房水闪辉。

◎ 前房积血。

◎ 瞳孔变形，尖端朝向睫状体脱离／解离方向。

◎ 可有虹膜根部离断。

◎ 晶状体混浊和／或半脱位。

◎ 可有玻璃体积血。

◎ 低眼压眼底改变

    ○ 视盘充血、水肿；

    ○ 视网膜静脉充盈扩张；

    ○ 后极部视网膜水肿、放射状皱褶。

【检查注意点】

◎ 明显的浅前房与低眼压，一要警惕隐蔽的球壁全层裂伤，二要警惕睫状体解离。

◎ 持续性低眼压，要检查有无脉络膜脱离。

◎ 明确排除眼球开放伤后，要及早行房角检查，否则谨慎进行接触式或眼球加压等检查和操作。

◎ 屈光介质透明者,注意散瞳详查眼底。

【辅助检查要点】

◎ 房角镜检查

　○ 睫状体脱离:房角后退,睫状体带增宽,无睫状体与巩膜突分离。

　○ 睫状体解离:非常深的房角隐窝,巩膜突与睫状体有裂隙,露出瓷白色巩膜。

◎ UBM 检查

　○ 睫状体脱离:房角形态存在,前房与睫状体上腔不相通,可见睫状体与巩膜间半月形分离,重者范围可达 360°。

　○ 睫状体解离:房角增宽,与房角相连的裂隙样无回声通道,使睫状体上腔与前房相通。

◎ 眼 B 超:可查看后部巩膜的不连续性以及脉络膜脱离。

【处置要点】

◎ 保守治疗:适用于病史短、分离范围小且无其他并发症的单纯性睫状体脱离 / 解离。

　○ 睫状肌麻痹剂:1% 阿托品滴眼剂,每日 3 次,利于解剖复位。

　○ 糖皮质激素:局部或全身应用,抗炎、消除组织水肿。

　○ 高渗脱水剂:如 20% 甘露醇静滴,促进睫状体脉络膜上腔积液吸收。

眼压 >8mmHg 或脱离范围 <2 个时钟(60°)范围、前房不浅、视力较好且无眼压持续降低者,保守治疗、观察 1~2 个月,多数可自行复位。

◎ 手术治疗

　○ 适用于:

　　● 分离范围较大,或同时伴有眼内其他组织损伤。

- 保守治疗 2 个月无效,眼压 <5mmHg,或并发大范围脉络膜脱离、黄斑水肿等。

在积极保守治疗的同时,采取手术治疗。

○ 激光光凝:房角镜下氩激光直接光凝分离组织或经巩膜半导体激光光凝,借助组织肿胀、炎性反应和纤维蛋白渗出,使分离组织粘连复位。

○ 睫状体缝合复位术:多采用边板层切开巩膜、边缝合的间断缝合法,缝合范围应超过实际离断区两侧 1 个时钟点位,一次手术不超过 270° 范围,范围大者需分次缝合。

○ 玻璃体切除术:伴有玻璃体视网膜病变时采用,眼内硅油填充亦有利于睫状体复位。

○ 巩膜穿刺引流术:脉络膜上腔大量出血者。

⚠ 特别提示:

◎ 房角后退为睫状体纵行肌和环形肌分离,无纵行肌与巩膜突的完全分离,表现为钝性房角、睫状体带增宽。

◎ 眼压低、角膜皱褶、前房积血、角巩膜开放伤等都影响房角镜的使用。

◎ 眼压低、前房消失,可前房穿刺注入适量黏弹剂,再行房角镜检查。

◎ UBM 检查中无法对眼球施压,难以发现浅前房、窄裂隙的睫状体解离,需与房角镜结果相结合。

◎ 睫状体解离因前房水与睫状体 - 脉络膜上腔沟通,睫状体无法复位粘连,大都需早期手术治疗。

◎ 睫状体缝合复位术前,UBM 结合房角镜明确手术范围,避免过量手术或二次手术。

◎ 缩瞳剂可开放或加重睫状体解离的裂口,避免使用,但睫状体缝合复位前使用,可减少虹膜根部组织在房角堆积。

◎ 复位术后 1 周内可出现一过性高眼压,局部保守治疗多可有效控制。

18. 视网膜震荡及挫伤

【典型特征】

眼球遭受钝击,后极部出现一过性灰白视网膜水肿、视力下降,不留后遗症,为视网膜震荡。严重者眼底后极部脉络膜毛细血管层损害而发生明显的色素上皮层变性,演变为萎缩病灶或灰白色机化膜者,视功能不能恢复,为视网膜挫伤。

【外伤机制与组织学特点】

◎ 钝力冲击眼球前段侧方(未致球壁破裂),直接作用处视网膜可有圆形或放射状大片灰白色混浊,称为直达性视网膜震荡,因在视网膜周边,对视力影响不大,常被忽略。

◎ 钝力冲击波经球内间质传递,作用于后极部,致黄斑水肿混浊,是最常见的非直达性视网膜震荡。

◎ 震荡波作用下,视网膜光感受器外节崩解(轻者可消退恢复,重者永久损伤、变性坏死),使视网膜变得污浊不透明,表现为后极部乳白色混浊。

◎ RPE 细胞损伤,不仅结构紊乱、增殖,外屏障功能被破坏,也可有血 - 视网膜屏障的破坏,造成渗出、出血。

◎ 黄斑中央无血管区视网膜菲薄,透出脉络膜色泽,在周围乳白色混浊的衬托下,呈现出与 CRAO 相似的樱桃红斑。

【就诊症状】

◎ 眼痛;

◎ 视力下降。

【临床体征】

◎ 视力不同程度下降；

◎ 眼底视网膜灰白污浊；

◎ 后极部黄斑中心凹樱桃红；

◎ 可有视网膜及其前后的出血；

◎ 可有脉络膜破裂；

◎ 可有视网膜脱离。

【检查注意点】

散瞳查眼底，包括周边视网膜情况，以免漏诊。

【辅助检查要点】

OCT 可观察评估伤后或治疗前后后极部视网膜水肿的层次和程度。

【处置要点】

◎ 单纯视网膜震荡可在 2 周左右自行消退，不需要治疗。

◎ 视网膜挫伤永久性视功能下降，可尝试积极治疗试图减轻损伤，如：

  ○ 糖皮质激素抗炎、抗水肿。

  ○ 高渗脱水剂抗水肿。

  ○ 血管扩张症改善眼底血供。

◎ 视网膜脱离者给予药物、手术复位。

⚠ 特别提示：

后极部视网膜苍白度与视力水平不一致。

19. 脉络膜裂伤

【典型特征】

钝性外力对眼球的冲击作用通过玻璃体传到后极部,使脉络膜发生破裂和出血。视力受影响的程度因破裂部位而异,如破裂位于黄斑部或其周围,可严重损害中心视力。相对制动、止血,针对并发症药物治疗,最大限度促进视力恢复。

【外伤机制与组织学特点】

◎ 脉络膜在视网膜和巩膜之间,富含血管和色素。

◎ 眼球受钝力冲击,前后径迅速缩短,冠状面急速扩张,外侧较硬的巩膜不可拉伸,而内侧脉络膜毛细血管和视网膜感觉层有可扩张性、比 Bruch 膜弹性大,使脉络膜在内外两种作用力下而发生破裂和出血。

◎ 脉络膜裂伤可发生在钝力直接作用部位,以前部和平行角膜缘最常见;间接作用部位,多集中于后极部视盘或黄斑中心凹处,因视神经限制呈新月形裂伤。

◎ 脉络膜裂伤,实际包括了 Bruch 膜破裂、脉络膜毛细血管复合体损伤和 RPE 断裂。

◎ 破裂的 Bruch 膜使 CNV 有机会长入形成,但通常会自发性退化。

【就诊症状】

◎ 眼钝挫伤后眼前有黑影飘动;

◎ 视力下降。

【临床体征】

◎ 不同程度视力下降。

◎ 可有少量玻璃体积血。

◎ 眼底后极部可见淡黄色新月形裂痕,凹面向着视神经乳头,视网膜血管横过其上,局部脉络膜及视网膜水肿,并有出血。

◎ 视网膜周边脉络膜裂痕较宽、直,多发者形状不规则。

◎ 晚期出血吸收,可见色素堆集,显露黄白色瘢痕或暴露白色巩膜。

【检查注意点】

◎ 散瞳查眼底,不要忽略周边视网膜的检查。

◎ 部分患者可并发视网膜裂孔、脱离。

◎ 注意随访晚期病例,可继发 CNV。

【辅助检查要点】

◎ FFA、ICGA 确诊脉络膜裂伤及晚期 CNV 的形态、位置。

◎ 眼底 OCT 横断面观察病变层次及 CNV。

【处置要点】

◎ 早期卧床休息。

◎ 用药原则

　○ 出血较多者,应用止血剂,如卡巴克洛、巴曲酶等。

　○ 出血停止后,用中药活血化瘀,也可采用理疗。

◎ 疗效评价

　○ 治愈:出血吸收,根据裂伤位置,视力有不同程度的恢复。

　○ 好转:出血部分吸收,视力无明显改变。

　○ 未愈:出血未吸收,视力无改善。

◎ CNV 的治疗

　○ 玻璃体腔注射抗 VEGF 药物。

　○ 黄斑中心凹外 200μm 的 CNV 可光凝。

◎ 视网膜裂孔及脱离的治疗可参见本章"视网膜裂孔"和"视网膜脱离"相关内容。

【老年人注意事项】

◎ 老年人、高血压、糖尿病、动脉硬化疾病等脉络膜血管弹韧性较差，抗凝药物的使用分别使裂伤和出血发生风险高。

◎ 避免 Valsalva 动作导致出血加重。

⚠ **特别提示：**

> ◎ 黄斑中心凹下脉络膜裂伤视力预后差，出血导致的视力下降待出血吸收后会好转。

> ◎ 有无明确的眼外伤史，是该病与病理性近视、血管样条纹的主要鉴别点。

20. 脉络膜上腔出血

【典型特征】

机械性眼球外伤、眼部手术中或术后迟发的脉络膜下出血，又称为脉络膜上腔出血（SCH）。根据出血范围分为局限性和弥漫性。内眼术中 SCH 伴眼内组织脱出发生凶险，即所谓"驱逐性 SCH"，可导致无法挽回的视力丧失和眼球萎缩。

【发病机制与组织学特点】

◎ 脉络膜与巩膜之间潜在的腔隙为脉络膜上腔，而两者在视盘边缘、锯齿缘和涡状静脉壶腹部连接紧密。

◎ 脉络膜血供来自睫状后短动脉，睫状后长动脉走行于脉络膜上腔，并与后短动脉吻合。

◎ 外伤性 SCH 形成的机制包括：

○ 眼球开放伤中血管的直接损伤。

○ 钝挫伤的剪切力使血管破裂。

○ 眼压降低→脉络膜渗出→脉络膜上腔扩张→睫状动脉受牵拉

而破裂(迟发性)。

◎ 眼部手术 SCH 形成的危险因素:

○ 术前球后麻醉不加肾上腺素。

○ 术中眼压大幅波动、长时间低眼压,巩膜壁塌陷,眼内组织移位。

○ 术后眼压过低,促发脉络膜上腔渗液形成,启动 SCH 始发因素。

○ 术中或术后剧烈的 Valsalva 动作→增加表层巩膜静脉压→增加睫状血管壁的跨壁压差。

○ 压迫及损伤涡静脉(如巩膜切开行视网膜下液引流、巩膜环扎)。

◎ SCH 其他全身及局部因素:

○ 老龄、高血压、血管硬化症。

○ 凝血功能不良。

○ 抗凝药增加出血倾向。

○ 青光眼、高眼压、眼轴延长→睫状长动脉血管壁坏死。

○ 青光眼滤过术后。

○ 轴性近视巩膜壁薄、硬度低,脉络膜血管壁脆性增加。

○ 无晶状体 /IOL 眼缺乏晶状体及悬韧带支持,脉络膜更易与巩膜分离。

○ 玻璃体丢失、切除眼。

○ 脉络膜炎。

◎ 脉络膜上腔血凝块液化时间为 1~2 周。

【就诊症状】

◎ 眼外伤后视力下降,伴其他外伤相关症状;

第三章 眼部创伤

140

◎ 术后迟发 SCH；

◎ 突然剧烈眼痛伴视力丧失；

◎ 可伴头痛、恶性及呕吐。

【临床体征】

◎ 眼部手术中暴发性或驱逐性 SCH

　　○ 局麻患者诉剧烈眼痛、烦躁不安；

　　○ 突然眼压升高、眼球变硬；

　　○ 眼底红光反射消失；

　　○ 前房变浅；

　　○ 晶状体虹膜隔前突或晶状体脱位；

　　○ 或有玻璃体脱出。

◎ 术后迟发 SCH

　　○ 前房变浅；

　　○ 眼底红光反射消失；

　　○ 无晶状体 /IOL 眼玻璃体突向前房；

　　○ 眼底赤道部棕黑色球形隆起，可向后极扩展；

　　○ 眼压正常、偏低或偏高。

【检查注意点】

◎ 屈光介质透明者散瞳详查眼底。

◎ 屈光介质混浊无法窥清眼后节时，借助眼 B 超等影像学确定出血的部位、范围和程度、血凝块是否液化，以及视网膜、玻璃体状况。

◎ 监测眼压。

◎ 高危患者眼科术前内科检查不能忽略，如高血压动脉硬化、肝病史、凝血功能障碍、糖尿病,了解用药史,如地高辛、阿司匹林等非甾体抗炎药、抗凝药。

◎ SCH 与视网膜下出血相鉴别。

◎ SCH 引起的 RD 呈穹窿形,相对平伏于 SCH 区域上,需与 RRD 及 TRD 相鉴别。

【辅助检查要点】

◎ 眼超声检查

   o 眼 A 超:陡峭而宽阔的双峰波形,脉络膜上腔凝血块为相对低回声波形。

   o 眼 B 超

      ● 典型的穹窿样脉络膜脱离,严重者后极部视网膜广泛隆起,向前与晶状体对吻相接。

      ● 凝血块早期密度较高,新鲜者表现为不规则外形团块状高回声影且内部回声不均匀。

      ● 逐渐液化,团块回声减弱且内部趋于均匀。

      ● 完全液化,脉络膜上腔充满弥漫低回声可移动点状混浊。

   o CDFI:在复杂病变中提供形态学之外的血流信息。

◎ UBM:了解睫状体脱离 / 解离的范围、程度。

◎ CT:新鲜 SCH 呈高密度影,可与渗出性脉络膜脱离相鉴别。

【处置要点】

◎ 尽快闭合眼球开放伤口,减少低眼压的时间,降低 SCH 的风险。

◎ 术中发生 SCH:

   o 应立即缝合关闭球壁切口。

   o 前房内注入过滤空气和黏弹剂,维持前房深度。

   o 去掉或闭合开睑器,减少对眼球的压迫。

○ 静脉给予高渗剂,如甘露醇。

○ 密切监测血压、血氧饱和度,控制血压及心率过快。

○ 吸氧。

○ 应用止血剂。

○ 给予患者镇静、止痛剂。

◎ 眼球开放伤给予抗生素抗感染治疗。

◎ 高眼压者给予 β 受体阻滞剂、碳酸酐酶抑制剂控制眼压。

◎ 睫状麻痹剂,缓解睫状神经牵引痛,减少睫状体对后节延伸组织牵拉。

◎ 局部及全身给予糖皮质激素抗炎、减少组织增生。

◎ SCH 手术治疗

○ 时机:通常在 1~2 周 SCH 凝血块完全液化后,经后巩膜切开引流。

○ 方法

● 行后巩膜切开脉络膜上腔引流术;

● 玻璃体切除联合脉络膜上腔引流术,以切除玻璃体积血或残留晶状体组织,松解牵引,复位视网膜等重建眼后节正常结构。

* **注意点**:术中维持眼压很重要(眼压过低易致 SCH 复发,过高引起视网膜嵌顿),不要一味追求完全去除 SCH。

◎ 术后迟发 SCH 二次手术指征

○ 视网膜长期(2 周以上)脱离无好转。

○ 切口玻璃体嵌顿。

○ 玻璃体积血。

○ 眼压持续升高。

○ 白内障手术有晶状体部分残留。

○ 顽固性眼痛。

【老年人注意事项】

老年人多患高血压、糖尿病、动脉硬化疾病等使脉络膜血管弹韧性较差，以及使用抗凝药物，为 SCH 高危人群。

⚠ **特别提示：**

◎ 已闭合的眼球开放伤、内眼术后，再次手术打开时，有 SCH 或再出血的可能。

◎ 预防 SCH

　o 高危患者眼部手术术前积极控制全身疾病、降眼压。

　o 球后麻醉时加肾上腺素。

◎ 术后防止 SCH

　o 给予镇静、止吐药物，防止 Valsalva 动作。

　o 积极抗炎，以防炎症引起脉络膜上腔大量渗液，从而诱发 SCH。

　o 避免使用阿司匹林及非甾体抗炎药。

【叮嘱患者】

眼外伤 / 手术后避免 Valsalva 动作、压迫或碰伤眼球。

21. 外伤性视神经病变

【典型特征】

外伤直接导致视神经解剖结构的破坏，如视神经断裂、撕裂或撕脱，锐器或骨折片直接压迫、切割视神经等，或外力通过组织传导以致视神经发生间接性损伤。直接视神经损伤常立即引起严重的视力丧失并且无恢复可能。间接视神经损伤根据伤情严重程度、治疗是否及时，预后不同。

【组织学特点】

◎ 视神经管内段处视神经鞘膜、骨膜融合而成的总腱环紧紧束缚视神经,且与骨壁紧密相连。头部特别是眉弓外侧创伤力量可传导至此处发生剪切伤,造成间接视神经损伤。

◎ 外力造成视神经轴浆流中断、轴突传导功能障碍;同时供养动脉缺血或出血等,导致视神经纤维水肿、缺血和挤压伤、创伤性炎症、梗死等继发损伤,视功能受损。

◎ 视神经管紧邻后组筛窦,多数时候其黏膜损伤发生出血,流至鼻腔,有鼻出血症状。

【就诊症状】

◎ 明确的头部外伤史,多有意识丧失。

◎ 头面部皮肤创伤,多见于眉弓颞上方。

◎ 外伤后即刻或意识清醒后发现视力下降。

◎ 外伤后色觉或眼前亮度异常。

【临床体征】

◎ 视力下降,约半数可低至光感或无光感。

◎ 瞳孔对光反射异常。病变为单眼或者双眼病变程度不一致时,相对性传入性瞳孔功能障碍(RAPD)阳性。

◎ 色觉或双眼明亮度不一致。

◎ 可以出现各种类型的视野缺损。

◎ 部分患者可以出现视盘水肿、出血,视网膜动脉阻塞。

【检查注意点】

◎ 必须仔细检查有无 RAPD 阳性。

◎ 注意询问外伤史:致伤物、外伤时间、合并伤情。

◎ 外伤常位于外侧眉弓部位。

◎ 视野缺损的类型。

◎ 排除其他眼部损伤可能。

【辅助检查要点】

◎ 视神经管 CT：评估有无视神经管骨折、视神经水肿、视神经鞘膜下出血、眶内血肿、眶内异物，可能会有筛板、蝶窦及海绵窦内侧壁的骨折等。见图 3-0-1。

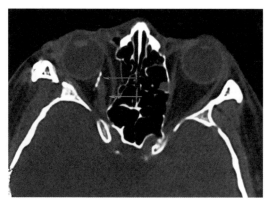

●图 3-0-1　右眼眶内金属异物损伤视神经（红色箭头示金属异物，蓝色箭头示视神经）

◎ MRI 对于显示眶内非金属异物，以及眼眶、骨膜下、硬脑膜内出血等更有优势。

◎ 视觉诱发电位（VEP）：P_{100} 波幅降低、波潜伏期延长，严重者波形消失。

◎ 视野检查：仍保留一定视力患者可行视野检查。

【处置要点】

◎ 一般认为，首先尽早应用大剂量糖皮质激素冲击治疗，消除视神经炎症和水肿。成人甲泼尼龙 1 000mg，每日 1 次，静脉滴注，3 天后口服泼尼松逐渐减量。

◎ 甘露醇等脱水剂有助于消除视神经水肿。

◎ 血管扩张剂改善视神经血液循环。

◎ 给予神经营养药物。

◎ 眼眶穿通伤或窦壁骨折者,系统使用抗生素抗感染治疗。

◎ 眶内血肿导致高眶压,造成视神经受压、眼压升高,尽快行眶减压术。

◎ 如果确切存在较大异物或视神经管骨折片嵌压视神经等直接损伤,应尽快手术取出骨折碎片或异物。

◎ 对于有明显的视神经鞘膜下出血、视神经水肿受压的患者,应尽早行视神经鞘膜开窗减压术。

⚠ 特别提示:

◎ 伤后的 RAPD 检查对于诊断外伤性视神经病变尤为重要。

◎ 视力检查不可作为诊断外伤性视神经病变的关键证据。

【叮嘱患者】

外伤性视神经病变,可以出现迟发性的视力下降,感觉色觉变化、视物发暗,及时复查。

22. 儿童眼外伤特点

◎ 常见眼外伤原因

○ 烟花鞭炮伤。

○ 针头、剪刀、木棒等尖锐异物造成的穿通伤(此类容易继发眼内炎)。

○ 球类、弹珠、玩具枪弹等导致的眼球钝挫伤和破裂伤。

○ 摔倒时眉眶部碰撞所致外伤性视神经病变。

○ 激光笔等所致眼底黄斑灼伤等。

◎ 外伤史叙述不准确

○ 遭受眼外伤时常缺乏成人在场。

○ 患儿对外伤经过没有客观认知、叙述能力差或撒谎试图免受惩罚。

◎ 常延迟就诊

○ 眼外伤引起的一过性或不明显眼痛、延迟或未被察觉的视力下降等,致使患儿未及时告知长辈。

○ 眼球开放伤伤口微小或隐匿,闭合伤肉眼未见明显创伤痕迹,未引起家长警觉和关注。

○ 患儿惧怕责罚而刻意隐瞒。

◎ 儿童眼外伤接诊检查注意事项

○ 明确或高度疑似眼球开放伤,如患儿哭闹好动,无法配合检查,防伤情加重,请家长协助安抚、制动患儿,必要时给予镇静剂或全麻下开睑探查。

○ 若要给患儿镇定或麻醉,应趁机进行全面检查包括各种影像学项目,尽量不要遗漏,避免多次用镇定药。

○ 注意排查隐匿伤口和全面检查眼底。

○ 孩童容易发生眼心反射,注意观察有无心律失常、心动缓慢、恶心、嗜睡或昏厥表现,一旦发现立即停止眼部操作。

○ 合并面部外伤并伴呕吐的患儿,要注意是否有颅脑损伤、眼压升高、葡萄膜损伤、眼外肌嵌顿、球后出血等情况。

◎ 眼球外伤处置原则

○ 迅速使视轴透明(去除白内障、积血)。

○ 尽量减少伤眼修复产生的散光(细致合理的角巩膜缝合对位)。

　○ 尽早拆除角膜缝线,减少瘢痕、散光。

　○ 尽快恢复伤眼屈光力、矫正视力,包括人工晶状体植入、验光配镜。

　○ ≤8 岁儿童,对侧眼行部分时间遮盖。

◎ 儿童外伤眼组织及功能重建特点

　○ 软组织恢复快,缝合修复尽早进行,皮肤缝线必须尽早拆除以减少瘢痕,应向家长交代瘢痕可能会随面部发育而变宽、肥厚。

　○ 低龄儿童外伤后持续性上睑下垂可能会发展为弱视。

　○ 角膜伤口愈合速度比成人快,通常术后 4~6 周可拆线。

　○ 巩膜较薄、较软,缝合用 9-0 尼龙线即可。

　○ 预植入人工晶状体而保留的晶状体后囊中心应小部分切除,防止增殖混浊。

　○ 睫状体平坦部靠前,手术切口比成人眼更靠近角膜缘。

　○ PVR 发生率高且进行性发展,前节手术尽量不干扰玻璃体,必要时行前部玻璃体切除,后节玻璃体切除术要耐心细致,尽量切除干净,且避免医源性损伤及玻璃体残留而继发增殖和视网膜脱离。

　○ 眶骨富有弹性,易形成无错位的活门样骨折,易组织嵌顿,嵌塞肌肉易缺血坏死,引发眼心反射。

　○ 眶骨折快速愈合,需积极早期干预组织粘连等造成的眼球活动受限、复视,以防弱视及终身复视。

　○ 低龄儿童眼球缺失、眼眶骨折采用不可吸收固定片等会导致眼眶发育迟缓。

第四章
眼科常见急症

第一节 ┃ 眼附属器

1. 睑腺炎与睑板腺囊肿

【典型特征】

睑腺炎主要是睑板腺（内睑腺炎）、睫毛毛囊或其附属的皮脂腺（Zeis 腺）或变态汗腺（Moll 腺）（外睑腺炎）的急性化脓性感染，症状轻重不一，呈典型的红、肿、热、痛等急性炎症表现。而睑板腺囊肿是睑板腺特发性无菌性慢性肉芽肿性炎症，症状相对较轻。

【组织学特点】

◎ 外睑腺炎的炎症反应主要位于睫毛根部的睑缘处，疼痛剧烈。

◎ 内睑腺炎被局限于睑板腺内，肿胀比较局限，疼痛明显。

◎ 睑板腺囊肿为睑板腺导管阻塞导致的内源性肉芽肿反应，形成慢性增生性炎症结节，疼痛不明显。

◎ 眼睑血运丰富，抵抗力强，病情恢复快。

◎ 眼睑组织松弛，感染容易扩散形成蜂窝织炎，甚至进一步发展引起败血症或者海绵窦血栓而危及生命。

◎ 愈合时间：一般 2~3 天形成脓点破溃或自行吸收，1 周左右痊愈。

【就诊症状】

◎ 急性眼睑红肿或慢性结节样病灶；

◎ 眼睑局部压痛。

【临床体征】

◎ 眼睑皮肤局限结节性或相对弥漫红肿；

◎ 急性炎症眼睑疼痛明显；

◎ 可见对应睑缘睑板腺阻塞表现；

- 红肿结节可由黄白脓头形成；
- 对应睑结膜面可明显局限性充血；
- 重者可同侧耳前淋巴结肿大，伴有压痛；
- 反应性球结膜水肿。

【检查注意点】

- 必须查找有无其他眼睑病变。
- 轻触诊明确病灶范围、有无结节。
- 观察有无感染扩散的倾向。

【辅助检查要点】

严重者血常规检查可能白细胞增高。

【处置要点】

- 早期睑腺炎应给予局部热敷，每次 10~15 分钟，每日 3~4 次，感染扩散者禁止热敷。
- 每日滴用抗生素滴眼液 4~6 次。
- 反复发作及伴有全身反应者，可口服抗生素类药物。
- 当脓肿形成后，应及时切开排脓。
- 外睑腺炎的切口应在皮肤面，切口与睑缘平行。
- 脓肿较大，应当放置引流条。
- 内睑腺炎的切口常在睑结膜面，切口与睑缘垂直。
- 如果出现感染扩散，导致眼睑蜂窝织炎，甚至海绵窦脓毒血栓或败血症，应尽早全身使用足量抗生素，并对脓液或血液进行细菌培养或药敏试验，以选择更敏感的抗生素。
- 病灶局限后，局部超短波理疗可缩短疗程。
- 睑板腺囊肿激素局部注射谨慎使用。
- 中医和其他特色医疗采用中草药内服、外敷等治疗，也有不错的疗效。

【儿童注意事项】

◎ 儿童体弱、抵抗力差,病情变化快,应仔细观察是否有感染扩散。

◎ 有些儿童因疼痛不能配合检查,应小心检查,避免压迫病变造成感染扩散。

【老年注意事项】

◎ 老年人体弱、抵抗力差,睑腺炎愈合慢,病灶弥散、症状较重者,口服广谱抗生素预防感染扩散。

◎ 睑板腺囊肿长期不愈或反复发作需警惕睑板腺癌可能,切除后送病理活检。

> ⚠ **特别提示：**
>
> 当脓肿尚未局限及形成时不宜切开,更不能挤压排脓。

【叮嘱患者】

◎ 注意休息,避免劳累。

◎ 禁止用力挤压患处。

◎ 症状无缓解或加重,需及时复诊就医,及早发现感染扩散。

2. 接触性睑皮炎

【典型特征】

眼睑皮肤对某种致敏原过敏反应,睑皮出现红、肿、痒、烧灼感等,有的伴有丘疹、水疱甚至脓疱。在去除过敏因素后大多数能迅速消退,一般预后良好。

【组织学特点】

◎ 眼睑血运丰富,出现过敏后容易发红。

◎ 眼睑组织松弛,出现过敏后组织水肿,引起眼睑严重肿胀。

◎ 变态反应严重会出现皮肤水疱甚至脓疱。

【就诊症状】

◎ 眼睑红;

◎ 眼睑肿胀;

◎ 眼睑痒、灼烧感;

◎ 少数可有发热、畏寒、头痛、恶心等全身反应。

【临床体征】

◎ 眼睑红肿、皮肤发亮;

◎ 皮肤出现丘疹、水疱或脓疱;

◎ 皮炎可界线明显(与接触物一致)或弥漫(如气体、粉尘引起者);

◎ 有时睑结膜肥厚充血。

【检查注意点】

◎ 注意有无压痛,排除感染。

◎ 观察有无皮肤丘疹、水疱或脓疱。

【辅助检查要点】

皮肤斑贴试验等,查找接触致敏原。

【处置要点】

◎ 立即停止接触致敏原。

◎ 尽快清除皮肤残留刺激或毒性物质。

◎ 难以确认何种药物引起过敏时,可暂停所有药物。

◎ 应用生理盐水或 3% 硼酸溶液进行湿敷 2~3 天,渗液停止、肿胀消退后,改油膏或霜剂外涂。

◎ 滴用糖皮质激素滴眼液。

◎ 涂敷糖皮质激素眼膏。

◎ 症状严重者可口服抗组胺药物,如氯雷他定、西替利嗪等,给予维生素 C 口服,10% 葡萄糖酸钙静脉推注,也可系统使用糖皮质激素。

◎ 合并局部组织感染时,给予抗生素治疗。

◎ 人免疫球蛋白外敷治疗。

【儿童注意事项】

儿童皮肤娇嫩,病情发展快,尽快去除致敏因素。

【老年注意事项】

老年人机体反应慢,要注意防治感染。

⚠ 特别提示:

眼睑皮肤渗液停止后再涂敷糖皮质激素眼膏,但不宜包扎。

【叮嘱患者】

◎ 寻找可能的致敏原,避免再次接触。

◎ 不要抓挠患处,避免对眼睑皮肤造成进一步损害。

◎ 患处不宜热敷,避免日晒或热刺激。

◎ 湿敷时间不宜过长。

◎ 非点眼的皮肤用药膏涂抹眼睑皮肤时,防止入眼。

3. 急性上睑下垂

【典型特征】

单眼或双眼睁眼困难,平视前方上睑遮盖角膜上缘超 2mm,多为先天性。突发的上睑下垂主要是外伤性、神经源性、肌源性或机械性因素诱发,其中肌源性者以重症肌无力引起者多见。癌症也会引起双眼上睑突然下垂。幼儿影响视力发育者,应尽早治疗矫正。可参看第二章"上睑下垂"相关内容。

【病因及组织学特点】

◎ 肌源性,包括最常见的:

　　○ 先天性上睑下垂(上睑提肌发育不良或被纤维组织替代)。

　　○ 睑裂狭小综合征。

　　○ 重症肌无力(自身免疫疾病导致神经肌接头传递障碍)。

◎ 神经源性,各种原因导致支配上睑提肌的动眼神经和支配 Müller 肌的交感神经功能障碍,包括:

　　○ 动眼神经麻痹(脑血管病、颅内肿瘤、动脉瘤、基底脑膜炎、外伤、海绵窦疾病、动眼神经炎)。

　　○ Horner 综合征(交感神经损伤)。

　　○ 下颌 - 瞬目综合征(Marcus-Gunn 现象,支配上睑提肌的动眼神经与支配翼外肌的三叉神经纤维之间异常联系)。

* 神经损害常常不止局限于一处,常合并其他神经系统症状。

◎ 机械性:上睑本身因病变而增厚及重量增加和 / 或破坏上睑提肌所致,如睑板腺囊肿、皮样囊肿、神经纤维瘤、横纹肌肉瘤等。

◎ 腱膜性:先天性上睑提肌腱膜缺陷或产伤导致,具有良好的上睑提肌功能,下视时无眼睑迟滞。

◎ 假性上睑下垂:多种原因引起睑裂变小,而上睑及眼球活动正常。

【就诊症状】

◎ 单眼或双眼睁眼困难。

◎ 发病前可有感冒发热、外伤等全身疾病史。

◎ 重症肌无力症状有晨轻暮重的特点。

◎ Marcus-Gunn 者张嘴咀嚼时下垂的上睑突然提起比健侧还高。

◎ 可有其他神经损伤症状。

【临床体征】

◎ 上睑位置下垂遮盖瞳孔。

◎ 下垂眼视力低下，屈光不正或弱视。

◎ 肌无力患儿休息后会有好转，连续瞬目会加重。

◎ 动眼神经麻痹者还有斜视、视物重影。

◎ Horner 综合征者还有眼球内陷、颜面潮红、无汗、同侧瞳孔缩小等。

【检查注意点】

◎ 注意区别上睑下垂类型，详细询问病史，病症是否自幼存在，有无全身疾病、感冒发热、外伤史。

◎ 观察伴随的其他神经系统损伤。

◎ 注意是否合并眼球运动障碍、瞳孔缩小、颜面潮红等。

◎ 查找是否有角膜病变引起的眼睑痉挛。

【辅助检查要点】

◎ 新斯的明试验可以鉴别肌源性上睑下垂。

◎ 头颅和眼眶的影像学检查排查动眼神经核和通路上病变情况。

◎ 胸部 CT 检查明确有无胸腺瘤。

◎ 狂犬病早期可以有上睑下垂表现，应注意鉴别。

◎ 上睑提肌肌力测定：

嘱患者先向下看,压迫眉弓的同时向上看,上睑缘前后位置距离：

  ○ ≤5mm,肌力差；

  ○ 6~11mm,肌力中等；

  ○ ≥12mm,肌力良好。

【处置要点】

◎ 详细询问病史,区分先天性或是继发性。

◎ 对继发性下垂一定明确病因,针对原发疾病进行病因治疗或药物治疗,系统治疗半年以上无效再考虑手术。

◎ 维生素 B 类药物、能量合剂、活血化瘀中药和理疗。

◎ 先天性上睑下垂考虑择期手术(多在 2 岁以后),一般 8 岁以下或上睑提肌肌力 <3mm 者选择额肌手术,12 岁以上或上睑提肌肌力 ≥5mm 者选择上睑提肌缩短术。

◎ 如果肌无力及上睑下垂程度非进行性,也可行手术矫正。

【儿童注意事项】

◎ 询问病史、区分病因非常重要,先天性上睑下垂患儿,往往养成视物时仰头、蹙额、扬眉等习惯。

◎ 细心检查是否为眼睑痉挛引起的假性上睑下垂。

◎ 注意眼眶肿瘤的可能。

◎ 若上睑长期遮盖瞳孔,可引起弱视、近视、散光等,应尽早手术。

【老年注意事项】

◎ 老年人上睑提肌腱膜变薄、脆弱,可能因为揉眼损伤造成上睑下垂,可行手术修复。

◎ 高血压患者注意脑部出血或梗死。

⚠️ **特别提示：**

- 部分重症肌无力者双眼上睑下垂症状交替多变。
- 继发性上睑下垂大多在对症治疗后会有好转。
- 上睑下垂矫正术后睑裂闭合不全，防治暴露性角膜炎。
- 部分术后可复发上睑下垂。
- 有时病因查找比较困难，需要请神经科进行全面检查。

【叮嘱患者】

上睑下垂术后仍需定期复查和随诊，监测病情变化，防治并发症。

4. 眼睑痉挛

【典型特征】

特发性、不自主的阵发性眼睑抽搐痉挛或眨眼。多单侧，也可双眼起病。大多可自行缓解。

【组织学特点】

◎ 面神经支配眼睑轮匝肌，当其运动神经核兴奋性增高，可引起支配肌肉痉挛。

◎ 多数为神经系统的功能性疾病，确切发病机制不甚明了。

◎ 部分为面神经被血管或肿瘤压迫和脱髓鞘病变等引起。

【就诊症状】

◎ 单侧或双侧阵发性"眼皮跳"。

◎ 一般睡眠时无症状。

【临床体征】

不自主的眼轮匝肌痉挛性收缩。

【检查注意点】

◎ 排查眼表异物、角膜病变、干眼、眼睑炎、倒睫等。

◎ 必须检查眼球运动情况。

◎ 检查是否伴随颜面、四肢受累。

【辅助检查要点】

必要时颅脑 MRI 检查或眼眶 CT。

【处置要点】

◎ 治疗可查明的眼部刺激病因，如倒睫、眼表异物、角膜病变、干眼、眼睑炎等。

◎ 一般性眼睑痉挛有自限性，注意生活规律，不做特殊治疗。

◎ 痉挛频繁、无缓解，可尝试中医针灸治疗。

◎ 症状严重干扰生活者，可予眼周轮匝肌肉毒素注射封闭。

◎ 若为颅内面神经压迫性病变，请神经外科实施面神经减压术等，神经内科会诊给予镇静及肌松药物。

【儿童注意事项】

儿童排除抽动症、癫痫及心理因素。

【老年注意事项】

◎ 排除三叉神经痛引起的眼部刺激症状。

◎ 运动异常老年人需鉴别 Meige 综合征(肌张力失调)、帕金森病。

⚠ 特别提示：

◎ 睡眠或清醒时均可发作的半侧面肌痉挛，多为面神经颅内压迫或脑干平面损伤。

◎ 详细询问有无长期服用抗精神病药物史。

【叮嘱患者】

◎ 一般性眼睑痉挛，需注意休息，保持心情愉快，避免压力过大、熬夜。

◎ 避免烟酒、咖啡因等诱发因素。

◎ 病情顽固、无缓解或明显加重，应及时就诊，谨防颅内病变。

5. 眶周软组织炎症及眶蜂窝织炎

【典型特征】

眶蜂窝织炎是金黄色葡萄球菌、溶血性链球菌、流感嗜血杆菌等感染引起眶内软组织的急性炎症，发病急剧，严重者可波及海绵窦甚至危及生命。一般由眶周软组织感染性炎症向眶内蔓延而来，最常见来源于鼻窦及口腔，其次为来源于面部感染。另外眼眶异物滞留、眶内囊肿破裂、全身其他感染灶经血行播散等也可致眶蜂窝织炎。

【组织学特点】

◎ 眶周软组织松弛，容易水肿，如眼球筋膜囊积液、眼外肌肥厚。

◎ 眼眶静脉回流至海绵窦，并且没有静脉瓣，因此感染容易向颅内扩散。

◎ 炎性浸润和水肿填充视神经、眶内脂肪和眼外肌之间的间隙，使影像学上得组织界面消失。

◎ 眶内组织间隔较多，化脓腔可为多发，也可融合成一个较大的脓腔。

◎ 儿童通常由一种微生物感染引起，如肺炎链球菌、卡他莫拉菌和流感嗜血杆菌,可继发于上呼吸道感染。

◎ 通常和鼻窦炎直接相关,鼻窦感染、眼睑疖肿、龋齿、败血症、外伤及动物叮咬等是常见诱因。

◎ 最常见部位是筛窦感染,有时也包括上颌窦病变。

【 就诊症状 】

◎ 眼红;

◎ 眼痛;

◎ 视物模糊;

◎ 复视;

◎ 可伴发热;

◎ 恶心呕吐;

◎ 头痛;

◎ 烦躁不安、谵妄;

◎ 昏迷、惊厥。

【 临床体征 】

◎ 眼睑和眶周红肿;

◎ 眼睑和眶周触痛;

◎ 视力下降甚至完全丧失;

◎ 结膜充血、水肿;

◎ 睑裂闭合不全;

◎ 肿胀性上睑下垂,睁眼困难(眶前部炎症);

◎ 眼球突出(眶后部炎症);

◎ 眼球运动障碍;

◎ 眼球转动疼痛;

◎ 瞳孔对光反应减弱;

◎ 眼底视网膜静脉扩张,视网膜水肿、渗出。

【检查注意点】

◎ 血常规白细胞及 C 反应蛋白升高。

◎ 注意与横纹肌肉瘤、炎性假瘤、眶深部异物等鉴别。

◎ 必须查找口腔、鼻窦和面部可能的感染灶。

◎ 注意海绵窦血栓的可能。

◎ 观察患者意识、精神状况。

【辅助检查要点】

◎ 影像学检查可见眶内组织水肿,脓腔形成。

　○ 眼 B 超

　　● 眼球外无回声间隙,视神经断面呈 T 形征,脓肿表现为形状不规则、边界不整齐的无回声区。

　○ CT

　　● 炎症浸润区组织密度增高,边界不清,增强后病变明显不均匀强化。

　　● 眼睑与眼环增厚,眼外肌肥大,球后脂肪密度增高。

　　● 脓肿呈形状不规则局限低密度区,增强后不规则或环形强化,骨膜下呈梭形。

　○ MRI

　　● T_1WI 眶脂肪信号降低,脂肪抑制 T_2WI 炎性水肿区高信号,增强扫描强化不明显且不均匀。

　　● 眼外肌肿胀呈长 T_1(T_1WI 低信号)长 T_2(T_2WI 高信号)。

　　● 脓肿呈较长 T_1 较长 T_2 信号,DWI 脓液呈明显高信号有诊断特异性,增强后脓肿壁环形强化,中间液化区不强化。

　　● 余同 CT 表现。

- 观察海绵窦血栓情况。
- 发生在眼眶的有某些疾病如横纹肌肉瘤、Wegener 肉芽肿要注意鉴别。

【处置要点】

◎ 全身足量抗生素治疗。

◎ 细菌培养和药敏试验。

◎ 积极寻找感染源。

◎ 脱水剂降低眶内压。

◎ 抗生素眼药水、眼膏保护角膜。

◎ 炎症局限化脓后在超声引导下抽吸脓液或切开引流。

◎ 如疑有异物,需手术去除异物以清除感染。

◎ 视力下降和瞳孔异常往往提示眶尖部累及,需要积极治疗,避免眶尖综合征,以及压迫引起的永久视力丧失、脑脓肿形成,甚至死亡。

◎ 并发海绵窦炎症,请神经科协助抢救。

【儿童注意事项】

◎ 区分病因,注意与蚊虫叮咬后及其他变态反应性眼睑肿胀相鉴别。

◎ 婴幼儿蜂窝织炎一定注意全身状态,全身联合用药。

◎ 如患儿有全身中毒症状,警惕坏死性筋膜炎,此感染在软组织中扩散迅速,致死率高。

◎ 幼儿或新生儿静脉用抗生素的同时,一定要密切观察病情。

【老年注意事项】

◎ 抵抗力差,病情发展相对慢。

◎ 肾功能差注意抗生素的肾毒性问题。

⚠ 特别提示：

◎ 对于引起眼球运动受限、眼球突出的脓肿一定要及时切开引流。

◎ 不可压迫患处，以防感染进入颅内。

【叮嘱患者】

◎ 尽快进行抗感染治疗。

◎ 脓腔形成后及时引流。

6. 急性泪囊炎

【典型特征】

急性泪囊炎是金黄色葡萄球菌、溶血性链球菌或流行性感冒嗜血杆菌感染引起泪囊的急性炎症，大多在慢性泪囊炎的基础上发生。发病急，如果能及时控制感染，预后大多良好，但个别可引起眶蜂窝织炎。

【组织学特点】

◎ 慢性泪囊炎导致泪液排出障碍，感染不能及时引流，向周围组织扩散。

◎ 脓肿可向皮肤面破溃形成泪囊瘘管。

【就诊症状】

◎ 泪囊区肿痛；

◎ 溢泪；

◎ 可伴发热。

【临床体征】

◎ 泪囊区肿胀；

◎ 泪囊区压痛；

◎ 压迫泪囊区可有分泌物从泪小点溢出；

◎ 局部结膜充血、水肿；

◎ 脓肿穿破可形成泪囊瘘管。

【检查注意点】

◎ 必须检查泪道是否通畅。

◎ 注意和内眦部蜂窝织炎进行区别。

【处置要点】

◎ 全身足量抗生素治疗。

◎ 细菌培养和药敏试验。

◎ 抗生素眼药水点眼。

◎ 炎症局限化脓后在超声引导下抽吸脓液或切开引流。

◎ 局部热敷。

◎ 发展成为眶蜂窝织炎，及时给予治疗。

◎ 后期可经鼻引流。

◎ 鼻内镜下鼻腔泪囊吻合术治疗急性泪囊炎逐渐成为一种趋势。

【儿童注意事项】

儿童病情发展快，及时使用抗生素治疗，适时切开引流。

【老年注意事项】

感染控制后可行鼻腔泪囊吻合术。

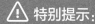 特别提示：

急性感染期严禁泪道探通和冲洗。

【叮嘱患者】

◎ 尽快进行抗感染治疗。

◎ 脓腔形成后及时引流。

7. 新生儿泪囊炎

【典型特征】

　　患儿出生后不久即发现患眼溢泪、内眦分泌物增多等症状,多因鼻泪管下端薄层黏膜退化异常导致阻塞、继发感染所致。有较高比率的自愈机会,早期宜药物和物理保守治疗,依病情谨慎手术。

【组织学特点】

◎ 鼻泪管管道系统发育形成较晚,下端(Hasner 瓣膜)胚胎残膜没有退化而造成阻塞,大多数在出生后几个月自行开放。

◎ 鼻泪管不通畅,泪液和细菌潴留在泪囊,无法排入鼻腔。

◎ 泪小管、泪囊、鼻泪管的内层黏膜存在杯状细胞,潴留物对黏膜的刺激和炎症反应,可产生黏液或脓性黏液。

【就诊症状】

◎ 出生不久后溢泪,或总呈"眼泪汪汪"外观。

◎ 内眦部黏(脓)性分泌物,清晨或睡后更重。

◎ 部分可见鼻根部红肿隆起。

◎ 部分内眦皮肤出现湿疹。

【临床体征】

◎ 结膜囊黏(脓)性分泌物,压迫泪囊区可溢出。

◎ 部分泪囊区红肿硬结。

◎ 眼睑湿疹样改变。

【检查注意点】

◎ 检查是否有上下泪点、内眦、睑缘等发育异常。

◎ 排除其他引起流泪及分泌物增多的原因,如倒睫、角结膜炎、先天性青光眼及其他感染等。

【辅助检查要点】

指压泪囊区可见黏液或者脓性分泌物从泪点溢出。

【处置要点】

◎ 注意新生儿眼睑卫生,及时清理眼表结膜囊分泌物。

◎ 泪囊区按摩每天 2~3 次,以期用流体静力压冲开鼻泪管的阻塞。

* 具体操作:用手指适力加压泪囊并沿鼻泪管向下方嘴部方向滑动。

◎ 依据病情给予妥布霉素等抗生素眼液点眼,治疗或预防继发感染。

◎ 注意患儿全身状态,必要时行内科会诊控制炎症发展。

◎ 患儿满月后病情无缓解,定期进行泪道冲洗。

◎ 如上述方法无效,患儿 6 个月左右可考虑行泪道探通。

◎ 探通无效的患儿考虑泪道插管或者鼻腔泪囊吻合术。

◎ 泪道手术前行泪道 CT 造影,明确有无泪道骨性狭窄或闭锁。

⚠ 特别提示:

◎ 宣教患儿家长泪囊按摩手法,给予操作示范。

◎ 泪囊炎长期无法缓解或加重,警惕角膜炎等并发症。

◎ 婴幼儿泪道冲洗需要合适直径探针,严禁成人用普通针头操作,避免产生假道;避免大量冲洗造成误吸。

◎ 泪道探通需要选择合适的麻醉制动方式。

◎ 1 岁以内自愈率很高,慎行手术。

【叮嘱患儿家长】

◎ 定期进行泪道冲洗和按摩。

◎ 泪囊按摩切忌"暴力施压",操作前应修剪指甲防止患儿皮肤损伤。

◎ 注意患儿全身状态,避免引起继发感染。

8. 急性泪腺炎

【典型特征】

急性泪腺炎临床上较少见,主要见于儿童和青年,一般单侧发病,多为细菌、病毒感染所致,以金黄色葡萄球菌或淋病双球菌常见,常并发于麻疹、流行性腮腺炎和流行性感冒。预后一般良好,可能发生泪腺萎缩,造成感染。

【组织学特点】

◎ 泪腺位于深处,导管下行,一般不易发生上行性感染。

◎ 肿胀的泪腺从穹窿部突出,上睑外侧部肿胀。

◎ 泪腺管被渗出物和分泌物阻塞,形成囊肿。

◎ 继发感染来源可能有:

  ○ 外伤引起的化脓、坏死。

  ○ 面部丹毒、睑板腺炎、睑腺炎、结膜炎、眶蜂窝织炎直接扩散。

  ○ 扁桃腺炎、中耳炎、牙龈炎、肾盂肾炎等化脓病灶转移。

  ○ 化脓性疖肿、肺炎、肠炎等全身传播感染。

【就诊症状】

◎ 眼眶外上部肿痛;

◎ 眼球运动疼痛;

◎ 可伴发热。

【临床体征】

◎ 眼眶外上肿胀;

◎ 泪腺区压痛；

◎ 眼睑边缘呈 S 形；

◎ 局部结膜充血、水肿；

◎ 上眼睑下垂；

◎ 眼球上转和外展受限；

◎ 发热；

◎ 上穹窿脓点；

◎ 耳前淋巴结肿大；

◎ 类似眶蜂窝织炎表现；

◎ 脓肿穿破可形成瘘管。

【检查注意点】

◎ 必须检查穹窿部泪腺情况。

◎ 注意和眶蜂窝织炎、泪腺肿瘤进行区别：

　　○ 蜂窝织炎临床症状重，病程短而急，且可有眶骨结构破坏。

　　○ 泪腺肿瘤均呈结节状软组织肿块，可致泪窝扩大，眶骨变形或不规则骨质破坏。

【辅助检查要点】

◎ CT 泪腺弥漫增大，增强扫描可有强化，一般无眶骨的压迫或破坏。

◎ MRI 泪腺弥漫肿大，与眼外肌相比，T_1WI 呈等信号或略低信号，T_2WI 呈等或高信号。

【处置要点】

◎ 全身足量抗生素或抗病毒药物治疗。

◎ 细菌培养和药敏试验。

◎ 激素治疗。

◎ 局部热敷。

◎ 炎症局限化脓后在切开引流。

◎ 睑部泪腺脓肿可通过结膜切开。

◎ 眶部泪腺脓肿则可通过皮肤切开排脓。

【儿童注意事项】

主要是儿童发病,及时使用抗生素治疗,适时切开引流。

⚠ 特别提示:

◎ 急性感染期严禁挤压。

◎ 化脓者引流不畅,可颅内感染,引起海绵窦栓塞或基底脑膜炎。

◎ 炎症导致腺体组织萎缩,泪液分泌减少,重者可有干眼并发的角结膜炎。

9. 炎性假瘤

【典型特征】

多发于成年男性泪腺的慢性非特异性增殖性病变,发病原因复杂,因症状和体征类似肿瘤,故称之为炎性假瘤。多单眼急性炎症样起病,经激素抗炎治疗可消退,但易反复发作。病变的组织类型与疗效关系密切。

【组织学特点】

◎ 炎性假瘤病理上属眼眶淋巴组织增生性病变,组织学分型分为淋巴细胞浸润型、纤维组织增生型和混合型。

◎ 按病变主要侵犯的部位可分为:肌炎、泪腺炎、视神经周围炎、弥漫性眼眶炎症、眼眶炎性肿块。

◎ 不同类型的炎性假瘤其临床表现有差异,病变累及的部位不同,临床表现也不尽相同。

◎ 眼眶炎性假瘤的临床表现有较大的差异。

◎ 具有炎症和占位效应的共同特征。

【就诊症状】

◎ 眼(眶)痛;

◎ 复视;

◎ 视力减退;

【临床体征】

◎ 眼球突出;

◎ 眼球运动受限;

◎ 眼睑及结膜水肿、充血;

◎ 眼眶可扪及表面不平或结节状硬性肿物,可有触痛;

◎ 视乳头水肿或视盘水肿甚或萎缩,视网膜静脉扩张或炎性表现。

【检查注意点】

◎ 必须检查眼球运动情况;

◎ 注意突眼情况。

【辅助检查要点】

◎ X 线:早期眼眶无明显改变;累及眶骨者示骨质吸收或硬化增生、眼眶轮廓饱满或轻度扩大。

◎ CT:无特异性表现,对骨质显示较好,MRI 可较好显示眶内结构及组织病变情况。

◎ 眼眶影像学检查见形状不规则、边界不圆滑、不均质软组织块影或占据眶内一部分。

　　○ 眶隔前炎型：眼睑组织肿胀增厚。

　　○ 巩膜周围炎型：眼球壁增厚。

　　○ 泪腺炎型：泪腺肿大。

　　○ 肿块型：眶内软组织肿块，边界清，轻中度强化。

　　○ 肌炎型：眼外肌肌腹及肌腱同时增粗（不同于 Graves 眼病仅肌腹肿大），上、内直肌多见。

　　○ 视神经束膜炎型：视神经增粗，边缘模糊。

　　○ 弥漫型：范围弥漫，视神经和眼外肌增粗，眼环增厚，泪腺增大，球后脂肪密度增高；眶内结构边界不清，呈"冰冻眼眶"。

◎ MRI：炎性浸润期 T_1WI 低信号，T_2WI 高信号；纤维化期均呈低信号，增强后中度至明显强化。

【处置要点】

◎ 糖皮质激素等抗炎药物治疗，辅以抗生素。

◎ 糖皮质激素治疗不佳或减量后复发，或长期应用糖皮质激素有全身并发症者可考虑放射治疗。

◎ 药物及放射治疗均效果不佳，或诊断难确定、眼球突出严重，可试行手术部分或全部切除，术后继续用糖皮质激素治疗。

⚠ 特别提示：

炎性假瘤表现多样，需要仔细甄别。

【叮嘱患者】

◎ 激素治疗要考虑到激素的副作用。

◎ 过早停药容易复发。

第二节 | 眼前节

1. 急性结膜炎

【典型特征】

急性起病的微生物感染性、变态反应性、物化损伤性结膜炎症。单或双侧眼红、痛或痒，眼睑水肿，异物感，或伴大量黏液性和/或脓性分泌物。根据不同病因选择用药。大多2周自限痊愈，少数治病微生物毒力强、治疗延误或体弱者可继发角膜炎、结膜坏死等。

【组织学特点与发病特征】

◎ 结膜是富含免疫成分的透明血管膜，炎症以炎症细胞浸润、渗出、血管扩张和水肿为主要特征。

◎ 结膜对炎性应答的形态学变化包括：乳头、滤泡、膜/假膜、瘢痕和肉芽肿。

◎ 乳头为结膜上皮增生的点状突起，中心有纤维血管于顶端轮辐状散开，多为细菌、衣原体引起。

◎ 滤泡为淋巴细胞聚积形成的圆形隆起，血管环绕其基底部，多为病毒、包涵体及变态反应引起，正常儿童内外侧睑结膜亦可见少量滤泡。

◎ 包涵体性结膜炎滤泡在疾病第2~3周才发育成熟，呈乳白色，比病毒性滤泡大。

◎ 1个月内新生儿表现为乳头性结膜炎，因为出生后6~8周婴儿才有滤泡反应能力。

◎ 假膜为脱落的结膜上皮细胞、白细胞、病原体和纤维蛋白渗出物凝结而成，去除后结膜上皮保持完整，如腺病毒。

若与结膜上皮组织紧密黏附而剥离时出血，为真膜，如白喉杆菌。

◎ IgE介导的I型速发性过敏反应也可使球结膜急剧充血水肿，在抗原刺激后 6~12 小时发生,48~72 小时到达高峰;组胺、神经肽、P 物质刺激神经末梢致痒。

◎ 致病原因与急性病程

　○ 超急性细菌性结膜炎——淋球菌接触性、脑膜炎球菌血源性感染

　　潜伏期:新生儿 2~5 天("脓漏眼");

　　　　　　成人 0.5~3 天。

　○ 急性细菌性结膜炎——肺炎双球菌、流感嗜血杆菌Ⅲ型(儿童)感染

　　潜伏期:3~4 天。

　○ 流行性出血性结膜炎(AHC)——肠道病毒 70 型感染

　　潜伏期:18~48 小时,数小时达高峰,病程 <1 周。

　○ 流行性角结膜炎(EKC)——腺病毒 8、19、29、37 型感染

　　潜伏期:5~7 天,数日达高峰,病程 2~3 周。

【就诊症状】

◎ 眼红;

◎ 畏光、流泪等刺激性症状;

◎ 早期眼水性或浆液性分泌物增多,晚期为黏性或脓性,睡后或晨起明显;

◎ 眼睑红肿;

◎ 眼痛或眼部剧痒;

◎ 部分合并发热、上呼吸道感染症状;

◎ 部分可有眼周小水疱病变。

【临床体征】

◎ 睑 / 球结膜充血、水肿;

◎ 结膜囊大量水性、黏液性或脓性分泌物；

◎ 可有结膜出血；

◎ 可有结膜假膜形成；

◎ 可有咽炎；

◎ 可有耳前淋巴结肿大、压痛（病毒性）。

【检查注意点】

◎ 注意区别分泌物性质：

    ○ 黄色黏脓性多为细菌性或沙眼衣原体性。

    ○ 白色或浆液拉丝性多为病毒性。

    ○ 黏稠丝状多为过敏性。

◎ 角膜有无上皮下浸润、角膜缘血管翳或浅层点状上皮型角膜炎。

◎ 眼睑水肿程度、有无视力受累。

【辅助检查要点】

◎ 分泌物涂片、刮片，细胞学检查：

    ○ 细菌性——多形核白细胞。

    ○ 病毒性——单核细胞、淋巴细胞。

    ○ 过敏性——嗜酸性 + 嗜碱性。

    ○ 衣原体性——中性粒 + 淋巴细胞。

◎ 细菌学检查：分泌物涂片、分离培养、药敏试验。

◎ 病毒分离及其抗原检测。

【处置要点】

◎ 详细询问病史、体征检查，区分细菌、病毒、过敏或蚊虫叮咬。

◎ 有大量分泌物者可用生理盐水或 3% 硼酸液冲洗结膜囊。

◎ 细菌性结膜炎局部广谱抗生素眼液点眼。

◎ 急性重症细菌性结膜炎(如淋球菌、绿脓等),合并其他组织器官或系统感染症状者,全身应用抗生素。

◎ 疑为病毒性结膜炎局部应用阿昔洛韦或更昔洛韦眼药,重者结合全身情况可系统用抗病毒药物。

◎ 疑似真菌可用那他霉素或氟胞嘧啶眼液频繁点眼。

◎ 有上皮下浸润或是假膜形成时可以适量使用皮质激素滴眼液,1周后逐渐减量,病毒性、真菌性结膜炎慎用。

◎ 如有假膜形成可定期剥离,避免睑球粘连。

◎ 根据病情选用抗过敏药物:抗组胺药(如依美斯丁),肥大细胞稳定剂(如色甘酸钠),变态反应拮抗剂(如盐酸奥洛他定)。

可选择联合使用:非甾体抗炎药、血管收缩剂(肾上腺素)。

病情重者可加用:糖皮质激素眼液或免疫抑制剂(如 0.05% 环孢素眼液、0.1% 他克莫司眼液)。

【儿童注意事项】

◎ 2 岁以下需排查有无鼻泪管阻塞。

◎ 部分患儿血常规检查在一定程度上可以鉴别过敏、细菌或是病毒感染。

◎ 新生儿淋球菌性结膜炎一般在出生后 2~5 天发病,延误诊治可发生角膜溃疡穿孔,需警惕。

◎ 新生儿包涵体性结膜炎自限,但不治疗会形成微血管翳和睑结膜瘢痕。

◎ 新生儿假膜性结膜炎一定要定期进行假膜清除,避免后期睑球粘连形成。

◎ 儿童急性结膜炎很多和全身症状有关,注意患儿全身状态。

特别提示：

◎ 急性期切勿包扎患眼。

◎ 感染性结膜炎注意隔离。

◎ 急性结膜炎的诊治依靠临床症状和体征,病原微生物实验室培养仅限于特殊或难治病例。

◎ 区分病因,不同原因采取不同的治疗方法。

◎ 注意结膜炎后角膜的迟发型超敏反应,表现为灰白色圆形、融合型局灶角膜上皮炎,可用糖皮质激素。

◎ 急性期分泌物较多时,避免使用眼膏,其使结膜囊内温度高、细菌生长繁殖快、分泌物不易排出眼外,加重病情。

◎ 医师本人检查完患者必须彻底洗手和消毒所用器械。

【叮嘱患者或患儿家长】

◎ 及时清理眼部分泌物,重者可用生理盐水局部冲洗,避免擦拭物反复使用传播及加重感染。

◎ 单眼起病者,注意手及接触物清洁,防止累及对侧眼和他人。

◎ 患者应适当隔离,避免公共拥挤场所或游泳池活动。

◎ 注意家属的个人卫生,避免交叉感染。

◎ 分泌物较多,不宜包封患眼。

◎ 肿胀眼睑可局部冷敷,禁止热敷。

◎ 炎症期间勿戴角膜接触镜。

2. 浅层点状角膜病变

【典型特征】

浅层点状角膜病变(SPK)为一种常见的非特异的角膜上皮点状缺损性炎症,与多种因素相关。预后好,但易复发。

【组织学特点】

◎ 病因包括:

○ 炎症:睑缘炎、结膜炎。

○ 干眼:干眼、暴露性角膜炎。

○ 机械刺激:倒睫 / 双行睫、睑内 / 外翻、睑结膜异物。

○ 外伤:机械性眼外伤、轻度化学伤、紫外线 / 光照 / 热损伤。

○ 眼药毒性作用:药物本身及防腐剂。

○ 神经营养性角膜炎。

○ 角膜接触镜相关疾病。

◎ 病变累及角膜上皮、上皮基底膜、前弹力层及邻近的浅层基质。

◎ 点状炎症、点状上皮糜烂和点状上皮下浸润可单独或混合存在。

【就诊症状】

◎ 异物感;

◎ 畏光;

◎ 轻度视力下降;

◎ 也可无明显症状。

【临床体征】

◎ 角膜上皮点状缺损或点状灰白混浊,重者可融合。

◎ 角膜上皮内散发圆形细小结节状、油滴或空泡状混浊,多在视轴区。

◎ 浅基质层灰白点状浸润,呈星芒状。

◎ 双眼瞳孔区角膜上皮灰白颗粒状突起(Thygeson SPK)。

【检查注意点】

◎ 查找相关病因。

◎ 角膜接触镜配戴者需检查所配戴镜片。

【辅助检查要点】

◎ 荧光素钠染色：角膜上皮点状着染，并评估泪膜、睑缘等情况。

◎ 若上皮病变已愈合，则荧光素不着染。

【处置要点】

◎ 针对病因进行治疗，停戴角膜接触镜。

◎ 急性期短程应用低浓度糖皮质激素眼液，如氟米龙，每日2~4次。

◎ 眼局部点用无防腐剂人工泪液，夜间滴眼用凝胶。

◎ 眼局部应用促角膜上皮修复生长因子类眼药。

◎ 重者配戴治疗用角膜绷带镜，其间加用抗生素眼液防感染。

◎ 可用睫状肌麻痹剂缓解眼部疼痛和畏光症状。

【叮嘱患者】

病情完全恢复后，屈光不正者尽量不要配戴角膜接触镜，若配戴需正确保存、摘戴并定期更换镜片，出现不适症状立即停戴并复诊。

3. 复发性角膜上皮糜烂

【典型特征】

一类以反复发作、突发性、角膜上皮损害而眼刺激症状为主要表现的综合征。原发性角膜上皮糜烂（RCE）多因角膜营养不良或变性等引起，也可继发于角膜上皮擦伤、化学伤、角膜屈光或移植手术、白内障手术、局部组织或全身病（如干眼、MGD、三叉神经麻痹、糖尿病等）。本病预后好，但顽固性复发。

【组织学特点】

◎ 角膜上皮基底膜和 Bowman 层黏附障碍，可能源于浅基质持续炎症和角膜上皮基底膜粘连复合体异常等。

◎ 角膜上皮细胞再生需 1 周左右,但其下组织形成稳定附着需 8 周左右才能完成,故此期间易造成角膜上皮反复糜烂。

◎ 根据损伤组织层次可分为:

Ⅰ型　仅有上皮缺损和基底膜损害。

Ⅱ型　损伤累及前弹力层或基质浅层。

◎ 睡眠时泪液低渗导致角膜上皮水肿,快速动眼对角膜上皮产生撕扯力,可能为晨醒、夜间发病的原因。

【就诊症状】

◎ 早晨醒时或夜间睡眠时突然发作;

◎ 眼痛;

◎ 异物感;

◎ 畏光;

◎ 流泪;

◎ 眼睑痉挛;

◎ 视力模糊。

【临床体征】

◎ 角膜上皮缺损或不完全剥脱,形态不规则。

◎ 可伴有基质层混浊。

◎ 愈合后期可见上皮愈合线。

【检查注意点】

询查眼外伤、手术史、眼部病史、家族史与系统疾病,如角膜营养不良、干眼、倒睫、MGD、接触镜配戴史等。

【辅助检查要点】

角膜缺损区域荧光素着染。

【处置要点】

◎ 角膜上皮缺损较大者可加压包扎或戴治疗性角膜绷带镜,绷带镜使用期间加用抗生素滴眼液,直至角膜上皮贴附良好。

◎ 角膜上皮皱褶或贴附不牢固导致愈合不良,给予角膜上皮病灶清创术。

◎ 高渗滴眼液点眼,如 5% 氯化钠或 40% 葡萄糖。

◎ 角膜上皮完全愈合后点无防腐剂人工泪液、促角膜上皮修复的眼用凝胶。

◎ 广谱抗生素眼药防治感染。

◎ 低浓度糖皮质激素短期使用,利于消肿、组织修复,如氟米龙,每日 2 次。

◎ 准分子激光切削浅层角膜基质或金刚刷抛光角膜前弹力层,利于病灶修复。

⚠ **特别提示:**

◎ 急性期切勿包扎患眼;眼局部禁点表麻药物。

◎ 角膜绷带镜镜片欠平滑或有蛋白沉淀时,需更换镜片。

【叮嘱患者】

◎ 角膜绷带镜勿擅自提前或延迟摘取,需定期复查,遵医嘱。

◎ 反复发作患者,人工泪液、促眼表组织修复眼用凝胶等可连续使用 3~6 个月。

4. 感染性角膜炎

【典型特征】

由外源性或内源性细菌、病毒、真 / 霉菌、阿米巴等感染,引起眼红、眼痛 / 痒、畏光流泪、视力减退或分泌物增多等症状的角膜炎性病变,病程及临床表现各异。需针对病因、抗敏感微生物药物积极治疗,延误者可造成严重后遗症。

【组织学特点】

◎ 角膜感觉神经末梢丰富,任何微小刺激、损伤或炎症皆能引起疼痛、流泪等刺激症状。

◎ 角膜上皮再生能力强,损伤可痊愈;而前弹力层及实质层不可再生,缺损后形成溃疡或瘢痕修复,视轴上的病灶对视力影响大。

◎ 角膜中央无血管透明区域免疫赦免,所以感染性炎症多发生于角膜中央区。

◎ 角膜缘富含血管和淋巴管,所以免疫性病变多于角膜周边区,如泡性角膜炎、春季或急性卡他性角膜炎、药物引起的迟发型超敏反应。

◎ 微生物毒素、蛋白分解酶、免疫反应等使角膜胶原溶解形成浅沟,向深部发展时,组织坏死脱落,形成溃疡。

◎ 铜绿假单胞菌、肺炎球菌(匐行性)、淋球菌等毒力强,使角膜基质溶解,症状剧烈,可迅速造成角膜溃疡及穿孔。

◎ 病毒多沿三叉神经纤维分布,故角膜浸润可表现为树枝状、地图状,而细菌性结膜炎早期为“菌落式”的点片分布。

◎ 真菌发病缓慢,菌丝繁殖、纵深生长能力强,难根除,易反复发作,伸向四周形成伪足。感染区周围可有卫星病灶、免疫环,角膜内皮面有圆形块状内皮斑(炎症细胞附着于水肿粗糙内皮面)。

◎ 棘阿米巴黏附于角膜上皮,且对神经细胞有强烈的趋化效应,引起角膜神经炎;滋养体介导病理反应破坏上皮细胞、释放多种蛋白酶破坏角膜基质层;其形成包囊可长期存活于人体组织。

◎ 微生物毒素如侵入前房,可诱发前房积脓。

◎ 角膜溃疡特点

○ 葡萄球菌——圆形或椭圆形界线清楚、灰白色基质浸润,小范围周边上皮水肿,严重时成稠厚的基质脓肿。

○ 链球菌——脓性浸润,常伴严重的前房反应及积脓。

○ 肺炎球菌——椭圆形、带匐行性边缘、中央基质较深的溃疡，常伴前房积脓。

○ 铜绿假单胞菌（G⁻）——蛋白分解酶致角膜弥漫性浸润迅速扩展、液化性坏死，溃疡面凹陷，表面有透明黏液样分泌物，严重前房积脓，数天全层坏死穿孔。

○ 真菌性——基质灰白浸润干燥而粗糙，呈舌苔或牙膏样坏死，表面微隆起，边界清，周边伪足、卫星灶，与细菌性溃疡相比，浸润灶范围往往超过上皮缺损区域，重者上皮缺损伴基质变薄，且前房脓液较黏稠，不易随头位移动。

○ 病毒性——呈树枝状、地图状，边界不清，表面污秽，水肿明显，浸润次之，少有前房积脓。

○ 棘阿米巴原虫——早期假树枝状或点状上皮混浊，角膜上皮下放射状神经炎，晚期（3~8周）基质环状混浊，常伴前房积脓。

○ 长期使用糖皮质激素——浸润灶可呈结晶状。

◎ 基质性角膜炎，为抗原抗体或抗原补体反应，角膜基质内弥漫炎性浸润但无溃疡性缺损，多见于病毒、结核分枝杆菌、梅毒螺旋体、麻风杆菌等。

◎ 人是单纯疱疹病毒（HSV-1）唯一天然宿主，密切接触易传染，且HSV-1为嗜神经病毒，可潜伏于三叉神经节和角膜内，造成复发感染，根据累及角膜深度分为：

○ 上皮型——点状、树枝状、地图状角膜炎。

○ 基质型——浅中基质型；

深基质型（包括盘状角膜炎和基质坏死型）。

○ 内皮型——线状、弥漫型内皮炎。

【就诊症状】

◎ 视力减退；

◎ 眼红；

◎ 眼痛、眼睑痉挛；

◎ 畏光、流泪等刺激症状；

◎ 异物感；

◎ 春季角结膜炎可以奇痒。

【临床体征】

◎ 角膜上皮粗糙或缺失，荧光素着染。

◎ 角膜基质灰白色浸润混浊。

◎ 可有角膜水肿、后弹力层皱褶。

◎ 睫状充血或混合充血。

◎ 前房反应或积脓。

◎ 真菌性角膜炎外观干燥而少光泽，稍隆起，可有白色"苔垢"。

◎ 泡性角结膜炎可见球结膜粉红色淋巴泡性改变从角膜缘侵入角膜。

◎ 丝状角膜炎角膜上皮部分剥脱，一端游离呈卷丝状。

◎ 变态反应性角结膜炎，角膜缘可出现小淋巴滤泡。

◎ 角膜新生血管。

【检查注意点】

◎ 详细查询眼部病史，如干眼、倒睫、泪道阻塞、慢性泪囊炎、PRK手术、接触镜配戴史等。

全身因素：有无外伤史、过敏史及全身疾病（特别是自身免疫性、营养不良、慢性消耗性疾病）。

* 外伤、污染的眼药水、角膜接触镜等为铜绿假单胞菌、棘阿米巴感染的常见途径。

* 植物性外伤史，沾染泥土，指甲划伤，长期使用角膜接触镜，长期使用激素或广谱抗生素、免疫抑制剂，糖尿病等为真菌常见感染途径。

◎ 婴幼儿注意询问其父母有无传染病史。

◎ 注意区别角膜受累的程度、病变位置、大小、形态、颜色特点、深度。

◎ 注意溃疡灶表面及结膜囊分泌物的性状。

◎ 注意角膜知觉有无下降。

◎ 注意有无睑缘炎、倒睫、结膜炎、睑裂闭合不全等异常。

◎ 注意前房反应。

【辅助检查要点】

◎ 可行角膜荧光素染色。

◎ 必要时角膜病灶刮片,去除表面坏死组织,需刮取角膜溃疡边缘深部组织,注意避免交叉感染,行涂片染色、病原微生物培养及药敏试验。

◎ 进展性角膜溃疡反复培养阴性者,可行角膜病变组织活检。

◎ 角膜共聚焦显微镜无创,可有效诊断真菌性(菌丝)和棘阿米巴角膜炎(滋养体、包囊)。

◎ 前节 OCT 检查。

【处置要点】

◎ 治疗原则

去除病因,控制感染,增强抵抗力,促进愈合,减少瘢痕。

详细询问病史,仔细鉴别炎症类型;病情严重者需要联合全身治疗;必要时需清创去除角膜组织病原微生物。

◎ 去除明确病因,如倒睫、睑缘炎、眼表异物及局部或全身感染性疾病。

◎ 细菌性角膜炎

○ 早期足量使用广谱抗生素,待药敏检查结果调整用药。

○ 首选广谱抗菌药如妥布霉素、氟喹诺酮类滴眼液频点,急性期第 1~3 小时内每 5~15 分钟 1 次,之后每 30~60 分钟 1 次点眼,好转后依据病情减少频次。

○ 铜绿假单胞菌需立即庆大霉素静脉用药或眼局部冲洗点眼。

○ 敏感菌抗生素选择可参见第六章"抗菌药"相关内容,致病菌不明重度者若需全身用药,氟喹诺酮或氨基苷类＋头孢类联合用药。

○ 不能排除病毒、真菌、阿米巴感染时,可联合使用相应药物。

○ 病灶清创,用 5% 碘酊烧灼创面。

◎ 病毒性角膜炎

○ 0.1% 阿昔洛韦或 0.1%~0.15% 更昔洛韦眼药局部点眼,每日4~6 次,可参见第六章"抗病毒药"相关内容。

○ 重者可同时全身用药,阿昔洛韦 200~400mg 口服,每日 5 次,1~2 周,或 5mg/kg,缓慢静滴 1 小时,每日 3 次,1~2 周;阿昔洛韦效果不佳或易反复发作者,更昔洛韦 0.5~1.0g 口服,每日 3次,连续 2~4 周。

○ 糖皮质激素眼药(如 1% 泼尼松龙、0.5% 氯替泼诺、0.1% 氟米龙滴眼液)仅可用于深层炎症而无溃疡者(同时联合高效抗病毒药),而上皮或角膜浅层炎症禁用。

○ 炎症完全消失后,抗病毒和激素眼液点眼每日 1~2 次,维持3~4 周,以防复发。

◎ 真菌性角膜炎

○ 抗真菌药不易透过眼组织,应频繁点眼:

如 5% 那他霉素(丝状真菌)或 0.15% 两性霉素 B 眼液(念珠菌属)或 1% 伏立康唑点眼,每 1~2 小时 1 次,4~6 周内逐渐减量。

＊ 角膜上皮完整,使用抗真菌滴眼液效果不显著时,可刮除角膜上皮。

○ 重者联合使用全身抗真菌药物,通常用于角膜深层真菌感染或者可疑真菌性眼内炎。如氟康唑 200~400mg 口服的负荷剂量,然后 100~200mg 口服,每日 1 次,或伏立康唑 200mg 口服,每日 2 次。

○ 忌用糖皮质激素。

◎ 棘阿米巴角膜炎

○ 早期、足量、长期、联合用药：

抗生素类(甲硝唑、新霉素)＋抗霉菌药物(氟康唑)＋消毒杀菌剂(聚亚己基双胍,PHMA)联合用药,眼药点眼,每小时 1 次,3 日,然后逐渐减量。

伊曲康唑,首次负荷剂量为 400mg 口服,然后逐渐减量至每日 100~200mg。酮康唑每日 200mg 口服,或者伏立康唑 200mg 口服,每日 1~2 次。

○ 早期角膜病灶清创,利于药物渗透。

○ 感染及炎症消退后,还需持续用药 3 个月,用药共需 6~12 个月。

◎ 糖皮质激素应在感染控制后使用,并密切观察角膜病变进展：

表层点状角膜炎、泡性角结膜炎、角膜缘浸润和角膜缘血管对低剂量糖皮质激素(如氟米龙、氯替泼诺)局部点眼效果好。

糖皮质激素继发青光眼、角膜溃疡者,可予 1% 环孢霉素 A 或 0.1% 他克莫司眼液点眼 2~3 次 /d 代替局部激素。

◎ 可同时给予角膜润滑剂。

◎ 可予非甾体抗炎眼药点眼辅助抗炎。

◎ 局部用胶原酶抑制剂,如依地酸钠、半胱氨酸等。

◎ 前房反应严重者,注意予阿托品散瞳,减轻虹膜刺激,预防虹膜后粘连。

◎ 对于不易愈合角膜溃疡,口服补充维生素 A、维生素 B_2、维生素 C 等营养药物。

◎ 根据患者疼痛情况,可酌情口服止痛药,如布洛芬、盐酸羟考酮等。

◎ 药物治疗无效,可能导致角膜溃疡穿孔、眼内容脱出者,可行治疗性角膜移植术；无法进行角膜移植术时,可行结膜瓣遮盖术或羊膜移植术。

【儿童注意事项】

◎ 注意患儿全身症状,很多角膜疾病和全身状态息息相关。

◎ 真菌性、棘阿米巴角膜溃疡,因患儿多难配合频繁点眼,且儿童角膜溶解出现风险高、进展快,常需尽快手术治疗,术后继续抗药物治疗。

【老年注意事项】

真菌性、棘阿米巴角膜溃疡,有糖尿病或其他慢性消耗性疾病、抵抗力低的老年患者,药物治疗疗效多不满意,常需要进行手术治疗,术后继续抗药物治疗。

⚠ 特别提示:

◎ 询问病史、区分病因非常重要,不同原因采取不同的治疗方法。

◎ 眼表麻醉可降低痛感,有助于进行眼部检查。

◎ 真菌性和病毒性角膜溃疡病程特点均为:起病缓,发展慢,病程长,易复发。

◎ 长期使用抗生素及糖皮质激素眼液,而出现或不缓解的角膜溃疡,应警惕真菌感染。

◎ 长期使用抗菌、抗真菌和抗病毒药物而无改善的角膜炎,应警惕棘阿米巴感染。

◎ 棘阿米巴角膜及前节炎症反应较轻,与剧烈的眼痛症状不相符。

◎ 棘阿米巴溃疡常易合并细菌和霉菌感染。

◎ 局部频繁点眼药可引起药物毒性的浅层点状角膜病变。

◎ 症状体征改善后,不可随意降低用药频率或停药。

◎ 角膜上皮愈合并不绝对意味着治疗有效,需要观察溃疡灶的范围、形态及深度。

◎ 抗真菌、抗病毒全身持续用药 2~3 周,注意复查肝肾功能。

◎ 角膜溃疡愈合前,予局部抗生素预防继发性细菌感染。

【叮嘱患者或患儿家长】

◎ 确立预防意识,如:严格保持角膜接触镜镜片、保养液和镜片盒清洁;避免睡眠和游泳时配戴隐形眼镜等。

◎ 嘱患者按时复诊,及时观察病情变化,按照医生要求方可调整用药。

5. 非感染性角膜炎

【典型特征】

免疫反应、神经(麻痹)营养不良、暴露、药物和理化等非感染因素导致角膜炎症,甚至无菌性溃疡。及早辨别诊断,针对病因和对症治疗,大多能有效阻止病情恶化,疗效预后取决于原发病。

【发病机制与组织学特点】

◎ 免疫异常

○ 葡萄球菌等细菌抗原诱发角膜超敏反应,致角膜边缘无菌性浸润。

○ 泡性角结膜炎为金葡菌、结核分枝杆菌或病毒等蛋白过敏致迟发型超敏反应。

◎ 支配角膜的三叉神经麻痹,见于:

○ 疱疹病毒感染;

○ 角膜手术或外伤;

○ 颅脑、颌面部外伤或手术致三叉神经损伤;

○ 炎症、肿瘤(如听神经瘤)破坏三叉神经;

○ 糖尿病神经病变;

○ 滥用眼表麻醉剂或其他眼药的药物毒性作用;

○ 眼部放疗;

○ 广泛全视网膜光凝损伤睫状长神经;

○ 可卡因吸毒史。

角膜敏感性下降及神经营养障碍,造成:

　　○ 角膜感觉神经受损→上皮细胞有丝分裂减少→上皮细胞缺损→溃疡→穿孔。

　　○ 反射弧传入支损伤→流泪及瞬目减少→干眼,泪液黏度增加。

◎ 睑裂闭合不全病因,可参见第二章"睑裂闭合不全"相关内容。

　　○ 角膜长期暴露的组织病理改变:

常在角膜下 1/3 睑裂位置,角结膜上皮干燥、粗糙,结膜组织充血、肥厚,角膜上皮点状糜烂,进展为大片缺损,新生血管生成,可继发感染。

◎ 药物毒性角膜病变多以局部药物为主,致病成分为:

　　○ 药物本身:如 β 受体阻滞剂、抗病毒、抗真菌、非甾体抗炎药。

　　○ 防腐剂:降低上皮细胞完整性和屏障作用,增加炎症细胞,减弱泪液功能,减少杯状细胞。

　　○ 联合使用多种眼药,药物相互作用使毒性增强。

　　○ 损伤机制:

　　　　● 损害角膜上皮微绒毛、细胞间紧密连接,致泪膜黏液层贴附不稳定。

　　　　● 抑制上皮细胞有丝分裂,上皮及杯状细胞丢失导致跨膜和分泌黏蛋白缺乏。

　　　　● 药物的抗原性,发生免疫变应性病变,并导致或加重干眼。

◎ 丝状角膜炎病理改变:上皮基底膜下炎症细胞及成纤维细胞浸润,空泡和细丝样物质局灶性取代上皮基底膜;细丝的形成与黏液 / 水质比例有关。

　　○ 相关病因:

　　　　● 眼干燥症;

　　　　● 复发性角膜上皮糜烂;

- 角膜上皮外伤、术后；
- 神经营养性角膜病变；
- 上方角膜缘角结膜炎；
- 大泡性角膜病变；
- 上睑下垂；
- 系统性疾病，如结节病、糖尿病、外胚叶发育不良等；
- 药物作用；
- 配戴角膜接触镜。

◎ 角膜溶解多发生在以下情况：

- **结缔组织病**：类风湿关节炎、Wegener 肉芽肿、复发性多软骨炎、结节性多动脉炎、系统性红斑狼疮；
- 蚕食性角膜溃疡（Mooren 溃疡）；
- 透明边缘性角膜变性；
- 边缘性角膜变性（Terrien 边缘性变性）；
- 眼干燥综合征；
- 暴露性 / 神经营养性角膜病变；
- 巩膜角膜炎。

【就诊症状】

- 眼红；
- 异物感；
- 眼痛（蚕食性角膜溃疡眼痛明显）；
- 畏光；
- 视物模糊。

【临床体征】

◎ 葡萄球菌超敏性眼病

　○ 角膜周边散在小水泡样楔形隆起,与角膜缘间隔透明带。

　○ 局部结膜充血,可有新生血管长入角膜。

◎ 泡性角结膜炎

　○ 结膜微隆起实性疱疹,周围充血。

　○ 可束状新生血管长入角膜伴散在灰白浸润。

◎ 神经麻痹性角膜炎

　○ 角膜知觉减退,不自觉瞬目减少。

　○ 角膜上皮点状、圆形或横椭圆形缺损。

　○ 基质层水肿,后弹力层皱褶。

　○ 房水闪辉。

　○ 角膜实质层溶解、穿孔。

◎ 暴露性角膜炎

　○ 睑裂闭合不全或瞬目次数减少。

　○ 角膜下 1/3 点状或睑裂区水平条带上皮缺损。

　○ 结膜充血。

◎ 药物性角膜炎

　○ 角膜上皮脱落,局限或弥漫性 SPK。

　○ 旋涡样或飓风样角膜上皮病变(上皮细胞向心性运动和增殖代偿)。

　○ 假树枝样或裂缝样上皮溃疡(代偿极限)。

　○ 持续性上皮缺损、炎症、溃疡(失代偿)。

◎ 丝状角膜炎

○ 角膜上皮丝状剥脱,一端与角膜前表面相连。

◎ 蚕食性角膜溃疡

○ 角膜缘内潜掘状溃疡、中心侧水肿隆起,巩膜侧平坦伴新生血管。

【检查注意点】

◎ 详细查询眼部病史、外伤/手术史,如干眼、睑缘炎、结膜炎、巩膜炎等。

◎ 全身病史,如糖尿病、血液病等,怀疑结缔组织病,应行相应全身检查、实验室检验。

◎ 评估眼睑闭合和角膜暴露情况,询问有无眼睑手术史、甲状腺疾病。

◎ 裂隙灯排查继发感染的体征,如严重结膜充血、角膜浸润、前房反应等。

◎ 不可忽视玻璃体炎性反应及眼底病症,全面检查,系统推断。

◎ 短时间内频繁使用多种眼药,且病情在治疗过程中加重,必要时停用所有药物,作治疗性诊断。

【辅助检查要点】

◎ 荧光素染色评估泪膜状态及角膜完整性,观察角膜表层病变形态特点及范围。

◎ 前节 OCT 可协助观察角膜横断面,判断病变层次及深度。

◎ 角膜知觉检查需在滴用表面麻醉药之前进行。

◎ 怀疑角膜感染行刮片、培养。

【处置要点】

◎ 针对病因进行治疗,如睑缘炎/睑板腺炎,热敷、按摩、清洁睑缘,抗感染治疗(四环素 250mg 口服 4 次/d,多西环素 100mg 或红霉素 200mg 口服 1~2 次/d);严重干眼行泪点封闭;结缔组织病需全身应用类固醇激素或免疫抑制剂等(请风湿免疫科共同治疗)。

◎ 细菌超敏反应者在应用抗生素前提下使用激素,或用抗生素/激素复方制剂;病毒感染诱发者,抗病毒治疗。

◎ 怀疑药物毒性者,立即停止现用局部药物,一般停药2~21天后可逐渐好转、愈合。

◎ 丝状角膜炎:表面麻醉后用眼科镊和棉签从黏丝基底清除。

◎ 不含防腐剂的人工泪液、促角膜上皮修复的眼液或眼用凝胶点眼。

◎ 低浓度激素控制非特异性炎症,也利于角膜上皮修复。

◎ 必要时戴治疗性角膜绷带镜,可缓解疼痛,促进角膜创面愈合,保护角膜。

◎ 睑裂闭合不全的暴露性角膜炎者,夜间睡前涂眼膏和/或包扎,以达到闭合湿房状态。

◎ 溶解性角膜病变,眼局部点用糖皮质激素或免疫抑制剂,如CsA、FK506等。

◎ 以上治疗仍无法使角膜浅表组织缺损愈合或无法阻止角膜溶解、穿透倾向,可行自体结膜瓣遮盖、羊膜移植或角膜移植术。

◎ 神经麻痹、暴露性角膜炎常规治疗无效,行睑裂缝合术。

⚠ **特别提示:**

◎ 药物毒性角膜病变起病隐匿、容易被忽视,避免局部用药不规范。

◎ 配戴角膜绷带镜或接触镜者,勿同时行眼部包扎。

6. 角膜接触镜相关眼病

【**典型特征**】

角膜塑形镜(OK镜)、硬性角膜接触镜(RGP)或长期连续软性角膜接触镜配戴者,易出现眼红、眼干、眼痛、视觉异常等症状,多表现为角膜上皮点状着染、剥脱、角结膜炎、角膜溃疡等。积极对症治疗,提高角膜接触镜适配性,多可缓解。

【组织学特点】

◎ 眼表损伤、易于感染的原因

○ 角膜接触镜对眼表的影响包括:慢性机械性损伤、过敏反应、毒性作用、酸性过多症、代谢产物堆积、妨碍眨眼时镜片前后泪液有效混合、泪液渗透性改变,降低眼表抵抗力。

○ 硬性镜片对角膜的液压效应,降低角膜上皮表面完整性。

○ 夜间戴镜,菌落易于聚积黏附于镜片、适应环境繁殖。

○ 夜戴闭睑时,结膜囊内氧分压明显降低,易导致角膜缺氧反应。

○ 镜片护理液毒性、致敏性。

◎ 感染致病菌可以是细菌、真菌或棘阿米巴。

◎ 角膜缺氧、角膜缘异常,导致透明角膜新生血管化。

◎ 戴镜后,瞳孔区角膜表面不规则,出现两种相差较远的屈光状态,两个影像叠在一起,两者较清楚称为复视,一个较为模糊称为重影;眩光者形成机制同理,多见于近视或散光度数较高、镜片偏位者。

【就诊症状】

◎ 眼红、痛、干、痒,灼烧感、异物感;

◎ 刺激症状明显、睁眼困难;

◎ 黏液性分泌物;

◎ 可有视力下降;

◎ 可有复视或重影、眩光。

【临床体征】

◎ 结膜充血;

◎ 睑结膜弥漫乳头或巨乳头形成；

◎ 结膜囊内可见黄白色分泌物；

◎ 角膜边缘浸润、血管翳形成；

◎ 角膜上皮缺损或炎性浸润；

◎ 周边环状角膜镜片压痕；

◎ 严重者可有角膜溃疡；

◎ 部分有角膜水肿；

◎ 重者可有前房反应，甚至无菌性积脓；

◎ 长期配戴者可有新生血管长入角膜；

◎ 镜片过紧综合征——镜片不随眨眼而移动，摘镜后结膜印记。

【检查注意点】

◎ 了解症状发生、加重、缓解与接触镜使用之间的相关性。

◎ 询问患者接触镜的类型、配戴时长、更换及清洁消毒等习惯。

◎ 查看接触镜镜片有无配适不良、破损、裂痕、异物、不洁。

◎ 护理装备的检查。

◎ 裂隙灯下检查戴镜松紧度、有无镜片异常。

◎ 镜片丢失者注意结膜穹窿部检查。

◎ 睑结膜是否有巨乳头炎症等并发症。

【辅助检查要点】

◎ Schirmer 泪液试验，荧光染色泪膜是否完整。

◎ 荧光染色区分角膜上皮着染的部位和范围。

◎ 裂隙灯观察是否有角膜基质损伤，是否有前节炎症反应。

◎ 角膜水肿者检查角膜内皮计数。

◎ 角膜厚度测定。

◎ 单纯视功能异常者行角膜曲率、角膜地形图检查，是否有不规则散光。

◎ 疑似感染可行眼表、接触镜或镜盒内容物等涂片、微生物培养。

【处置要点】

◎ 针对相应病因环节采取措施，如停戴或更换镜片，改正接触镜配戴和清洁方法，调整使用时间等。

◎ 引起角结膜病变者停止戴镜，并对症治疗：

○ 不含防腐剂的人工泪液、促角膜上皮修复眼药点眼。

○ 抗生素眼液点眼抗感染。

○ 眼表过敏、毒性反应者，予局部糖皮质激素点眼。

○ 眼前节炎症反应者，可使用睫状肌麻痹剂缓解疼痛。

○ 干眼严重者行泪点栓塞或环孢素眼液点眼。

◎ 角膜上皮愈合慢或者愈合后反复脱落，可配戴绷带镜治疗，其间抗生素滴眼液使用频率可降低，如左氧氟沙星滴眼液 3~4 次 /d；绷带镜 3 周更换。

◎ 待角膜损伤恢复后，视觉异常者重新验配、设计镜片。

◎ 角膜新生血管者应停戴或缩短配戴或更换 RGP，并适配良好。

【儿童注意事项】

◎ 尽量不因美容需求配戴角膜接触镜。

◎ 屈光矫正推荐配戴硬性高透氧角膜接触镜，且按时摘取护理，护理液保证经常更换，护理过程注意无菌原则。

◎ 患儿多难以配合点眼，可使用抗生素眼膏。

◎ 患儿睡眠时间长期不足 8 小时，夜间配戴不足以达到最佳矫正效果或患儿睡眠时眼睑过紧导致镜片严重偏位，优先考虑日戴塑形镜。

【老年注意事项】

◎ 糖尿病或其他慢性消耗性疾病、免疫力低下者,发生角膜溃疡的可能性大,推荐早期联合抗生素滴眼液治疗,并密切观察眼部体征。

◎ 老年人角膜上皮生长多缓慢且容易再次脱落,可早期使用绷带镜。

⚠ **特别提示:**

◎ 不推荐使用麻醉滴眼剂。

◎ 复视或重影、眩光者,经较长时间戴镜磨合或重新设计镜片后可改善。

【叮嘱患者或患儿家长】

◎ 角膜塑形镜大多 1~1.5 年更换。

◎ 按照正确方法配戴操作,避免损伤镜片和角膜。

◎ 配戴前要剪短指甲、洗手,注意清洁卫生。

◎ 配戴前一定要清洗镜片,镜片存放于镜盒,专用护理液浸泡。

◎ 镜盒每日清洗。

◎ 出现眼红、眼痛、视力下降等不适症状,一定及时就诊,莫延误治疗。

◎ 角膜接触镜不要超时配戴。

◎ 遵医嘱定期复查,预防并发症。

7. 表层巩膜炎与巩膜炎

【典型特征】

巩膜表层和/或基质层组织特发性、免疫性、感染性或理化损伤等引起的炎症,伴或不伴有程度不同的眼红、眼痛、视力下降等症状。表层巩膜炎常见于年轻人,急性或亚急性发病,易复发,可自愈,预后好。巩膜炎常见于中青年女性,可双眼发病,眼痛程度更重,易反复,严重者可累及周围组织,并有不同程度视力损害,甚至巩膜坏死、穿孔。

【组织学特点】

◎ 巩膜组织层次

   ○ 巩膜表层

      ● 为表层巩膜炎发病组织层次。

      ● 纤维组织松弛,血管丰富。

      ● 鲜红充血、炎症自限、结节近角膜缘且可推动,局部点 10% 肾上腺素可收缩血管。

   ○ 实质层

      ● 为巩膜炎发病组织层次。

      ● 结缔组织/弹力纤维紧密,血管少,近角膜处环形排列,其他部位平行于眼子午线。

      ● 紫红色充血、炎症重、病程长,基质层结节不可推动且可坏死,局部点 10% 肾上腺素不可收缩深层血管。

   ○ 巩膜内层(棕黑层)

      ● 弹力纤维多于基质层,棕色,与脉络膜外表面存在潜在腔隙,即脉络膜上腔。

◎ 巩膜血液供应

   ○ 直肌附着点以前——前巩膜炎发病部位

      ● 睫状前动脉形成表层巩膜血管网。

      ● 炎症呈进展性,沿受累区域环形发展。

   ○ 直肌附着点以后——后巩膜炎发病部位

      ● 睫状后短动脉和长动脉分支供应。

      ● 发病隐匿。

◎ 巩膜由睫状神经分支支配。

◎ 巩膜胶原纤维排列紊乱,血管和神经少,病理改变以肉芽肿增殖反应为主,包括胶原纤维的变性、坏死、增殖修复,慢性炎症细胞浸润,组织增厚水肿,免疫介导血管炎与血管重建,形成炎性结节或弥漫性炎症。

炎症常累及邻近组织,如角膜、葡萄膜、晶状体等。

◎ 严重巩膜炎,病灶中央纤维蛋白坏死,阻塞性血管炎导致炎症细胞浸润中心片状无血管区,继而出现玻璃样变性,坏死组织逐渐吸收,局部巩膜变薄扩张,形成巩膜葡萄肿。

◎ 巩膜炎致视力下降的机制

○ 房水、玻璃体炎性混浊。

○ 炎症并发角膜炎、白内障。

○ 后极部眼球壁水肿增厚使视网膜前移,导致获得性轴性远视,表现为近视减轻或远视加重。

○ 后巩膜炎导致脉络膜上腔积液、脱离,波及黄斑、视神经。

◎ 巩膜炎致眼压高的机制

○ 巩膜水肿和血管扭曲所致上巩膜静脉压增高。

○ 脉络膜上腔积液、脱离,影响虹膜晶状体隔前移致眼压增高。

○ 前房炎症细胞阻塞小梁网。

○ 淋巴细胞和浆细胞向前蔓延至睫状体和小梁网。

○ 长期使用糖皮质激素。

◎ 病因

○ 特发性:表层巩膜炎最常见。

○ 免疫性:类风湿性关节炎、Wegner 肉芽肿、Reiter 综合征、结节性多发性动脉炎、IgA 性肾病、系统性红斑狼疮、痛风、复发性多软骨炎、炎症性肠病、胶原血管病、甲状腺疾病等。

○ 感染性:带状疱疹病毒、梅毒、真菌、结核、假单胞菌、变形杆菌、寄生虫等。

◦ 其他：巩膜理化损伤、异物、眼术后、肿瘤浸润等。

◎ 炎症不明显的坏死性巩膜炎称为穿孔性巩膜软化症,可无症状
进行性进展。

【就诊症状】

◎ 眼红；

◎ 眼痛；

◎ 可有视力下降；

◎ 也可无明显症状。

【临床体征】

◎ 不同程度眼部疼痛或眼球深部疼痛(后巩膜炎)。

◎ 视力下降(后巩膜炎)。

◎ 球结膜充血、水肿。

◎ 巩膜表面血管迂曲扩张。

◎ 巩膜浅层或深层局限性隆起结节伴紫红色充血。

◎ 眼压增高。

◎ 葡萄膜炎表现。

◎ 眼底异常(后巩膜炎)：

◦ 视盘充血水肿；

◦ 视网膜皱褶；

◦ 环形脉络膜脱离；

◦ 黄斑囊样水肿；

◦ 黄斑渗出性视网膜浅脱离；

◦ 局限性周边视网膜脱离；

○ 视网膜血管炎；

○ 视神经炎。

◎ 巩膜溶解变薄,透见葡萄膜或者穿孔。

◎ 重者眼球突出、复视、上睑下垂、眼睑肿胀(眼外肌和眶内组织受累)。

【检查注意点】

◎ 裂隙灯下仔细观察各象限巩膜,包括患者各方向转动眼球。

◎ 查看房水和玻璃体是否有炎性反应。

◎ 双眼对比前房深浅。

◎ 散瞳详查眼底。

◎ 监测眼压。

◎ 详问病史及用药史,必要时请风湿免疫科及内科给予系统疾病排查。

【辅助检查要点】

◎ 血液检查:急性发作者行血/尿常规、尿素氮、肌酐、电解质、C反应蛋白、血沉等检测,明确全身状况,查找病因。

◎ 免疫学检测:类风湿因子、抗核抗体、抗线粒体抗体、补体、抗甲状腺球蛋白抗体等。

◎ 激素或其他免疫抑制剂治疗效果差的患者,均应行必要的血清学检查,排除梅毒及其他感染性因素。

梅毒血清学检测 RPR(仅二期梅毒高敏感),阴性者可采用 TPPA 检测。

◎ UBM:前巩膜炎病灶处表层巩膜组织增厚(浅层巩膜炎),实质层不同程度低回声或无回声裂隙样改变,重者基质全层低回声增厚、内部虫蚀状。病变附近睫状体回声降低增厚。

◎ 后巩膜炎影像学检查

○ 眼 B 超：巩膜弥漫或局部增厚呈中强回声，球后壁扁平和／或变形，其后有弧度与球壁相同的低回声暗区（筋膜囊积液水肿），该低回声与视神经无回声区相连，呈"T"形或"L"征，部分患者视盘可伴轻度实性隆起。

○ 眼 CT：巩膜呈现局部或弥漫增厚，眼球壁向内受压，严重者视神经前端增粗、眼外肌增厚。

○ MRI：巩膜增厚部 T_1WI 呈中或高信号，T_2WI 为低信号，增强后病变组织明显增强。

○ FFA：眼底后极部动脉早期斑驳状相对弱荧光，动静脉期多发针尖样强荧光，逐渐变大融合，晚期荧光素渗漏至视网膜下；视盘可有不同程度强荧光。

○ ICGA：早期后极部脉络膜斑点状中强荧光、中周部脉络膜血管明显扩张，中期呈散在灶性荧光区。

○ OCT：黄斑区视网膜神经上皮层浅脱离或层间积液，RPE 及脉络膜复合层波浪状隆起。

【处置要点】

◎ 病因治疗，如梅毒患者进行正规驱梅治疗。

◎ 眼局部应用糖皮质激素＋非甾体抗炎眼液，激素效果差或并发症等忌用激素者，可环孢素眼液点眼。

◎ 后巩膜炎、巩膜炎病情重和／或病程迁延、炎症累及组织广泛、有系统免疫异常等，可口服或静脉用激素类药物，必要时联合免疫抑制剂如环磷酰胺、环孢素等。可参见第六章"糖皮质激素类药"和"非甾体抗炎药"相关内容。

◎ 睫状肌痉挛者予阿托品散瞳。

◎ 可口服非甾体抗炎药物止痛、抗炎。

◎ 巩膜坏死、穿孔者，手术清除坏死组织，行异体巩膜瓣移植修补或自体眼球筋膜遮盖术，术后应用免疫抑制剂。

⚠ **特别提示：**

◎ 免疫相关性巩膜炎临床表现缺乏特异性，易被误诊和漏诊。

◎ 后巩膜炎为潜在破坏性疾病，易漏诊误诊，如早期发现并控制，可防止视力丧失。

◎ 后巩膜炎有时可导致视网膜动静脉阻塞，表现为突然视力下降。

◎ 巩膜炎环状脉络膜脱离导致高眼压，糖皮质激素治疗有效，勿缩瞳（会使前房更浅）。

◎ 前巩膜炎结膜下注射糖皮质激素可引起巩膜溶解穿孔，为禁忌。

【叮嘱患者】

◎ 后巩膜炎及部分前巩膜炎药物治疗需早期、足量、足疗程，谨遵医嘱，勿擅自减量或停药。

◎ 巩膜炎症易反复，特别是免疫异常者，应保持良好的生活习惯，有复发症状及时就诊。

◎ 巩膜葡萄肿者避免眼球受压或外伤。

8. 急性原发性闭角型青光眼

【典型特征】

房角狭窄和/或虹膜膨隆等解剖结构异常人群，多种因素诱发房角急性关闭引起的眼压骤然升高，眼胀痛、视物模糊、虹视，伴同侧偏头痛、恶心、呕吐等急症。症状重，进展迅速，病情危，发作数小时会致不可逆视功能损伤。需紧急救治控制眼压，保护视神经功能。

【发病机制与组织学特点】

◎ 正常房水循环路径

睫状突产生房水→后房房水推动虹膜瞳孔缘离开晶状体前表面→房水入前房→75% 的房水经房角的小梁网向眼外引流。

◎ 发病机制

○ 虹膜括约肌与晶状体前表面密切接触→房水由后房经瞳孔流入前房的阻力增高→病理性瞳孔阻滞→后房压力高→虹膜前膨隆→房角广泛关闭→眼压升高。

○ 瞳孔散大→房角虹膜拥挤→小梁网广泛阻塞→眼压升高。

◎ 发病的异常解剖基础

○ 角膜小、眼轴短；

○ 前房浅、房角狭窄；

○ 晶状体厚；

○ 虹膜根部附着点靠前；

○ 虹膜高褶或虹膜膨隆；

○ 睫状体肥厚前旋；

○ 晶状体悬韧带松弛。

◎ 危险因素

远视眼、年龄增加、女性、周边前房变浅、房角关闭的家族史等。

◎ 诱发因素

阅读、疲劳、情绪激动、暴饮暴食、暗室停留时间过长、季节(冬季)等。

◎ 诱发机制

○ 交感神经 - 副交感神经紊乱→瞳孔扩大→加重瞳孔阻滞。

○ 睫状肌调节痉挛→前推虹膜根部→阻塞房角。

○ 瞳孔舒缩变化→虹膜末卷不断触碰摩擦小梁组织→房角粘连阻塞。

○ 血管神经调节中枢异常→睫状体毛细血管扩张→

{ 血管渗透性增加→房水增多→后房压力增高→房角阻塞加重。

睫状体充血水肿→房角阻塞加重。

◎ 高眼压状态下,炎症因子释放,组织水肿,眼痛症状重。

◎ 青光眼视神经和眼内组织损害的机制

○ 高眼压机械压迫→神经元、筛板、结缔组织、血管和角膜内皮细胞受损。

○ 视网膜神经节细胞轴浆流转运代谢障碍。

○ 血管自我调节机制异常→视网膜视神经循环灌注不足、供血供氧障碍。

○ 神经胶质细胞、神经元、结缔组织的自身免疫攻击损伤。

○ 自由基、氧化氮增加,抗氧化等保护机制缺陷。

○ 谷氨酸的神经毒性作用。

○ 遗传易感性。

【就诊症状】

◎ 眼痛;

◎ 雾视、虹视;

◎ 头痛;

◎ 恶心、呕吐。

【临床体征】

◎ 视力下降;

◎ 结膜睫状或混合充血;

◎ 高眼压;

◎ 角膜雾状或哈气样水肿;

◎ 角膜后色素沉着；

◎ 前房极浅、房角闭塞；

◎ 房水闪辉、纤维蛋白渗出、尘状色素漂浮；

◎ 瞳孔竖椭圆散大固定；

◎ 虹膜节段性萎缩；

◎ 晶状体前囊下灰白色斑点或地图状混浊，即青光眼斑（Vogt 斑）；

◎ 视盘充血、视网膜动脉搏动，病理性凹陷及萎缩；

◎ 视野缺损。

*"**三联症**"：虹膜扇形萎缩、角膜后壁和晶状体前囊色素沉着、晶状体的青光眼斑。

【检查注意点】

◎ 测眼压：急性发作时眼压可高达 50mmHg 以上，发作间歇期可以正常。

◎ 裂隙灯检查评估发作患眼，同时也要仔细检查对侧眼。

◎ 房角镜检查：待眼压得以控制、角膜水肿消退，观察房角开放、有无新生血管情况。

◎ 眼底检查：视盘色泽、边界、杯盘比，有无视盘出血、水肿，是否存在视网膜中央动脉阻塞/搏动、眼底出血等情况。

【辅助检查要点】

◎ UBM 检查：显示前房深度、虹膜膨隆、高褶、房角结构及睫状体、晶状体异常。

◎ 眼球 A/B 超检查：测量晶状体的厚度、眼轴长。

◎ 视盘 OCT 检查：观察视盘有无水肿或萎缩、出血等。

【处置要点】

◎ 原则：紧急救治，争分夺秒；联合用药，迅速控制眼压，以解除瞳孔阻滞,重新开放房角,减少组织损伤,阻止视神经损害。

◎ 患者宜休息、仰卧位。

◎ 急性发作期首先使用缩瞳剂解除瞳孔阻滞、拉离虹膜根部、开放房角,促进房水排出、防止房角粘连:

　　1%~2% 毛果芸香碱(pilocarpine)眼液点眼,根据瞳孔和眼压恢复情况逐渐降低频次,1 次 /3~5min × 3~5 次 → 1 次 /30min × 4 次 → 1 次 /h → 3 次 /d。

◎ 降眼压药物

　　○ 碳酸酐酶抑制剂——抑制房水生成

　　　● 乙酰唑胺 0.25g 或醋甲唑胺 0.5g 口服 2 次 /d。

　　　● 布林佐胺眼液点眼 2~3 次 /d。

　　○ β 肾上腺能受体阻滞剂——抑制房水生成,增加房水引流

　　　● 0.25%~0.5% 噻吗心安(噻吗洛尔)眼液点眼 2 次 /d。

　　　● 0.25% 倍他洛尔(贝特舒)眼液点眼 2 次 /d。

　　　● 0.5% 左布诺洛尔(贝他根)眼液点眼 2 次 /d。

　　　● 2% 卡替洛尔(美开朗)滴眼液点眼 2 次 /d。

　　○ α 受体激动剂——抑制房水生成,增加葡萄膜巩膜途径房水引流

　　　● 溴莫尼定眼液点眼 2~3 次 /d。

◎ 高渗剂→短期内提高血浆渗透压→组织脱水→减少眼内容量→降低眼压:

　　○ 20% 甘露醇 1g/(kg·d),快速静滴 2 次 /d。

　　○ 50% 甘油盐水 2~3ml/kg 口服。

◎ 辅助药物治疗

　　○ 糖皮质激素眼液点眼——抗炎、消除组织水肿

　　　● 妥布霉素地塞米松 / 醋酸泼尼松龙眼液点眼。

- 非甾体抗炎药物——抑制前列腺素释放，抗炎、止痛
  - 普拉洛芬 / 溴芬酸钠 / 双氯芬酸钠眼液点眼。
  - 贝诺酯 25mg 口服 2 次 /d。
- 镇静剂
  - 苯巴比妥钠 0.1g 肌内注射，或 0.03~0.06g 口服。
- 神经保护、改善微循环药物
  - 维生素 B_1、B_{12}、C、E，胞磷胆碱，神经节苷脂，神经生长因子，银杏叶提取物等。

◎ 年老体弱不适宜药物治疗者，行激光周围虹膜成形术——灼烧周边虹膜使之收缩、与房角分离，但无法解除瞳孔阻滞。

◎ 药物治疗后眼压下降、瞳孔缩小，缓解期：

- 房角全部或 1/2 开放，激光或手术周边虹膜切除术，解除瞳孔阻滞，增加房水内引流。
- 房角关闭范围大于 180°，应行小梁切除术，增加房水滤过外引流。

◎ 急性期或缓解期，晶状体已混浊、膨胀，行晶状体摘除术可减轻前房拥挤，房角未粘连，行单纯晶状体摘除术，否则行抗青光眼联合晶状体摘除手术。

◎ 绝对期持续性高眼压、无光感，行睫状体光凝术。

【老年注意事项】

◎ 应详细询问有无青光眼家族史、抑郁症或其他精神病用药史，排除药物诱发因素以及颅脑疾病引起的神经系统反应。

◎ 口服非甾体抗炎药注意：活动性消化道疾病者可诱发或加重出血，因水钠潴留而加重高血压和充血性心力衰竭，肝肾功能不全和白细胞减少者慎用，口服抗凝剂和降糖药者注意药物间相互作用。

⚠ **特别提示：**

◎ 行前房刺前要充分清洁结膜囊，不可频繁放房水，防止感染，并观察避免无前房、虹膜前粘连。

◎ 眼压降至正常后停用缩瞳药，避免手术中虹膜松弛影响手术操作。

◎ 眼压降至正常后，尽快检查房角，进行下一步药物、激光或手术治疗，挽救残余视力，同时检查对侧眼，作出治疗方案。

◎ 药物应用注意事项

○ 噻吗洛尔忌用于支气管哮喘、心力衰竭、心动过缓、房室传导阻滞者。

○ 倍他洛尔可用于有支气管痉挛史的患者。

○ 溴莫尼定对心率和血压影响小，几乎无夜间降眼压作用。

○ 碳酸酐酶抑制剂磺胺过敏者禁用、肝肾功能不全者慎用，不宜长期使用；口服需加用碳酸氢钠（小苏打）0.5g 口服 2 次 /d，氯化钾缓释片 500g 口服 1 次 /d，避免不良反应，如面部、指 / 趾麻木、胃肠道刺激症状、肾绞痛、代谢性酸中毒。

○ 高渗脱水剂起效快，维持时间短，高血压、心肾功能不全者慎用，易引起全身脱水、电解质紊乱、血栓形成。

• 甘露醇降低颅内压，引起头痛、恶性。

• 甘油参与糖代谢，糖尿病慎用。

○ 前列腺素制剂：与毛果芸香碱类拮抗，两者不宜联合用药。

青光眼急性发作时，释放前列腺素引起炎症反应，不建议急性期使用。

○ 镇静禁忌使用安定(地西泮),因安定可能升高眼压。

○ 非甾体抗炎眼药与缩瞳药不宜同时使用。

◎ 单眼发病者警惕对侧眼发作,及早预防治疗。

◎ 小梁切除术前,应通过局部及全身药物治疗、球后麻醉、按摩眼球、前房缓慢穿刺放房水等措施降低眼压,避免术中眼压骤降引起并发症。

【叮嘱患者】

◎ 原发性青光眼需长期监控,眼压降至正常后需详细检查房角、眼底及视野,同时检查对侧眼、并积极防控。

◎ 小梁滤过等术后还要定期复查监测眼压、视野,若效果不理想,可能仍需长期应用降眼压药物。

◎ 直系亲属应行青光眼排查。

9. 恶性青光眼

【典型特征】

闭角型青光眼应用缩瞳剂或行眼部手术后,眼压不降反升,前房消失,病情进行性加重,称为恶性青光眼,又名睫状环阻滞性或房水迷流型青光眼。需及早辨别诊断,勿因误诊而采取不当治疗,反使病情恶性循环加重。

【组织病理机制】

◎ 发病解剖基础:小眼球、短眼轴、大晶状体的闭角型青光眼。

◎ 恶性循环机制:睫状体肿胀肥大或前旋→晶状体悬韧带松弛→晶状体增厚、虹膜晶状体隔前移→前房变浅、瞳孔阻滞→房水向前流动受阻(睫状环阻滞),向后反流入玻璃体腔→虹膜晶状体隔前移。

◎ 诱发因素

○ 毛果芸香碱缩瞳,睫状肌收缩→晶状体增厚→推挤虹膜前移→瞳孔阻滞。

○ 眼部手术,如小梁切除、青光眼引流阀植入、白内障手术、各种激光术或视网膜术后。

【就诊症状】

◎ 使用缩瞳剂或行眼部手术、激光之后;

◎ 眼痛;

◎ 视力下降;

◎ 虹视;

◎ 头痛、恶心或伴有呕吐。

【临床体征】

◎ 眼压升高;

◎ 虹膜晶状体隔前移、与角膜贴近,前房普遍变浅或消失;

◎ 可有角膜水肿;

◎ 眼底检查无脉络膜隆起。

【检查注意点】

排除瞳孔阻滞,观察有无虹膜膨隆,如有通畅的虹膜周切孔,也可行激光虹膜周切帮助判断。

【辅助检查要点】

◎ UBM 检查前房一致性变浅,后房消失或睫状体前旋。

◎ A 超测晶状体厚度、眼轴长度。

◎ B 超排查脉络膜脱离或脉络膜上腔出血。

【处置要点】

◎ 早确诊、速治疗,恢复前房,降低眼压。

◎ 睫状肌麻痹剂,松弛睫状肌,加强晶状体悬韧带张力,使晶状体后移:

1％阿托品眼药点眼 4 次 /d。

◎ 降眼压药物、高渗剂的使用可参见本章"急性原发性闭角型青光眼"相关内容。

◎ 糖皮质激素局部或全身应用,减少阻滞水肿和炎症反应,减轻组织细胞损伤,解除睫状环阻滞。

若上述无效,行下述治疗:

◎ 激光治疗

　○ 有晶状体眼,尝试切开或扩大虹膜周切孔是否有效。

　○ 无晶状体眼或人工晶状体眼,YAG 切开晶状体后囊膜和玻璃体前界膜。

　○ 氩激光光凝睫状突,解除睫状环阻滞。

若上述无效,行下述治疗:

◎ 晶状体摘除和 / 或前部玻璃体切除,打开玻璃体前界膜,使玻璃体腔及前后房沟通,恢复房水正常循环。

⚠ 特别提示:

○ 恶性青光眼诊治过程中需密切监测眼压、前房情况,切莫延误有效治疗。

○ 在处理恶性青光眼之后,抓紧时间行对侧眼预防性周边虹膜切除术。

其余参见本章"急性原发性闭角型青光眼"相关内容。

10. 继发性青光眼

【典型特征】

某些眼部疾病、外伤或全身疾病、手术及药物应用等,增加房水生成或影响破坏了正常的房水循环,使房水排出受阻而引起眼压升高的一组青光眼,房角开放或关闭。可多种致病因素并存,降眼压、明确并去除病因为治疗关键。

【发病机制】

◎ 继发性房角关闭

  ○ 瞳孔阻滞——后房压力高,虹膜推向小梁网,使房角闭合,见于:

- 晶状体膨胀 / 脱位。

- 玻璃体嵌塞瞳孔　多见于无晶状体眼或前后房人工晶状体眼。

- 瞳孔闭锁或膜闭　多见于炎症等引起的虹膜后粘连。

- 玻璃体腔硅油、长效气体过度充盈。

- 药物性,抗胆碱、拟交感神经作用的药物:

  - 抗胆碱类药物,如阿托品;

  - 抗精神病药物,如卡马西平;

  - 抗抑郁药物,如奥氮平、劳拉西泮、艾司唑仑;

  - 抗组胺药物,如雷尼替丁、异丙嗪;

  - 抗过敏药物,如溴苯那敏、苯海拉明;

  - 抗心律失常药物,如奎尼丁;

  - 多巴胺受体阻滞剂,如氯丙嗪;

  - 肾上腺素激动剂,如去甲肾上腺素、麻黄碱;

  - 眼周注射肉毒素。

  ○ 虹膜晶状体隔前移——房角关闭,见于:

- 睫状体前旋:炎症刺激、外伤或药物。

- 脉络膜水肿。

- 浆液性或出血性脉络膜脱离。

- 睫状体或眼后节肿物或眼发育异常。

- 玻璃体腔硅油、长效气体过度充盈。
- 药物性
  - 非甾体抗炎类：视网膜色素上皮和脉络膜通透性增加，脉络膜水肿、脱离。
  - 抗凝剂：诱发脉络膜及视网膜下出血，脉络膜脱离。
  - 磺胺类：睫状体水肿及前部脉络膜渗出，晶状体增厚，晶状体虹膜隔前移。
  - 前列腺素类：睫状体血流量增加继发水肿，睫状体脉络膜上腔积液。

○ 房角粘连

  - 房角炎性粘连　如葡萄膜炎、眼内炎、激光小梁成形术后等。
  - 新生纤维血管膜收缩。

◎ 房角开放而眼压急性升高

  ○ 小梁网阻塞

  - 炎症细胞。
  - 渗出性纤维蛋白。
  - 组织碎屑，如晶状体外伤、白内障手术或后发障 YAG 激光术后晶状体残留皮质、囊膜颗粒，剥脱综合征等。
  - 色素颗粒。
  - 血凝块。
  - 溶血，巨噬细胞吞噬红细胞及其碎片。
  - 血影细胞：红细胞变性失去血红蛋白等只剩细胞膜空壳。
  - 可溶性晶状体蛋白：过熟或成熟白内障发生晶状体溶解性青光眼。
  - 新生血管纤维组织膜。
  - 细胞样膜，如虹膜角膜内皮综合征。
  - 残留黏弹剂。

- 硅油或乳化硅油。

○ 小梁网滤过功能下降

- 小梁网水肿、渗透性降低：炎症或外伤所致内皮损害。

- 小梁纤维组织增生、退行性变：如房角后退。

- 小梁网变性硬化：如铁锈症。

- 糖皮质激素：小梁细胞功能和细胞外基质改变，房水外流阻力增加。

○ 其他

- 青光眼睫状体炎综合征：机制不明，羊脂状 KP 伴前房不浅、房角开放的眼压升高。

- 球后出血或炎症：眼眶压迫综合征。

- 颈动脉海绵窦瘘：巩膜静脉压增高。

◎ 眼内容增加

○ 眼内积血。

○ 房水生成增多

- 炎症刺激。

- 脉络膜睫状体血管瘤。

- 药物

- 抗精神病药物，如卡马西平，抗利尿激素分泌引起水潴留。

- 多巴胺受体阻滞剂，如氯丙嗪，毛细血管扩张，房水生成增多。

- 抗心血管药物，如钙通道阻滞剂、硝酸酯类药物等，扩血管使房水增多。

- 肾上腺素激动剂，如沙丁胺醇，增加房水。

* 继发性青光眼常多种机制并存或在不同病情阶段发生演变。

【就诊症状、临床体征】

◎ 眼压增高；

◎ 原发病表现。

【检查注意点】

◎ 结合原发病、手术、用药史，双眼进行对比观察，综合判断。

◎ 监测眼压和房角的变化。

◎ 不能忽视眼底的检查。

◎ 判断继发青光眼闭角／开角类型，闭角者观察有无瞳孔阻滞、房角粘连、晶状体－虹膜隔前移等，对开角者分析小梁炎性反应、理化损伤、机械性阻塞、病理变性等情况。

【辅助检查要点】

◎ 裂隙灯观察：

○ 角膜：水肿、内皮状况、KP。

○ 前房深度：加深（如房角后退）、虹膜膨隆（如瞳孔阻滞）、一致性变浅（如虹膜晶状体隔前移）。

○ 房水混浊及特点：如晶状体溶解性青光眼呈彩虹样或明显折射的胆固醇结晶房水小颗粒，积血、组织碎片、积脓、纤维蛋白渗出、硅油等。

* 血影细胞性青光眼房水漂浮黄褐色小颗粒（释放血红蛋白的细胞空壳）、假性前房积脓；溶血性青光眼房水细胞为含棕色色素的巨噬细胞，房角开放，小梁呈微红或棕红色；血铁质沉着性青光眼有眼内反复出血、眼组织铁锈样沉着，小梁网棕红色。

○ 瞳孔：形状异常，有无缩小（多见于炎症）或散大，对光反射是否迟钝，瞳孔领有无外翻（如虹膜新生血管），有无后粘连或膜闭（多见于严重的前葡萄膜炎），玻璃体嵌塞等。

○ 虹膜：有无膨隆、震颤、萎缩、新生血管、肉芽肿性结节。

○ 晶状体：有无膨胀、移位、混浊液化、囊膜破裂、囊膜表面色素或片状碎屑物质。

○ 玻璃体：炎性、血性、色素性、血影细胞性、乳化硅油混浊。

◎ 房角镜检查：房角开放或闭合，小梁水肿、撕裂、纤维增生，有无色素、出血、新生血管、异常颗粒或组织碎屑等；

◎ UBM：观察睫状体、后房形态，对于屈光介质混浊、前房消失等无法行房角镜检查者评估前房深度及房角的关闭状态。

◎ 眼底：除了观察高眼压引起的视盘水肿或萎缩、视网膜动脉搏动等症，还应查看有无炎症、出血、缺血、视网膜脉络膜脱离、占位等相关情况。

◎ 眼 B 超：观察睫状体、脉络膜水肿增厚或脱离的状况，睫状体及后节占位，以及对屈光介质混浊无法直窥眼底的患者进行后节评估。

【处置要点】

◎ 降眼压药物、脱水剂的应用和禁忌可参见本章"急性原发性闭角型青光眼"相关内容。

◎ 糖皮质激素抗炎、消除组织水肿、抑制眼内免疫性 / 过敏性反应、减轻毒性作用，多数情况下眼局部应用具眼内组织穿透力的地塞米松或醋酸泼尼松眼液即可。

涉及组织广泛、反应重，尤其后节组织病变，如睫状体 / 脉络膜水肿和 / 或脱离、眼内炎、葡萄膜炎、后节外伤等，需全身静脉或口服用药。

激素禁忌者，可局部或全身使用非甾体抗炎止痛药物。

◎ 缩瞳剂解除瞳孔阻滞，拉伸虹膜和小梁，促进房水引流，但缩瞳加重炎症和疼痛，眼内炎症较重者避免使用。

◎ 睫状肌麻痹剂的应用

1% 硫酸阿托品充分散瞳，松弛睫状肌，缓解炎症及疼痛，并防止瞳孔后粘连。

◎ 针对原发病因进行处置

○ 晶状体膨胀 / 脱位、晶状体溶解性青光眼：晶状体摘除术。

○ 玻璃体嵌塞瞳孔：玻璃体（前部）切除术。

○ 瞳孔闭锁或膜闭：虹膜根部切除或虹膜后粘连分离术或瞳孔成形术。

○ 眼内积血：止血药物，前房冲洗、玻璃体积血切除术。

○ 晶状体残留皮质、囊膜碎片：严重者手术灌注冲洗。

○ 虹膜/房角新生血管：眼内注射抗 VEGF 药物，全视网膜光凝或周边视网膜冷凝术。

○ 脉络膜上腔积液/出血：药物治疗无效、病情进行性加重，行手术引流脉络膜上腔积液或积血。

○ 葡萄膜炎、眼内炎：系统规范的抗炎治疗。

○ 硅油乳化：眼内灌洗，硅油取出/置换。

○ 黏弹剂残留：前房冲洗。

○ 药物诱发青光眼：以糖皮质激素为例，如非必须使用，即刻停药或降低使用浓度或剂量，改用非甾体抗炎药。

○ 玻璃体腔硅油注入过多：玻璃体腔硅油部分抽吸术。

○ 眶内高压：抗炎、止血、脱水药物治疗，严重者行眶减压术。

◎ 激光治疗

○ YAG 激光虹膜周边切除术：针对瞳孔阻滞继发的青光眼，若人工或无晶状体眼虹膜与玻璃体相贴，还需激光击穿玻璃体前界膜。

○ 氩激光周边虹膜成形术：对于虹膜前膨隆明显、前房浅者，氩激光使虹膜平坦变薄，增加角膜内皮与虹膜之间的距离，也为 YAG 虹膜周切建立基础。

○ 激光小梁成形术：病因及药物治疗无法控制眼压的开角型青光眼，重塑细胞外基质，增加小梁网房水引流。

◎ 手术治疗

药物及激光治疗无效者,眼压控制不良,需通过手术降眼压,如:

○ 房角分离术:用于明显房角粘连者,通过手术打开自身房水引流通路。

○ 小梁切开术:开角者,切开小梁网,沟通前房与房水引流静脉。

○ 小梁滤过术:房角广泛粘连、开角型保守治疗无效、非瞳孔阻滞的继发青光眼,建立房水外引流通道。

○ 青光眼阀植入术:晚期难治性青光眼,如新生血管性、葡萄膜炎、创伤性、硅油相关性等药物治疗无效、传统引流术效果差者。

○ 睫状体光凝/冷凝术:已无视功能,以上治疗高眼压无缓解,眼痛症状明显者,通过破坏睫状体上皮及其血管系统,减少房水生成,降低眼压。

⚠ **特别提示:**

◎ 毛果芸香碱可引起睫状肌收缩、晶状体增厚,推挤虹膜前移,加重瞳孔阻滞的作用,因此在临床中应酌情使用。

◎ 如果已完成激光虹膜周切术的患者仍然再次急性发作,首先检查周切孔是否通畅,如通畅,则应考虑瞳孔阻滞之外的其他原因。

◎ 药物应用注意事项可参见本章"急性原发性闭角型青光眼"相关内容。

---

11. 先天性青光眼

【典型特征】

婴幼儿型(3岁以前发病)、青少年型(3~30岁发病)以及合并全身异常或眼部畸形的先天发育性青光眼,多因为继发角膜改变或视力下降、急性疼痛呕吐就诊而发现。需及时治疗,否则影响视力和眼球发育。房角切开或小梁手术一般可以取得良好效果。

【组织学特点】

◎ 胚胎期小梁网分化不完全或残留胚胎组织,孕期风疹感染可为致病因素。

◎ 眼内其他病变侵犯房角,导致房水外流受阻。

◎ 患儿纤维结缔组织尚未发育完善,长期低眼压极易使眼球扩张,角巩膜变薄。

◎ 婴幼儿巩膜筛板纤维结缔组织未发育成熟,眼压升高致其向后扩张,视神经巩膜管扩大形成病理性视杯凹陷;眼压控制后,组织弹性回缩,神经胶质细胞再生,凹陷可回复或消失。

◎ 可合并的眼部发育异常:虹膜外翻或缺失、硬化性角膜、角膜混浊(Peters 综合征)等。

◎ 可合并的全身异常:母斑病(眼面血管瘤病、神经纤维瘤病、虹膜错构瘤)、眼 - 脑 - 肾综合征、小颌舌下垂综合征、风疹综合征等。

◎ 角膜后弹力层破裂(Habb 纹)开始或增加时,体征和症状可突然发作。

◎ 婴儿出生后角膜水平径 9~10mm,1 岁时增加 1mm,所以出生后角膜水平径>11mm,1 岁后>12mm 均为异常增大。

【就诊症状】

◎ 发现"黑眼仁"变大或发白。

◎ 畏光、流泪、眼睑痉挛。

◎ 近视进行性加重或视力下降。

◎ 雾视。

◎ 头痛。

【临床体征】

◎ 眼压升高。

◎ 角膜混浊和 / 或直径增大(高眼压反应)。

◎ 角膜内层弯曲的水平线（Haab 线）。

◎ 无虹膜，或虹膜震颤、其他发育异常。

◎ 除闭角型外，房角开放、前房深。

◎ 视杯增大，或双眼杯凹不对称。

◎ 视野改变。

【检查注意点】

◎ 全麻下测量角膜直径、眼压、房角并详查眼底。

◎ 散瞳查是否有晶状体半脱位或移位。

◎ 头面部有血管瘤的患儿，务必详查有否视网膜血管瘤。

◎ 眼部及全身体检，排除先天性大角膜、角膜营养不良、角膜炎、视盘发育不良、代谢性疾病等。

【辅助检查要点】

◎ 准确测量眼压：

　○ 婴幼儿巩膜硬度不同于成人，压平眼压计测量较准确。

　○ 全麻下眼压会低于实际值，水合氯醛对测量无明显影响。

　○ 气动眼压计正常儿童眼压参考值：出生时 9.59mmHg ± 2.3mmHg，0~1 岁 10.61mmHg ± 3.1mmHg，1~2 岁 12.58mmHg ± 1.46mmHg，3~4 岁 13.73mmHg ± 2.05mmHg。

◎ A 超测眼轴反映眼压变化（正相关）。

◎ UBM 可查看房角、巩膜突、虹膜睫状体等发育形态是否异常。

【处置要点】

◎ 早期首选降眼压药物治疗，如局部和全身使用碳酸酐酶抑制剂，非炎症患者可选用前列腺素类眼药，β 受体阻滞剂慎用，α 受体激动剂禁用。

◎ 婴儿安全且可耐受乙酰唑胺剂量为：5~10mg/kg，6 小时口服 1 次。

◎ 药物控制不理想,可行房角切开术和 / 或小梁切开术,青年可考虑青光眼阀植入术。

◎ Nd:YAG 激光小梁穿刺或房角切开术。

◎ 重视术后弱视训练。

⚠ 特别提示:

◎ 诊断需排除原发病引起的继发性眼压增高。

◎ 眼压被控制,视杯及角膜不会继续增大或稍有减小。

◎ 角膜水肿持续不退,可视为眼压未被控制,也可因角膜内皮功能恢复迟缓而数周不缓解。

◎ 患儿纤维细胞增殖活跃,常致滤过区瘢痕影响手术效果,但丝裂霉素 C、5- 氟尿嘧啶等需慎用,容易造成持续性低眼压、薄壁滤过泡等。

【叮嘱患儿家长】

◎ 先天性青光眼治疗后监测非常重要,要定期随访。

◎ 建立患者终身随访意识。

◎ 眼球扩张易受伤破裂,小心防护。

第三节 ▎ 葡萄膜

1. 前葡萄膜炎

【典型特征】

由感染、免疫反应和 / 或眼外伤、手术或理化等多种原因引起的虹膜和 / 或睫状体炎,常急性起病,眼刺激症状、视力下降明显。针对病因及激素治疗有效,常反复发作。

【组织学特点】

◎ 葡萄膜解剖上从前到后由虹膜、睫状体和脉络膜组成,又称色素膜或血管膜。

◎ 葡萄膜组织内血管十分丰富、淋巴细胞聚积,当致病因素侵入时,虹膜的反应迅速且强烈,并向房水中释放抗炎因子,如白细胞、免疫球蛋白等。

◎ 虹膜和睫状体的血液供给同为虹膜动脉大环,故炎症时两者多同时受累。

◎ 睫状充血是以睫状血管为主的角膜周围血管网的充血及上巩膜血管扩张。

◎ 睫状肌受炎症刺激收缩引发痉挛性睫状神经痛,由虹膜和睫状体组织肿胀充血、水肿和炎性、毒性物质刺激睫状神经末梢引起。

◎ 三叉神经痛受刺激反射性引起畏光、流泪等刺激症状。

◎ 睫状体毛细血管基质层为血 - 房水屏障,其功能破坏致眼前节严重反应。

◎ 房水细胞: 血 - 房水屏障破坏,房水中炎症细胞(葡萄膜炎,灰白色),红细胞(积血),肿瘤细胞(眼内肿瘤),色素细胞等,随房水循环飘动,近虹膜面向上运动,近角膜面向下运动,重者前房下方堆积呈液平(如白色积脓、红色积血)。

◎ 角膜后沉积物(KP): 房水大量炎症细胞和色素等,角膜内皮肿胀易使有形物质沉积于角膜后壁。

○ 粉尘状: 淋巴细胞及浆细胞,非肉芽肿性。

● "星状"弥漫分布者多见于病毒性炎症、Fuchs 综合征。

● 下方三角形或伞形堆积者为非肉芽肿性炎症的一般性表现。

○ 羊脂状: 类上皮细胞及巨噬细胞,肉芽肿性,多见于结节病、梅毒、结核、青光眼睫状体炎综合征、交感性眼炎、VKH、晶状体介导的葡萄膜炎等。

　　○ 色素性、玻璃样：提示既往曾患虹睫炎。

　　* 角膜瞳孔区分布 KP：多见于 Fuchs 综合征、青光眼睫状体炎综合征、单纯疱疹病毒性炎症。

　　◎ 房水闪辉：炎症时虹膜睫状血管扩张，通透性增强，血 - 房水屏障破坏，房水内蛋白增加，重者可有大量相对凝固的纤维蛋白性渗出。

　　◎ 瞳孔变形或变小：虹膜组织水肿和细胞浸润以及渗出物的毒性刺激，使瞳孔缩小，对光反应迟钝或消失。

　　◎ 虹膜为色素血管膜，发炎充血、组织水肿细胞浸润，使虹膜纹理不清、色发暗而无光泽、色素脱落播散。

　　◎ 肉芽肿为位于虹膜表面的灰黄色或灰白色小结节，渗出性虹膜结节多由类上皮细胞组成：Koeppe 结节位于瞳孔缘（灰白、半透明），Busacca 结节位于虹膜表面（灰白、半透明），虹膜肉芽肿位于实质内（粉红色、不透明）。

　　◎ 视物模糊的原因包括：角膜、房水、玻璃体等屈光间质混浊，睫状肌痉挛引起暂时性近视。

　　◎ 继发青光眼可能因素包括：

　　　　○ 小梁网炎性肿胀及内皮细胞功能不全。

　　　　○ 纤维素、白细胞、巨噬细胞等炎性物质阻塞小梁网。

　　　　○ 凝胶状沉积物导致周边虹膜前粘连，房角关闭。

　　　　○ 虹膜后粘连瞳孔闭锁。

　　　　○ 虹膜和房角新生血管形成。

　　　　○ 睫状体前移。

　　　　○ 激素反应。

　　◎ 低眼压可能原因：睫状体充血水肿、炎性休克，房水分泌减少，导致低眼压，后期睫状体萎缩进一步导致眼球萎缩。

【就诊症状】

◎ 眼红；

◎ 眼痛；

◎ 畏光、流泪等刺激症状；

◎ 视力下降或视物模糊。

【临床体征】

◎ 睫状充血或混合充血。

◎ KP。

◎ 可有角膜水肿混浊，重者大泡性角膜病变。

◎ 房水闪辉，重者可出现纤维素性及脓性渗出物。

◎ 前房内浮游细胞，重者前房积脓。

◎ 虹膜纹理不清、结节(肉芽肿性)、萎缩(疱疹病毒)。

◎ 瞳孔缩小，对光反应迟钝。

◎ 虹膜前后粘连，瞳孔变形。

◎ 房角结节状渗出，小梁充血及新生血管。

◎ 晶状体前表面色素(环)沉着。

◎ 并发白内障。

◎ 晶状体后间隙混浊。

◎ 眼压可波动：

  ○ 低眼压更常见；

  ○ 高眼压(青光眼睫状体炎综合征、疱疹病毒或晶状体介导的炎症、Fuchs综合征)。

◎ 前玻璃体可有炎症细胞。

◎ 视盘血管炎。

◎ 黄斑水肿或囊样变性。

◎ 眼球萎缩。

【检查注意点】

◎ 反复发作,尤其双眼交替或同时发病者,应全面询查系统免疫性疾病,如强直性脊柱炎、白塞综合征、类风湿关节炎、系统性红斑狼疮、炎性肠病、Reiter 综合征、银屑病性关节炎、UGH 综合征(葡萄膜炎、青光眼、前房积血综合征)、莱姆病、类肉瘤病等。

◎ 角膜后有无 KP 及性质。

◎ 监测眼压,诊断排除青光眼睫状体炎综合征,治疗时防止激素性青光眼。

◎ 关注玻璃体炎症情况,必要时散瞳查眼底。

◎ 外伤者注意有无隐匿的眼内异物。

◎ 排查有无病毒、梅毒、结核等感染。

【辅助检查要点】

◎ 眼 B 超评估玻璃体有无混浊,脉络膜有无增厚或脱离。

◎ UBM 评价房角有无粘连。

◎ 眼底照相、荧光血管造影排除后部葡萄膜炎、视网膜血管炎、眼缺血综合征、眼内肿瘤等。

◎ 行腰骶关节平片排除强直性脊柱炎、胸片除外结节病和结核。

◎ 检验 HLA-B27、抗核抗体、类风湿因子、血沉等,必要时行快速血浆反应素试验(RPR)、荧光螺旋体抗体吸附试验、结核菌素试验、莱姆滴度等。

【处置要点】

◎ 散瞳、睫状肌麻痹药物:0.5% 复方托吡卡胺眼液(托品酰胺),3 次 /d,活动瞳孔、防止后粘连;重症时 1% 硫酸阿托品眼膏,3 次 /d,解除瞳孔括约肌和睫状肌痉挛,改善血液循环,减轻炎症反应、疼痛,防止虹膜后粘连。

* **"强力扩瞳"**:1% 阿托品 +1% 丁卡因 +0.1% 肾上腺等量混合液 0.3ml,在虹膜粘连附近的球结膜下注射。

◎ 糖皮质激素：减轻和控制炎症，减少组织水肿和渗出，减轻纤维组织增殖和胶原沉积，抑制过敏反应。根据病情由轻到重选择或联合使用：

　　○ 醋酸泼尼松或地塞米松眼液局部点眼，4~5 次 /d，恢复期减量。

　　○ 地塞米松注射液 2.5~5mg+ 妥布霉素注射液 2 万 U+ 盐酸利多卡因注射液球旁注射，1~2 次 /d。

　　○ 难治性、顽固性、复发性虹睫炎或合并全身免疫异常患者，给予口服泼尼松 1.0~1.2mg/（kg·d），开始时足量给药以迅速控制炎症，逐渐减量，小剂量维持到停药（可参看第六章 "糖皮质激素类药" 相关内容）。

　　○ 地塞米松 5~10mg 静脉滴注 1 次 /d（可参看第六章 "糖皮质激素类药" 相关内容）。

　　* 激素治疗效果欠佳可给予免疫抑制剂治疗，如环孢霉素 A 3~5mg/（kg·d），同时请风湿免疫科会诊。

◎ 非甾体抗炎药抑制前列腺素合成、缓解炎症：

　　○ 普拉洛芬、溴芬酸钠、双氯芬酸钠眼液局部点眼，3~4 次 /d。

　　○ 贝诺酯 25mg 口服，3 次 /d，抑制房水前列腺素水平，有镇痛、抗炎及降压作用。

◎ 病因治疗

　　○ 免疫相关疾病予系统性糖皮质激素 / 免疫抑制剂治疗。

　　○ 晶状体源性予晶状体摘除或残留皮质清除。

　　○ 化脓性前葡萄膜炎局部或全身应用广谱抗生素。

　　○ 疱疹病毒性葡萄膜炎给予抗病毒治疗。

　　○ 梅毒规范应用青霉素。

　　○ 结核者禁用激素予抗结核药物治疗等。

◎ 对症治疗

○ 降眼压

- 青睫综合征、继发或激素性青光眼需用降眼压药物,但前列腺素类不利于炎症恢复,应避免使用。

- 瞳孔闭锁、虹膜膨隆者,炎症控制后,YAG 激光虹膜打孔或抗青光眼手术。

○ 并发白内障者炎症控制,无复发情况下行白内障摘除术。

【儿童注意事项】

◎ 小儿要警惕排除是否为视网膜母细胞瘤、蛔虫病、弓形虫病等。

◎ 免疫抑制剂抑制骨髓生长、影响生殖系统,应请儿科会诊后慎重使用。

◎ 充分评估激素使用的全身并发症、局部激素继发青光眼的可能性。

◎ 小儿滴用阿托品时,必须压迫泪囊部,以免泪囊和鼻腔膜吸收后中毒。

【老年注意事项】

◎ 老年人要警惕排除眼内淋巴瘤、其他伪装综合征。

◎ 充分预见激素使用引起骨质疏松、电解紊乱及其他激素并发症。

◎ 非甾体抗炎药引起胃肠道不适或出血可能。

◎ 散瞳药物对膨胀期白内障或浅前房患者可能引起急性青光眼发作。

⚠ 特别提示:

◎ 房水闪辉是血 - 房水屏障功能破坏的表现,但不一定代表活动性炎症,也不是局部使用糖皮质激素的指征;房水炎症细胞是反映眼前节炎症的指标,也为激素减量的评价指标。

◎ 遇到症状、体征与普通前葡萄膜炎反应不一致的情况，要仔细鉴别，例如：

○ 青光眼睫状体炎综合征以反复发作急性高眼压、无前房变浅与眼前节轻微炎症反应（羊脂状 KP）为特征，且从不发生虹膜粘连和永久视功能损害。

○ 眼前节缺血以与房水细胞不成比例的房水闪辉和疼痛为特征，继发于颈动脉供血不足、巩膜环扎过紧或既往眼外肌手术等。

○ 内眼术后有与正常反应不相符的严重炎症和眼痛，警惕眼内炎的发生。

○ 晶状体介导葡萄膜炎房水混浊呈彩虹样或明显折射的胆固醇结晶房水小颗粒，见于过熟期白内障、术后晶状体皮质残留、晶状体囊膜破裂等。

◎ 全面排查结节病、梅毒、结核病等引起的虹膜睫状体炎，伴有系统风湿免疫类疾病者，必要时请内科医师会诊，制订个性化治疗方案。

◎ 疾病易并发虹膜后粘连、青光眼、白内障、黄斑囊样水肿等，坚持随访。

◎ 复查评估前房炎症及眼压。

◎ 激素局部长期点眼引起眼表损害。

◎ 局部或系统应用激素继发激素性青光眼、白内障可能。

◎ 全身使用激素及免疫抑制剂前，必须排除感染性疾病。

◎ 眼局部及系统激素治疗应逐渐减量，避免因突然停药造成炎症反复。

【叮嘱患者】

◎ 虹膜睫状体炎有反复发作的可能，需全面查体、定期复查随访。

◎ 急性期一般 1 周复查 1 次,炎症稳定后可于第 1~6 个月复查。

◎ 散瞳药可在前房炎症反应好转后减量或停药。

2. 中间葡萄膜炎

【典型特征】

累及睫状体平坦部、玻璃体基底部、周边视网膜和脉络膜的炎性和增殖性疾病,又称为睫状体平坦部炎或周边葡萄膜炎,多为特发性,或与感染后的自身免疫相关。40 岁以下年轻人群居多,常累及双眼,发病隐匿、慢性病程,易误诊、漏诊,儿童可出现急性前葡萄膜炎体征。及早明确诊断并予足疗程药物或手术,避免炎症控制不彻底、病情反复发作。

【组织学特点】

◎ 睫状体炎症可波及周围组织:

○ 睫状体前 1/3 为宽约 2mm 的冠部,向前与虹膜相接。

○ 睫状体后 2/3 为宽约 4mm 的平坦部,在锯齿缘移行于脉络膜。

○ 内侧环绕晶状体赤道后段,与前部玻璃体相毗邻。

○ 睫状体色素上皮层与 RPE 延续,无色素上皮层与视网膜神经上皮层延续。

◎ 玻璃体基底部与睫状体平坦部及锯齿缘视网膜紧密粘连,内含细胞成分较多,最易增殖。

◎ 中间葡萄膜炎的“雪球”和“雪堤”征,均为灰白炎症细胞在玻璃体凝聚及睫状体平坦部堆积并呈舌形延伸入玻璃体而成。

其余可参见本章“前葡萄膜炎”相关内容。

【就诊症状】

◎ 无痛性眼前黑影飘动。

◎ 可有视力下降或暂时性近视。

◎ 偶有眼痛。

【 临床体征 】

◎ 眼前节正常，或少有轻度睫状充血、KP、房水闪辉。

◎ 玻璃体炎性混浊：

　　○ 下方周边部玻璃体呈大小一致的灰白色雪球状混浊。

　　○ 下方或全周睫状体平坦部的雪堤样渗出（"后房积脓"）。

◎ 睫状体膜样增殖。

◎ 周边视网膜血管炎、闭塞、血管白鞘。

◎ 周边部视网膜脉络膜炎。

◎ 经久不愈或严重者可并发：

　　○ 后囊下白内障；

　　○ 继发性青光眼；

　　○ 周边视网膜新生血管；

　　○ 玻璃体积血；

　　○ 黄斑囊样水肿（CME）；

　　○ 视网膜前膜；

　　○ 渗出性或牵拉性视网膜脱离；

　　○ 视盘水肿或萎缩。

【 检查注意点 】

◎ 直接检眼镜不易发现，散瞳后三面镜检查、间接检眼镜结合巩膜压迫法检查眼底周边部。

◎ 裂隙灯下仔细查看房水及前部玻璃体反应。

【 辅助检查要点 】

◎ 屈光介质混浊者，UBM 示玻璃体基底部点片状（雪球样渗出）、团块状（雪堤样渗出）、条索样（增殖膜）高反射影，睫状体平坦部玻璃体视网膜牵拉征,睫状体脱离。

◎ 屈光介质透明者,FFA 观察视网膜及其血管壁着染和渗漏,观察炎症的活动性。

【处置要点】

◎ 基本原则

○ 散大瞳孔、抗炎治疗、消除病因。

○ 视力 > 0.5 且无明显前段炎症者,可暂不予治疗,定期观察。

○ 出现明显雪堤样改变、视网膜血管炎和 CME 者,或者视力小于 0.5 且炎症活动明显者,均需积极治疗。

◎ 糖皮质激素抗炎治疗

○ 眼前节炎症表现者,予眼内穿透力强的妥布霉素地塞米松、醋酸泼尼松等点眼。

○ 单眼受累:地塞米松 2.5~5mg、曲安奈德或醋酸泼尼松龙 20~40mg 球旁注射,1 次 /6~8 周,CME 和视力稳定可减少注射频率。

○ 双眼受累:泼尼松 1~1.5 mg/(kg·d) 口服,随病情好转逐渐减量,一般维持量 15~20mg/d。雪堤样改变完全消失,为减药和停药指征。

◎ 激素治疗效果差者,可应用免疫抑制剂如环孢霉素 A 3~5mg/(kg·d)、苯丁酸氮芥 0.05~0.1 mg/(kg·d)、环磷酰胺 2 mg/(kg·d) 等。

* 免疫抑制剂联合小剂量糖皮质激素可提高疗效。

◎ 眼前节受累者给予睫状肌麻痹剂。

◎ 充分药物治疗而无效者:

○ 睫状体平坦部冷凝(雪堤区域):减轻炎症,尤其适用于周边视网膜新生血管者。

○ 视网膜激光光凝:周边视网膜闭塞区局部光凝,视网膜新生血管者行 PRP。

○ 玻璃体切除术：清除玻璃体内炎性介质、毒素及抗原、积血、增殖膜等。

【儿童注意事项】

◎ 儿童可出现睫状充血、房水细胞等急性前葡萄膜炎体征。

◎ 儿童不宜长期应用阿托品，以防弱视。

⚠ **特别提示：**

◎ 当有其他原因难以解释的晶状体后囊下混浊、黄斑囊样水肿、飞蚊症加重、玻璃体积血、视网膜脱离等，要想到该病可能，并仔细检查。

◎ 中间葡萄膜继发青光眼引起房角的变化可在眼前节完全正常的情况下发生，因此，极易与青睫综合征、原发性开角型青光眼、原发性慢性闭角型青光眼相混淆，需仔细鉴别诊断。

◎ 往往累及双眼，双眼可同时或先后发病，患眼做三面镜检查困难者，可通过检查对侧眼而确诊。

◎ 苯丁酸氮芥、环磷酰胺可致不育，年轻人或有生育要求者禁用或慎用。

◎ 内眼手术易使葡萄膜炎加重或复发，甚至导致术后眼球萎缩，需谨慎，围手术期全身应用激素。

【叮嘱患者】

中间葡萄膜炎病程迁延易反复，应遵医嘱定期复查、足疗程用药，勿擅自停减药物。

3. 后葡萄膜炎

【典型特征】

指脉络膜、视网膜及视网膜血管的炎症,易累及玻璃体。病因多样,可为感染、自身免疫、恶性肿瘤等。临床表现复杂,与炎症的部位、性质、严重程度及病程密切相关,多无前葡萄膜炎的刺激症状,慢性、复发性为常见病程。病因治疗及免疫抑制为主要原则,预后与病情严重程度及治疗是否及时有关。

【组织学特点】

◎ 葡萄膜血容量大、血流缓慢、血管通透性强,全身免疫反应介质、病原微生物等容易沉积在此而不易排出,发生局限性血管炎。

◎ 葡萄膜血管周围有较多免疫活性细胞并产生抗体,此处好发免疫反应且易反复发作。

◎ 葡萄膜富含色素,机体对黑色素相关抗原和视网膜 S 抗原、光感受器维生素 A 类结合蛋白、视紫红质和视蛋白、晶状体抗原等易产生自身免疫反应。

◎ 葡萄膜免疫耐受性损害、超敏反应及自身免疫反应为其免疫性炎症的主要原因。

◎ 脉络膜平均厚约 0.25mm,由三层血管构成,外侧大血管(Haller层)、中间中血管(Satter 层)、内侧毛细血管层借玻璃膜(Bruch 膜,基底层)与视网膜色素上皮相连(RPE- 玻璃膜 - 脉络膜毛细血管复合体),供给视网膜外层和玻璃体营养。

◎ 葡萄膜色素上皮复合体为脉络膜视网膜的屏障,其功能损害,易引起眼底及后节眼内组织严重反应。

◎ 脉络膜不含感觉神经纤维,发炎时无疼痛感。

* 伴明显眼痛时,提示细菌性眼内炎或后巩膜炎。

◎ 玻璃体混浊成分

○ 蛋白浓度增加导致"玻璃体闪辉"。

○ 纤维素渗出物。

○ 炎症细胞聚合成颗粒状、团块状混浊：

区分：新鲜炎症细胞——白色、圆形、丰满的颗粒，均匀分布；

陈旧炎症细胞——大小不一、形状不规则、分布不均匀。

○ 色素颗粒。

◎ 致病原因分类

○ 感染性

● 病毒：巨细胞病毒、单纯疱疹病毒、带状疱疹病毒、风疹病毒等。

● 细菌：结核分枝杆菌、布鲁氏杆菌、梅毒螺旋体等。

● 真菌：念珠菌、组织胞浆菌、隐球菌等。

● 寄生虫：弓形虫（弓形体，原虫广泛寄生在人和动物有核细胞，包囊），弓蛔虫（猫狗为天然宿主，幼虫可寄宿人体内并游走）等。

○ 非感染性：发病机制不明，但最终是通过自身免疫和炎症介导，如白塞病、VKH综合征、交感性眼炎、结节病（类肉瘤病）、多灶性脉络膜炎（MCP）、匍行性脉络膜视网膜炎（SC）、鸟枪弹样脉络膜视网膜病变（BSRC）等。

○ 其他：与病毒或其他病原感染以及免疫反应相关，发病前可有感冒等前驱症状，如急性视网膜坏死、急性后极部多灶性鳞状色素上皮病变（APMPPE）、急性视网膜色素上皮炎（ARPE）、多发性一过性白点综合征（MEWDS）等。

○ 药物或疫苗诱发：如抗结核药利福平、降眼压药苏为坦、卡介苗等。

○ 眼创伤或手术诱发。

＊葡萄膜炎可多种病因机制共存、转化，不同疾病之间也可出现交叉。

◎ 根据炎症原发部位不同分类：

○ 脉络膜视网膜炎：原发于脉络膜的炎症累及视网膜，典型代表为 VKH 及交感性眼炎；

○ 视网膜脉络膜炎：原发于视网膜的炎症累及脉络膜，典型代表为眼弓形体病。

注：本节仅列举后葡萄膜炎一般性特征，其中一些常见病症将于后续章节分别单独叙述。

【就诊症状】

◎ 闪光感；

◎ 眼前黑影飘动或雾视（玻璃体混浊）；

◎ 视力下降、视物变形和 / 或中心暗点（黄斑受累）；

◎ 视野缺损；

◎ 合并系统性疾病者有相应全身症状。

【临床体征】

◎ 玻璃体炎症细胞浸润和混浊，偶有积血。

◎ 局灶性或弥漫性脉络膜或视网膜病变，可有：

○ 视盘充血、水肿；

○ 视网膜血管炎、闭塞、变细、出血或白鞘；

○ 视网膜和 / 或黄斑水肿；

○ 视网膜浸润灶、渗出、出血、棉絮斑，甚或坏死；

○ 视网膜前或视网膜下纤维增殖；

○ 视网膜脱离、劈裂；

○ 视网膜色素变性；

○ 脉络膜浸润灶（视网膜下白色或黄白色结节）；

○ 脉络膜增厚；

○ 脉络膜萎缩灶；

○ 脉络膜新生血管(CNV)。

◎ 部分有不同程度前节炎症反应,或继发青光眼、白内障。

按炎症累及组织情况分类,见表 4-3-1。

●表 4-3-1　后葡萄膜炎累及组织情况

	视网膜炎	视网膜血管炎	脉络膜和视网膜色素上皮炎
前房反应	+	±	±
玻璃体反应	明显,后玻璃体细胞呈团状积聚	轻	轻或无
视网膜	水肿、渗出多见,有坏死灶、病灶边缘不清	一般无水肿、渗出	视网膜下黄白色病灶
视网膜血管	多正常	狭窄、血管鞘,伴渗出、出血	正常
视网膜脱离	可见	罕见	可见
FFA	早期遮蔽荧光,后期荧光渗漏	早期血管渗漏,后期血管壁着染	早期遮蔽荧光,后期染色或早期多发性点状荧光,逐渐融合成片状
常见病症	急性视网膜坏死、白塞病、巨细胞病毒感染、眼弓形体病及念珠菌病	急性视网膜坏死、白塞病、Eales 病、结节病	VKH 综合征、交感性眼炎、急性后极部多灶性视网膜脉络膜病变及地图状脉络膜视网膜炎

【检查注意点】

◎ 详问病史、旅居史、外伤和手术、动物接触、药物史,并进行全面系统检查,查找感染性、免疫性病因。

◎ 眼部从前节到后节全面检查,包括眼压、三面镜对锯齿缘附近、UBM 对睫状体等的观察。

◎ 根据葡萄膜炎的病程动态观察、记录其相应变化。

◎ 通过 FFA/ICGA 评价视网膜、视网膜血管及脉络膜炎症的部位、活动性等。

◎ 眼超声可用于评价玻璃体混浊 / 增殖性病变、视网膜脱离、视网膜脉络膜增厚 / 占位等,特别是对于屈光间质混浊者。

◎ 实验室检查

  ○ 血液检查

    ● 血常规、血沉、凝血、肝肾功能。

    ● 免疫相关检查:如类风湿因子、C 反应蛋白、抗核抗体、免疫球蛋白、补体、抗链球菌溶血素 O、HLA 分型等。

    ● 病原及抗体检测:如 AIDS 病抗原及抗体、梅毒血清抗体、巨细胞病毒抗体、单纯疱疹病毒抗体、风疹病毒抗体、抗钩端螺旋体抗体、弓形体抗体等。

    ● 其他:如血清血管紧张素转化酶(ACE)、血清溶菌酶等。

  ○ 取房水、玻璃体做病原体检查

    ● 细菌、真菌培养;

    ● 病毒分离。

  ○ 皮肤试验血常规,如 PPD、针刺反应、弓虫素等。

◎ 影像学检查

  ○ 胸片:肺结核、结节病;

  ○ CT:眼眶、头颅、骶髂关节、骨关节等;

  ○ MRI:眼眶、头颅等。

◎ 腰椎穿刺脑脊液检查,针对梅毒、脑炎、脑膜刺激征等。

◎ 活体组织检查,如视网膜、脉络膜组织。

【辅助检查要点】

◎ 眼 B 超:玻璃体腔内大小不一弱点状回声并夹杂絮状、薄膜样弱回声(炎细胞聚积和纤维素渗出),常伴视盘隆起、眼环增厚等。

◎ 梅毒导致葡萄膜炎的部位、表现变化多样,缺乏特异性,应结合病史、全身表现、梅毒血清学检查确诊。梅毒血清学检测,TPPA 阳性(但不作为疗效、复发和再感染的指标),RPR 检测可作为梅毒筛查诊断试验和治疗评价指标。

【处置要点】

◎ 基本原则

○ 感染性葡萄膜炎首先进行病原特异性抗感染治疗,非感染性采用免疫抑制和抗炎治疗。

○ 在病因治疗基础上对症治疗,达到有效治愈,避免复发。如在全身用药控制系统性免疫疾病前提下局部用药抑制眼部炎症,先眼部抗炎治疗,稳定后再行白内障等并发症的手术治疗等。

◎ 抗感染治疗针对明确的病原体,如:

○ 驱梅治疗:普鲁卡因青霉素 80 万 U/d 肌内注射,连续 15 天,或头孢曲松 1g/d 静脉滴注,10 天。

○ 眼部弓形体病:磺胺类 + 乙胺嘧啶(或螺旋霉素)口服 1 个月,或克林霉素口服 4 次 /d,至少 3 周。

◎ 对症治疗

○ 球旁和球后注射糖皮质激素。

○ 严重急性视网膜及视神经炎,短程大剂量糖皮质激素以减少炎症损伤。

● 泼尼松 1~1.5mg/(kg·d) 口服,1~2 周,每周减量 10mg,至 30mg/d,每周或每 2 周减量 5mg,15~20 mg/d 维持 3 个月以上,同时注意根据患者体质和病情个体化用药。

● 糖皮质激素联合免疫抑制剂,或两种或多种免疫抑制剂联合使用。

* 优势:减少单剂药物剂量,降低副作用,提高患者耐受性和药物敏感性。

适用于:慢性、顽固性葡萄膜炎,如 VKH 综合征、白塞病、交感性眼炎、中间葡萄膜炎、视网膜血管炎等,还有糖尿病患者等。

炎、中间葡萄膜炎、视网膜血管炎等,还有糖尿病患者等。

【儿童注意事项】

◎ 幼儿葡萄膜炎表现要排查视网膜母细胞瘤等引起的伪装综合征可能。

◎ 糖皮质激素大量、长期使用影响生长发育,免疫抑制剂则应考虑对生育的影响。

【老年注意事项】

◎ 高龄者要排查恶性黑色素细胞瘤、淋巴瘤、多发性硬化、视网膜脱离等伪装综合征的可能。

◎ 糖皮质激素大量、长期使用易引起骨质疏松和股骨头坏死,注意补充钙、钾等。

◎ 体质虚弱者,糖皮质激素和免疫抑制剂的应用更应谨慎。

⚠ **特别提示:**

◎ 葡萄膜炎病因、类型、临床表现复杂多样,炎症类型和部位可动态转化和进展、消退,应辩证思维、个体施治。

◎ 伪装综合征(眼内淋巴瘤、黑色素瘤、眼内转移癌等恶性肿瘤)、变性性疾病、眼缺血等导致的眼部症状类似葡萄膜炎,要仔细观察、全面检查、谨慎诊断,防止误诊、漏诊、延误治疗。

◎ 高龄或幼儿葡萄膜炎要排查伪装综合征的可能。

【叮嘱患者】

预防复发,避免熬夜、劳累、感冒、情绪异常、酗酒等,虽然无明确的饮食关联,但仍建议尽量少食海鲜、牛羊肉、辛辣或油腻食品。

4. 白塞病性葡萄膜炎

【典型特征】

白塞病（BD）是一种免疫性血管炎的全身性疾病，中青年多见。眼部可侵犯全葡萄膜，是一种严重的难治性、反复发作的非肉芽肿性葡萄膜炎，即白塞病性葡萄膜炎（BU），致盲率高。表现为突发双眼视物模糊、眼痛、畏光，合并反复口腔和生殖器溃疡、关节炎、皮肤与神经系统损害等。需积极进行眼局部抗炎及系统免疫抑制治疗，眼与全身病变预后均不良。

【组织学特点】

◎ 病因不明，可能与病毒或细菌感染、自身免疫以及免疫遗传因素等相关；以细胞免疫为主，激素可缓解。

◎ 所有器官的基本组织学改变均为非特异性渗出性和／或增生性血管炎，血管周围淋巴 - 单核细胞浸润，严重者出现血管壁坏死，各级动静脉均可受累，可导致出血、管腔狭窄、动脉扩张或瘤样改变。

◎ 凝血和纤溶系统异常，为血栓性血管炎。

◎ 眼部炎症可能开始于：睫状体平坦部，脉络膜周边部和睫状体平坦部前玻璃体基底附着区，视网膜周边部血管周围炎和视网膜炎。

◎ 神经病理主要为以小血管炎和血管周围炎为特征的视网膜神经炎。

【就诊症状】

◎ 突然的视力下降。

◎ 眼前可有黑影飘动。

◎ 眼红、眼痛。

◎ 畏光、流泪等刺激症状。

【临床体征】

◎ 系统

    ○ 反复发作的口腔溃疡（7~10 天愈合，不留瘢痕）。

    ○ 生殖器溃疡（深、易留瘢痕）。

    ○ 皮肤结节样红斑、皮下栓塞性静脉炎、皮肤刺激性过敏。

    ○ 非对称性关节肿痛，下肢结节红斑。

    ○ 消化道溃疡。

    ○ 中枢神经病（脑干综合征、脑膜脑炎综合征等）。

◎ 眼部（一般出现在其他器官发病后 1~2 年）

    ○ 前葡萄膜炎

       ● KP、前房闪辉；

       ● 房水细胞；

       ● 前房积脓（无菌性，流动性好，具有反复性，发生及消退迅速）；

       ● 虹膜后粘连（较少发生）；

       ● 晶状体前囊色素沉着；

       ● 并发性白内障；

       ● 继发性青光眼。

    ○ 后葡萄膜炎

       ● 玻璃体炎；

       ● 同时累及动静脉的视网膜血管炎：开始以静脉为主，自后极部小分支蔓延至大分支；

       ● 视网膜静脉阻塞；

       ● 视网膜动脉变细；

       ● 局灶性坏死性视网膜炎；

       ● 玻璃体积血、视网膜出血；

- 可继发眼底新生血管；
- 黄斑前膜、增殖性视网膜病变；
- 可有渗出性或牵拉性视网膜脱离；
- 晚期黄斑、视神经萎缩；
- 巩膜炎。

【检查注意点】

◎ 此病前房炎症反应很少出现纤维素样渗出。

◎ 凡同时或先后发生的双侧葡萄膜炎并有前房积脓者应怀疑本病。

◎ 查询确认多发性口腔、生殖器溃疡。

【辅助检查要点】

◎ 实验室检验

○ 自身抗体如抗核抗体、抗内皮细胞抗体等。

○ 末梢血白细胞数量增加、血沉加快、C反应蛋白阳性等活动性炎症指标。

○ 结核、病毒等感染指标。

○ HLA-B5 和 HLA-DR5 检测可呈阳性，年轻男性复发患者 HLA-B27 检测阳性。

○ 合并神经系统异常者，脑脊液中白细胞总数和蛋白增多，活动期 IL-6 水平升高，糖浓度正常。

◎ 皮肤针刺反应阳性率 60%~78%，与疾病活动性相关。

◎ 血管彩色超声示血管炎、血管血栓形成或血管瘤。

◎ 眼 B 超示玻璃体粟粒样强回声光点及光带，视网膜、脉络膜增厚，视网膜或光带上也可出现粟粒样强回声光点。

◎ FFA 以视网膜毛细血管扩张和通透性增加为主，呈弥漫性荧光素渗漏,较少累及脉络膜(而 VKH 主要累及脉络膜和 RPE,较少累及视网膜血管)。

◎ 其他,如脑部 MRI、胸片、关节 B 超等。

【处置要点】

◎ 免疫抑制剂系统治疗:眼后节受累或具有不良预后因素(如青年、男性及早期发病)的前葡萄膜炎。

　○ 如硫唑嘌呤 1~2mg/(kg·d),苯丁酸氮芥 0.1mg/(kg·d)或环磷酰胺 3~5mg/(kg·d)等。

　○ 如果糖皮质激素联合免疫抑制剂效果不佳,加用生物制剂,如肿瘤坏死因子(TNF)拮抗剂、干扰素(INF)α、IL-6 拮抗剂。

◎ 糖皮质激素治疗

　○ 一般情况,泼尼松 1~2mg/kg 口服,1 次 /d,联合免疫抑制剂,如硫唑嘌呤。

　○ 急性重度炎症,需静脉滴注大剂量激素冲击治疗,并加用英利西单抗、阿达木单抗或 INF-α。

　○ 伴单眼恶化者,在系统治疗基础上选择玻璃体腔内糖皮质激素注射。

* 激素应用前提:PPD 阴性,快速血清反应素试验 / 荧光梅螺旋体抗体吸附试验阴性。

◎ 抗炎治疗:局部如普拉洛芬、溴芬酸钠、双氯芬酸钠眼液点眼,系统用药如吲哚美辛、阿司匹林等。

◎ 眼局部糖皮质激素和睫状肌麻痹剂,同一般葡萄膜炎。

【儿童及老年注意事项】

◎ 系统性激素治疗注意全身并发症。

◎ 系统免疫抑制剂应用,请内科相关科室全面评估。

⚠ **特别提示：**

◎ 急性期每日查眼内炎症情况及眼压。

◎ BU 是一种典型的复发与自行缓解过程,急性期的治疗目标是尽快控制炎症反应,使炎症损伤降至最低,慢性期更多考虑预防复发及减少长期用药的不良反应。

◎ 系统免疫抑制治疗须请专科会诊,且定期复查监测肝肾功、血常规和血糖。

◎ 运用激素治疗可以延缓盲的发生,但不能改变长期预后。

◎ 激素不宜长期大量使用,否则不利于组织修复愈合。

◎ 糖皮质激素与免疫抑制剂联合使用,可以减少各自用药量和副作用,并增强疗效。

【叮嘱患者】

◎ 急性期每日就诊随访。

◎ 应及早治疗,但预后不良。

5. Vogt- 小柳原田综合征

【典型特征】

　　是一种以攻击眼、耳、脑(脊)膜、皮肤及毛发等多器官黑色素细胞为主的自身免疫性疾病,所以又称葡萄膜 - 脑膜炎、特发性葡萄膜大脑炎,简称 VKH 综合征。表现为葡萄膜炎,伴有头痛、耳鸣、颈项强直、白癜风等症。多发生于青壮年,女性多见,易复发,可致盲。早诊、早治益于预后,药物治疗以糖皮质激素为主。

【组织学特点】

◎ VKH 可能是免疫遗传易感者由致病因子引起色素细胞抗原性改变,发生自体免疫反应,出现全身性色素细胞受损害的一系列临床体征。

◎ 典型组织病理学特征为淋巴细胞、上皮样细胞、组织细胞和多核巨细胞在脉络膜中、外层组织中广泛炎性浸润以及非坏死性肉芽肿形成。

◎ 急性期,RPE 细胞定向分泌炎症因子使脉络膜炎症迅速扩展至视网膜组织。

◎ 脉络膜炎性浸润、循环障碍及 RPE 损伤、外屏障功能破坏,导致脉络膜炎性渗出物通过损伤的 RPE 进入视网膜下,形成浆液性视网膜神经上皮脱离。

◎ 炎症细胞浸润脉络膜并压迫血管导致脉络膜循环障碍。

◎ 脉络膜增厚的原因包括:中性粒细胞和巨噬细胞浸润以及组织水肿和血管扩张。

◎ VKH 病变一般开始于近视盘周围的脉络膜,逐渐向赤道及周边部发展,推测可能是由于视盘内表面无内界膜,容易受炎症影响;而炎症使视盘旁脉络膜毛细血管闭塞,RNFL 轴浆流动停滞,轴突水肿,从而视盘水肿。

◎ 外层巩膜组织致密坚韧,而眼内容积有限,脉络膜炎症水肿膨胀后向内推挤视网膜,形成脉络膜和 RPE 皱褶。

◎ Dalen-Fuchs 结节为 VKH 单行表现,多在葡萄膜炎 2 个月后出现于中周部眼底,活动期呈黄白色,消退期干缩无光泽。(可参见本章"交感性眼炎"相关内容)。

【就诊症状】

◎ 无眼球开放伤或内眼手术史。

◎ 前驱期

　○ 感冒症状,如发热、头痛、头晕、头皮过敏。

　○ 重者有脑膜刺激症状,如恶心、呕吐、颈项强直等。

　* 前驱期 1~2 周恢复正常,3~5 天出现眼部症状。

◎ 眼红、眼痛、畏光。

◎ 视力急剧减退。

◎ 后期可有视物变形、闪光感、畏光加重。

◎ 眼病数周或数月后听觉及皮肤病变期。

◎ 耳鸣、重听、听力障碍。

◎ 毛发变白、白癜风、脱发。

◎ 神经系统表现,包括意识丧失、麻痹、癫痫。

【临床体征】

◎ 睫状充血;

◎ 羊脂状 KP(肉芽肿性);

◎ 前房闪辉和细胞;

◎ 虹膜结节;

◎ 虹膜前后粘连;

◎ 巩膜炎;

◎ 眼压低或睫状体前旋引起高眼压;

◎ 玻璃体炎症细胞;

◎ 视盘充血水肿;

◎ 视网膜水肿,黄斑区显著;

◎ 视网膜血管炎;

◎ 可有多灶性浆液性视网膜神经上皮脱离。

◎ 病程晚期或反复发作者可见:

　○ 角膜缘周边脱色素;

　○ 虹膜萎缩;

　○ 瞳孔膜闭;

　○ 并发性白内障;

　○ 继发性青光眼;

- "晚霞样"眼底(亦称"夕阳红",视网膜色素明显脱失);

- 脉络膜血新生血管(CNV);

- Dalen-Fuchs 结节;

- 甚至眼球萎缩。

【检查注意点】

◎ 明确无眼外伤、内眼手术史(排除交感性眼炎可能)。

◎ 全面的眼部检查:包括细小 KP、少量前房细胞、瞳孔缩小、房角检查,散瞳眼底检查,包括轻微视盘和视网膜水肿。

◎ 详询病史,尤其是前驱症状,进行系统查体。

◎ VKH 多双眼同时或先后发病,对于主诉单眼视力下降者需认真检查对侧眼,以免漏诊或误诊。

◎ 借助 FFA、ICGA、OCT、B 超等影像学检查明确诊断。

【辅助检查要点】

◎ FFA

- 早期脉络膜斑驳样充盈迟缓,随即多发的针尖样视网膜色素上皮强荧光渗出,逐渐融合成多灶性湖状积存以及视盘着染,病变不同阶段差异较大;

- 晚期或出现弥漫性 RPE 损害、"虫蚀"样外观和窗样缺损。

◎ ICGA

- 葡萄膜炎急性期脉络膜血管扩张、管径增粗,呈节段状或串珠样改变;

- 晚期因通透性增高出现局灶斑片状强荧光;

- 脉络膜因灌注不良和微循环障碍呈充盈迟缓、缺损;

- 中晚期由于脉络膜循环障碍、基质炎症或瘢痕形成,有多灶性弱荧光黑斑。

◎ UBM：睫状体水肿、增厚，附近炎性渗出物，可有睫状体脱离。

◎ 眼 B 超

  ○ 弥漫性后极部脉络膜低至中度反射性增厚；

  ○ 渗出性视网膜脱离局限于后极部或下方；

  ○ 后部巩膜或表层巩膜增厚。

◎ 黄斑 OCT

  ○ ILM 波浪样改变；

  ○ 视网膜神经上皮渗出性脱离，脱离区域内见点状高信号（炎症细胞）；

  ○ 椭圆体带连续性中断；

  ○ RPE 层皱褶、内层不规则高反光条带；

  ○ 脉络膜水肿增厚。

◎ 眼电生理检查：视杆细胞的损害大于对视锥细胞损害。

◎ 脑膜刺激症状，必要时行腰椎穿刺，脑脊液主要表现为淋巴细胞及蛋白含量增多，前驱期还可有暂时性压力增高。

◎ 血常规、结核菌素试验、快速血清反应素试验、荧光螺旋体抗体试验、血管紧张素转化酶检测、免疫学检查（HLA-B27 抗原增高，HLA-DR4、HLA-DRw53 抗原阳性）。

◎ CT、MRI 检查除外中枢神经系统疾病。

◎ 听力检查：发病后 3 个月内约 80% 有感觉性耳聋，一般为对高音域听觉障碍。

◎ 脑电图：可显示脑实质受累的改变，呈弥漫性异常。

【处置要点】

◎ 糖皮质激素全身应用，原则为早期、足量、缓慢减量、足疗程。

口服泼尼松 1.0~1.5mg/（kg·d）并逐渐减量，15~20mg/d 维持 6~12 个月或数年，或甲泼尼龙 500~1 000mg/d 静脉滴注冲击治疗，3~5 天治疗后改口服。

◎ 眼局部使用激素,包括:

　○ 眼前节炎症,应用组织穿透力强的糖皮质激素眼液点眼,亦须足剂量、缓慢减量。

　○ 球周注射,如地塞米松或曲安奈德。

　○ 玻璃体腔注药,如曲安奈德等。

◎ 难治性、复发性葡萄膜炎或对糖皮质激素不耐受者可单独或联合免疫抑制剂。

如环孢霉素 A 3~5mg/(kg·d),FK506 0.1~0.15mg/(kg·d),苯丁酸氮芥 0.1mg/(kg·d),硫唑嘌呤 2~3mg/(kg·d),环磷酰胺 1~2mg/(kg·d),吗替麦考酚酯 0.1mg/(kg·d),肿瘤坏死因子(TNF)拮抗剂等;推荐口服泼尼松 + 环孢素 A+ 硫唑嘌呤联合用药。

◎ 睫状肌麻痹剂 1% 硫酸阿托品点眼(急重症者)或复方托比卡胺活动瞳孔(轻者)。

【儿童注意事项】

◎ 急性期首选大剂量糖皮质激素治疗。

◎ 甲氨蝶呤用于婴幼儿患者,副作用较小。

【老年注意事项】

激素长期使用,应注意补充电解质和钙,防止骨质疏松等并发症。

⚠ 特别提示:

◎ 临床表现明显者,无须做腰椎穿刺检查。

◎ 此病易反复,早期、足量使用激素,炎症反应及激素的叠加作用可能导致并发症,如白内障、青光眼、黄斑区 CNV 等,需签署激素使用同意书。

◎ 系统糖皮质激素治疗药物减量过快与 VKH 复发密切相关。

◎ 使用免疫抑制剂应定期查血象、肝肾功能等，注意其毒副作用。

◎ 并发白内障的手术治疗应在炎症控制至少 3 个月之后进行，且围手术 1~2 周应行糖皮质激素治疗。

【叮嘱患者】

◎ 每周或每月进行复查，监测炎症和眼压。

◎ 激素在医师指导下使用，病情好转按医嘱减量。

◎ 激素随意停用或突然减量，易致病情反复或加重。

◎ 坚持锻炼身体，增加机体抗病能力，不要过度疲劳、过度消耗，戒烟戒酒。

6. 交感性眼炎

【典型特征】

单眼眼球外伤或手术后，呈现双眼慢性或亚急性非坏死性肉芽肿性葡萄膜炎，称为交感性眼炎（SO）。外伤眼称为诱发眼，对侧眼称为交感眼。绝大多数在数日至 1 年发病，也可于数十年后发生。临床表现多样，未经及时治疗，急性炎症可反复发作，伴持续数月或数年的间歇性静止期。及早诊疗可有效改善视力预后，降低致盲率。

【组织学特点】

◎ 葡萄膜及视网膜自身抗原暴露至结膜或眼眶的淋巴系统后，导致 T 细胞介导迟发型超敏反应。

◎ 眼外伤或手术等破坏血眼屏障、暴露葡萄膜组织、增加眼内抗原释放，打破眼本身的免疫豁免为可能诱发因素。

◎ 双眼葡萄膜组织病理呈现肉芽肿性炎特征，全葡萄膜有淋巴细胞、上皮样细胞及朗汉斯巨细胞浸润而增厚，尤以脉络膜为著。

◎ 脉络膜病变始于大血管层周围淋巴细胞浸润,脉络膜毛细血管层因缺乏色素,较少受侵犯,而发展至一定病程也可被波及。

◎ RPE 局限性增殖,呈扁平疣状或结节状隆起,色素细胞增大成梭形,结节中心为类上皮样细胞及巨细胞,周围为淋巴细胞,称 Dalen-Fuchs 结节,非本病特有,在 VKH 综合征也存在;巨细胞吞噬色素现象明显,但不存在结核病的干酪样坏死。

◎ Bruch 膜表现为增厚、变薄或断裂。

◎ 视网膜静脉周围亦有淋巴细胞、上皮样细胞浸润,即交感性血管周围炎。

◎ 虹膜炎症早期以后层为主,容易发生后粘连;之后,细胞浸润加剧,组织结节状肥厚,使表面凹凸不平。

◎ 睫状体炎起于血管层,有时也能见到 Dalen-Fuchs 结节,结节由视网膜色素上皮细胞转化、增殖而成。

【就诊症状】

◎ 单眼眼外伤或手术等诱发因素之后发生双眼症状;

◎ 眼痛;

◎ 畏光;

◎ 视物模糊(始于后节者严重);

◎ 飞蚊症;

◎ 闪光感;

◎ 小视或视物变形。

【临床体征】

◎ 睫状充血;

◎ 睫状区触痛;

◎ 羊脂状 KP;

◎ 房水 Tyndall 现象;

◎ 眼压变化(睫状体功能失代偿或小梁网阻塞)；

◎ 虹膜纹理消失、结节状增厚；

◎ 虹膜后粘连；

◎ 瞳孔缩小；

◎ 玻璃体炎症细胞；

◎ 后极部及赤道黄白色 Dalen-Fuchs 结节；

◎ 黄斑水肿；

◎ 视盘炎；

◎ 脉络膜炎或肉芽肿；

◎ 渗出性视网膜脱离。

◎ 部分病例在病程晚期出现：

　○ 角膜带状变性；

　○ 瞳孔闭锁或膜闭；

　○ 虹膜睫状体萎缩；

　○ 虹膜面及膜闭处出现新生血管；

　○ 白内障；

　○ 晚霞状眼底；

　○ 慢性黄斑病变；

　○ 脉络膜新生血管；

　○ 脉络膜、视网膜、视神经乃至眼球萎缩；

　○ 毛发变白、脱发、皮肤脱色斑、耳鸣、耳聋等全身病变。

【检查注意点】

◎ 详细询问有无 SO 相关病史，如：

　○ 单眼外伤(眼球开放伤、碱烧伤等)。

○ 侵入性的内眼手术（如玻璃体视网膜手术、抗青光眼手术、白内障手术、穿透性角膜移植、玻璃体腔注药术等）。

○ 眼非侵入性手术（如睫状体光凝或冷凝、眼部放疗、巩膜扣带术等）。

○ 其他眼部疾病（如脉络膜黑色素瘤、角膜溃疡穿孔、累及角膜缘的重度角膜炎等）。

◎ 详细检查眼前节及后节，眼底检查在非外伤或手术眼出现 Dalen-Fuchs 结节及晚霞状眼底改变最有意义。

◎ 系统检查，排除双侧肉芽肿性葡萄膜炎病因，如 VKH 综合征，后者全身症状更显著。

◎ 实验室检查排除感染性葡萄膜炎（如梅毒、结核）、伪装综合征、结节病、系统性风湿类疾病等。

◎ 借助影像学检查明确诊断，FFA 和 ICGA 评估炎症反应的范围、位置和活动性，OCT 可评估浆液性视网膜脱离、感光细胞层变化、脉络膜厚度等。

【辅助检查要点】

◎ FFA 常见和典型表现

○ 急性期：早期 RPE 水平多发点状荧光，不断扩大融合成片状强荧光，晚期视网膜下湖状荧光积存，可有视盘着染；脉络膜灌注局部延迟或呈片状充盈。

○ 慢性期或反复发作者：早期与临床上所见 Dalen-Fuchs 结节和 / 或脉络膜毛细血管闭塞灶分布相一致的多发性弱荧光区，后期染色；可有视盘早期荧光渗漏，视网膜血管荧光素渗漏、管壁着染等。

◎ ICGA 在活动病变早期后极部脉络膜血管扩张及荧光渗漏，后期可发现多发性弱荧光暗区，与 FFA 强荧光点对应（脉络膜浸润、Dalen-Fuchs 结节或水肿），但分布不像 VKH 的弱荧光暗区那么规则。

◎ 眼 B 超示弥漫性脉络膜增厚,部分见后极部浆液性视网膜脱离。

◎ 黄斑 OCT 明确脉络膜浸润性增厚程度、黄斑囊样水肿、FFA 显色不显著的小片浆液性视网膜脱离、内界膜紊乱、RPE 形态及血管紊乱等变化。

○ 视网膜神经上皮层与 RPE 分离间隙区可存在强反射隔层(可能为纤维蛋白所致)。

○ Dalen-Fuchs 结节表现为外层视网膜圆形强反射区,破坏外层视网膜及 RPE 正常结构。

○ 慢性 SO,视网膜椭圆体带损坏。

【处置要点】

◎ 糖皮质激素抗炎治疗

○ 全身应用

● 病情严重者大剂量糖皮质激素冲击治疗,如甲泼尼龙 500mg 或地塞米松 10mg 静滴,1~2 次 /d,3 天后改口服。

● 一般病情,泼尼松 0.5~2.0mg/(kg·d) 口服,3~6 个月内逐渐减量至维持剂量 10mg/d,炎症彻底控制 6~12 个月后终止治疗。

○ 局部应用

● 眼前节炎症,妥布霉素地塞米松或醋酸泼尼松眼液点眼。

● 地塞米松 2.5~5mg 眼周注射,1 次 /d。

● 曲安奈德玻璃体腔注射或氟氢松缓释剂眼内植入。

◎ 免疫抑制剂用于激素不耐受或疗效不佳者,如硫唑嘌呤、环孢素 A、吗替麦考酚酯等。一般推荐 CsA+ 环磷酰胺 + 糖皮质激素联合应用,可参见第六章 "免疫抑制剂" 相关内容。

◎ 睫状肌麻痹剂应用于眼前节炎症者。

◎ 局部或全身非甾体抗炎药物使用。

⚠ **特别提示：**

◎ 交感性眼炎重在预防,如:

○ 眼球开放伤及时清创缝合,避免葡萄膜组织嵌顿于伤口。

○ 尽可能显微缝合伤口,避免过多组织损伤。

○ 伤口污染和感染可能通过佐剂的作用诱发免疫反应,因此清创缝合后应全身使用广谱抗生素和糖皮质激素,减少伤后感染机会,减轻组织炎症反应。

○ 尽可能避免在同一眼反复进行内眼手术,确有必要进行时,应手术前后予糖皮质激素,必要时可联合免疫抑制剂。

○ 眼球破裂伤等恢复视力和眼球完整性已无希望者,可考虑摘除眼球,眼内容剜除应尽力清理干净色素组织,减少自身抗原暴露。但有关摘除受伤眼在预防交感性眼炎发生中的作用仍有很大争议。一般认为,对仍有一定视力(包括光定位良好)的患者,不论是否有交感性眼炎发生,都应尽量保存眼球。

◎ FFA、ICGA、OCT 等影像学检查不仅具有 SO 诊断价值,还可反映病情变化和对治疗的反应。

7. 急性视网膜坏死

【典型特征】

病毒感染引起的一组临床综合征,以急性葡萄膜炎、玻璃体炎、由周边向中央环形进展的视网膜闭塞性血管炎、融合性视网膜坏死为主要特征。多单眼,病情进展迅速。积极给予抗病毒药物、视网膜光凝或玻璃体切除术等,治疗不及时可致盲。

【组织学特点】

◎ 推测发病机制为潜伏在三叉神经或嗅神经的病毒被激活、经视神经轴突迁移至视网膜、脑部而发病。

◎ 病毒感染多为水痘-带状疱疹病毒（VZV），其次是单纯疱疹病毒（HSV），而免疫缺陷者多为巨细胞病毒（CMV）。

◎ 主要病理机制包括：血管炎导致神经病变，眼内壁渗液压迫视神经引起视神经鞘缺血，病毒感染直接引起视神经炎症和坏死。

◎ 视网膜、脉络膜和视盘的血管（动脉为主）周围有大量炎症细胞浸润，并有纤维组织增殖、血管壁增厚，毛细血管闭塞，与血液高凝状态、血栓形成有关。

◎ 玻璃体炎症细胞浸润，1 周后明显加重，并有渗出，3~4 周后玻璃体有膜形成。

◎ 虹膜睫状体也可有血管扩张、充血、水肿，血管炎和血管周围炎的改变。

【就诊症状】

◎ 单侧眼红、眼痛、畏光或异物感。

◎ 视物模糊、眼前黑影。

◎ 可有明显视力下降。

◎ 可有眶周疼痛。

◎ 可有皮肤疱疹、溃疡，或脑炎等全身性病变。

◎ 可有感冒病史。

【临床体征】

◎ 睫状充血；

◎ 尘状或羊脂状 KP；

◎ 轻至中度前房闪辉、房水细胞，偶前房积脓；

◎ 可虹膜后粘连；

◎ 可眼压升高；

◎ 视盘充血；

◎ 玻璃体炎症反应明显；

◎ 视网膜白色或黄白色浸润水肿全层坏死灶,边界清楚;

◎ 视网膜动脉变窄、呈串珠状,血管周围白鞘、点片出血,最终闭锁呈白线;

◎ 视网膜病变逐渐融合,从周边迅速向后极部进展;

◎ 严重者视网膜坏死灶不规则裂孔,可发生视网膜脱离;

◎ PVR;

◎ 视网膜新生血管和出血;

◎ 后期发生视网膜萎缩并有椒盐样色素沉着;

◎ 眼球萎缩。

【检查注意点】

◎ 评价玻璃体炎症。

◎ 一定要充分散瞳查眼底,间接检眼镜仔细排查周边部视网膜病灶。

◎ 眼底表现典型,若无法确诊可行 FFA 检查。

◎ 若眼底无法窥清时,超声检查有无视网膜脱离等。

【辅助检查要点】

◎ FFA:视盘强荧光、边界不清;视网膜动脉较细、管径不均,静脉迂曲扩张,动静脉和脉络膜毛细血管床充盈迟缓、节段性渗漏、管壁染色、闭塞,大片毛细血管无灌注区,血管周围斑片状出血遮蔽荧光;视网膜坏死区边界清楚,早期弱荧光、晚期斑块状强荧光,病灶处脉络膜荧光被遮蔽;严重者黄斑囊样水肿,呈花瓣状荧光渗漏。

◎ ERG 检查 a、b 波降低,伴有或不伴有振荡电位降低,严重者早期即可见闪光 ERG 熄灭。

◎ 房水、玻璃体和视网膜标本病毒培养可阳性,组织学检查病毒包涵体,眼内液 PCR 检测病毒 DNA。

◎ 实验室血清 HSV 或 VZV 抗体测定。

◎ 血常规、血沉、弓形虫滴度、结核菌素、CMZ、人类免疫缺陷病毒检测、胸片,以排除其他疾病。

◎ CT 扫描,受累眼视神经鞘扩大。

【处置要点】

◎ 确诊后立即收入院给予药物治疗,并密切观察病情。

◎ 抗病毒药物

   ○ 伐昔洛韦 1 000~2 000mg 口服,3 次 /d,连续用药 2~3 周。

   ○ 阿昔洛韦 5~15mg/kg 静滴,3 次 /d,1~3 周,改口服 400~800mg/ 次,4~5 次 /d,维持 2~4 个月,防止健眼发病。

   ○ 更昔洛韦 5 mg/kg 静滴,2 次 /d,3 周,改口服 5mg/(kg·d),4 周。

   ○ 泛昔洛韦 500mg 口服,3 次 /d,连续用药 2~3 周(仅抑制 HSV 和 VZV)。

   ○ 膦甲酸钠 60mg/kg 静滴,3 次 /d,2~3 周,维持剂量 90~120mg/ (kg·d)(免疫功能损害而耐阿昔洛韦的 HSV 感染或 AIDS 患者 CMV 感染)。

   若全身用药效果不佳,或独眼、重症病变、后极部受累重者,可同时联合玻璃体腔注射:

   ○ 更昔洛韦 2mg/0.1ml,1~2 次 / 周。

   ○ 膦甲酸钠 2.4mg/0.1ml,1 次 / 周。

◎ 激素抗炎:抗病毒药物应用 24 小时后,可结合病情系统给药。

◎ 视眼前节炎症程度,给予睫状肌麻痹剂 1% 阿托品,3 次 /d,和局部激素点眼。

◎ 抗凝剂减轻血管闭塞,如肝素或口服小剂量阿司匹林。

◎ 视网膜激光光凝:尽早在坏死病灶与健康视网膜间做激光光凝隔断,可降低坏死灶进展,使视网膜脱离风险。

◎ 手术治疗:发生视网膜脱离或 PVR 时,行玻璃体切除、广泛眼内光凝、长效气体或硅油填充术。

【老年注意事项】

◎ 肾功能不全者,慎用抗病毒药物,及时调整剂量。

◎ 长期激素应用有股骨头坏死等可能。

⚠ 特别提示:

◎ 周边视网膜初发小病灶时即予积极治疗,避免病灶扩大,并每天观察眼部病情,评估用药效果。

◎ 抗病毒用药期间,应注意观察药物不良反应,如肝肾功能损害、消化道不适、皮疹等。

◎ 阿昔洛韦切忌过早停药,易导致潜伏病毒恢复活性,但要警惕其肾毒性,监测肾功能。

◎ 更昔洛韦全身使用时,可能因血 - 房水屏障和血 - 视网膜屏障作用,眼后节组织中药物浓度低,且全身毒性高,口服生物利用度很低,故一般仅眼内局部应用。

◎ 抗病毒治疗 48 小时内病情可进展,缓解和稳定多在治疗后 4 天内。

◎ 大剂量激素能造成病毒复活及视网膜炎再次发作,必须和抗病毒药物一起使用。

◎ 每次复查均应散瞳,在间接镜下检查视网膜有无裂孔或另一眼的可疑病灶。

◎ 进行性外层视网膜坏死(PORN)同为一种迅速进展、可严重危及视力的疱疹病毒性视网膜病变,ARN 常发生于免疫功能正常者,而 PORN 常发生于免疫功能低下者,无显著眼内炎症及血管病变。

【叮嘱患者】

◎ 此病单眼发病后,另一眼在数周、数月、数年可能受累,应高度警惕,及时就医。

◎ 重视复查,治愈数年内按照数周、数月随访。

8. 急性感染性眼内炎

【典型特征】

眼外伤、内眼手术后、内源性或各种原因导致的感染性眼内炎症,葡萄膜、视网膜、玻璃体、房水均受累,表现为突然视力下降和眼痛。病原体毒力决定病情病程,是否及时给予有效药物及联合玻璃体切除术决定视力预后。

【病原及组织学特点】

◎ 玻璃体无血管,且富含水、葡萄糖、电解质和蛋白质,其新陈代谢极其缓慢,致病菌一旦侵入,常成为病原微生物繁殖的培养基,难以自行清除,容易引起炎症形成脓疡,严重者需玻璃体切除术予以清除。

◎ 脉络膜血管丰富,与虹膜、睫状体血管交通互联,毛细血管粗大、壁薄、壁内侧有窗孔,大的病原微生物容易在此滞留发病且扩散。

◎ 内源性病原微生物随血液循环经 20 余条睫状短动脉入脉络膜,在此停留感染并蔓延到邻近组织。

◎ 当化脓性炎症侵及眼球壁组织,向眼外筋膜和眶组织发展成为全眼球炎,可向眼周组织蔓延(如眶蜂窝织炎)或转移扩散至全身(如血栓性海绵窦炎),严重时危及生命。

◎ 病原微生物可为细菌性、真菌性、病毒性、寄生虫性或混合性。

◎ 感染性致病菌中,3/4 为 G^+ 菌,其中以非凝固酶阴性者病情最重。

◎ 潜伏期长短因病原的毒力、被感染者反应性及防治程度的差异而不同,外伤或术后平均 2~7 天。

◎ 玻璃体混浊

○ 真菌菌丝菌落疏松,故多呈灰白色绒毛状、串珠样、絮状或蛛网状。

○ 表皮葡萄球菌玻璃体浸润较轻,预后较好。

○ 其他 G$^+$ 球菌:如金葡菌、链球菌玻璃体浸润较重,眼底红光反射常消失,脓性物常蔓延到视网膜下,预后差。

◎ 易感人群

○ 老年人,糖尿病、肾功能障碍、结核、恶性肿瘤、肝硬化、获得性免疫缺陷综合征患者,免疫力低下者。

○ 血液透析,胃肠道或阴道侵入性手术,留置导尿管,长期滥用静脉注射或药物,包括糖皮质激素、免疫抑制剂、抗生素、毒品等。

○ 伴感染病灶者,如肝脓肿、脑膜炎、泌尿生殖系感染、呼吸系统感染、胃肠道细菌感染、心内膜炎、静脉插管感染后等。

○ 眼球开放伤(以穿通性多见)。

○ 内眼手术时间长、手术切口渗漏(如青光眼滤过泡瘘)等。

◎ 血眼屏障、眼球壁组织屏障,使静脉、眼表、球周使用抗生素很难达到有效的眼内药物浓度,需玻璃体腔直接注药。

【就诊症状】

◎ 眼红、眼痛,可伴头痛;

◎ 畏光流泪,眼睑痉挛;

◎ 视物模糊或视力骤降,甚至无光感;

◎ 可结膜、眼睑水肿。

【临床体征】

◎ 眼睑水肿。

◎ 睫状或混合充血。

◎ 角膜水肿、浸润,可有 KP。

◎ 房水蛋白和细胞阳性,可有前房积脓。

◎ 晶状体或人工晶状体前后表面纤维素性渗出。

◎ 晶状体后囊混浊。

◎ 可有虹膜前后粘连。

◎ 可有瞳孔传入性障碍。

◎ 玻璃体炎性混浊。

◎ 眼底红光反射减弱或消失。

◎ 眼底可有视盘炎性充血,视网膜血管炎性扩张或狭窄闭塞,视网膜出血、脱离或坏死,黄斑水肿,白色结节样浸润(细菌毒性反应)等。

◎ 眼压可降低,也可正常或偏高。

◎ 眼球运动障碍和上睑下垂(炎症累及眼眶)。

◎ 眼球开放伤、内眼术后其他征象。

【检查注意点】

◎ 全身情况:有无发热、头疼、白细胞计数增高。

◎ 详细询问病史,如眼外伤或内眼手术史。

◎ 怀疑内源性者,了解全身感染疾病、原发灶部位、致病病原体及抗生素的应用。

◎ 检查视力、视功能,外伤后眼内炎视力减退与受伤程度可不一致。

◎ 眼压有无异常,早期可轻度升高,晚期多呈低眼压。

◎ 注意排查有无眼球穿通伤入口。

◎ 注意详查眼底。

◎ 必要时行 CT、MRI 影像学检查,排除眼内肿瘤、异物、寄生虫感染等。

◎ 小梁切除术后结膜滤过泡有无混浊、脓性分泌物以及 Seidel 试验阳性,注意排查眼表及眼睑慢性炎症、睑内外翻、泪道阻塞等。

【辅助检查要点】

◎ 眼 B 超玻璃体暗区内散在弱回声光点或光斑,有明显后运动,眼球外常有透声间隙（眼球筋膜积液）。

区分一般玻璃体混浊和玻璃体脓肿以及有无视网膜脱离或眼内肿物、异物。

◎ 前房、玻璃体穿刺抽取房水或玻璃体（0.1~0.2ml）涂片，诊断性微生物培养和药物敏感性试验。

◎ 血检验查白细胞计数、C反应蛋白等。

◎ 内源性眼内炎行肺部、颅脑CT，肝胆胰脾肾超声排查脓肿灶。

◎ 小梁切除术后滤泡相关眼内炎者可对角膜接触镜、滤泡内容物进行细菌培养。

【处置要点】

◎ 积极抗感染治疗，全身应用抗生素。

  ○ 适用人群

    ● 外伤性眼内炎。

    ● 高危患眼，如独眼、全身抵抗力低下、病程发展急剧。

    ● 眼内炎扩散倾向或全眼球炎，如体温升高、白细胞计数升高、眼球运动障碍等。

  ○ 常用静脉或口服药物

    ● 万古霉素、环丙沙星或莫西沙星（抗 G^+ 菌）。

    ● 头孢唑林或头孢他啶（抗 G^- 菌）。

    ● 伏立康唑200mg口服2次/d，两性霉素5mg/d静滴等（真菌）。

  ○ 一般静脉用药：万古霉素1g静滴，1次/12h；

                头孢他啶1g静滴，1次/12h。

＊内源性眼内炎应特别注意支持疗法和全身疾病的治疗，全身性抗菌治疗持续至少2~4周，以彻底清除病灶。

◎ 严重者及时行玻璃体内注药，选择广谱性、玻璃体内渗透性好的抗生素：

  ○ 抗 G^+ 菌：万古霉素或克林霉素1.0mg/0.1ml，丁胺卡那（抗 G^+ 菌）

0.4mg/0.1ml。

　○ 抗 G⁻ 菌：头孢他啶 2.0mg/0.1ml。

　○ 抗真菌：两性霉素 B 5~10μg/0.1ml，伏立康唑 100~200μg/0.1ml，那他霉素 25μg/0.1ml。

单独或联合使用，头孢他啶＋万古霉素为最常用抗细菌性眼内炎联合注射药物。

◎ 病情进展急骤、治疗 48 小时药物疗效不佳，尽快行玻璃体切除术，清除病原体和毒性产物、炎性物质等。

◎ 糖皮质激素可减轻炎症反应，抗毒性，抑制免疫反应，减少眼组织破坏：

　○ 局部点眼：如妥布霉素地塞米松、醋酸泼尼松龙眼液。

　○ 眼周注射：如地塞米松 2.5~5mg。

　○ 眼内注射：如妥布霉素 200μg+ 地塞米松 300μg。

　○ 全身应用：如泼尼松 1mg/kg 口服，1 次 /d，地塞米松 5~10mg 滴斗入，1 次 /d。

◎ 抗生素眼液，如万古霉素和妥布霉素，1 次 /h，24~48 小时，局部点眼。

◎ 1% 阿托品点眼，3 次 /d，麻痹睫状肌，缓解疼痛，有助于炎症缓解，防止瞳孔后粘连。

◎ 预防术后眼内炎包括：术前用广谱抗菌药物点眼降低眼表菌群量，5% 聚维酮碘消毒眼睑、睑缘、结膜囊。

◎ 全眼球炎进行性加重、无法控制，行眼球摘除术或眼内容剜除术。

【儿童注意事项】

◎ 儿童常因表述不清或直到痛苦难耐才告知家长，导致就诊拖延、延误病情、预后差。

◎ 详细询问外伤史，特别是有无针头、植物等扎伤眼球。

◎ 儿童致病菌谱复杂,杆菌占优势。

◎ 易漏诊和误诊,警惕坏死型视网膜母细胞瘤或眼内寄生虫病。

◎ 儿童早期玻璃体腔注药推荐:万古霉素 1mg+ 阿米卡星 0.2~0.4mg/0.1ml(广谱抗菌)、两性霉素 5~10μg(抗真菌)。

◎ 儿童眼眶发育尚未完成,尽量避免眼球摘除。

⚠ 特别提示:

◎ 应收治住院,密切监测临床病程变化。

◎ 疼痛缓解、炎症反应减轻、前房积脓减少是治疗有效的表现。

◎ 根据临床表现、治疗反应及培养、药敏结果及时调整抗生素治疗方案。

◎ 万古霉素与头孢他啶体外混合可形成沉淀,两者联合使用时需分别用不同注射器注射。

◎ 玻璃体培养阳性率较高,但应在炎症早期且未使用抗生素的前提下,玻璃体切除早期取足够量样本或在脓肿灶直接取样。

◎ 外源性眼内炎多因眼球壁屏障的破坏导致,如角膜溃疡使用激素不当、角膜接触镜长期不当使用、眼内手术后伤口闭合不佳等。

◎ 由植物、土壤污染物感染的眼球开放伤和角膜溃疡,多要警惕真菌感染。

◎ 内源性临床早期缺乏特异性,易误诊为普通葡萄膜炎,尤其应用糖皮质激素或免疫抑制剂而加重,需警惕。

◎ 无菌性眼内炎一般无明显疼痛和明显视力下降,激素治疗效果明显。

9. 白点综合征

【典型特征】

一组异质性、炎症性的脉络膜视网膜病变,伴一过性或永久性不同程度的视力下降和视功能损伤。病因和发病机制不清,临床特征相互交叉,也可出现转化。病变可位于视网膜外层、视网膜色素上皮层(RPE)、脉络膜毛细血管、脉络膜,主要表现为斑点或斑片样病灶。此类疾病的诊断主要依据影像学检查。

目前观点认为,白点综合征包括以下疾病:

◎ 急性后极部多发性鳞状色素上皮病变(APMPPE);

◎ 匍行性脉络膜病变(SC);

◎ 多发性一过性白点综合征(MEWDS);

◎ 鸟枪弹样视网膜脉络膜病变(BSRC);

◎ 多灶性脉络膜炎和全葡萄膜炎综合征(MCP);

◎ 点状内层脉络膜病变(PIC);

◎ 急性视网膜色素上皮炎(ARPE);

◎ 视网膜下纤维化和葡萄膜炎综合征(SFU);

◎ 急性区域性隐匿性外层视网膜病变(AZOOR);

◎ 拟眼组织胞浆菌病(POHS)。

【组织学特点】

◎ 脉络膜位于视网膜和巩膜之间,营养视网膜外层,是黄斑中心凹唯一营养来源;脉络膜毛细血管缺血→视网膜外层水肿→RPE 细胞功能衰退、脂褐质代谢异常、代偿性增殖→RPE 细胞死亡。

◎ RPE 位于视网膜神经上皮与脉络膜之间,为单层紧密连接细胞层,表面突起包绕光感受器外段,基底部附着于 Bruch 膜,构成光感受器 -RPE-Bruch 膜 - 脉络膜毛细血管复合体,其各层次组织间关系紧密,损害可互为因果。

◎ RPE 主要功能特点包括:

　○ 参与构成血 - 视网膜屏障。

○ 为感光细胞营养代谢提供双向转运,并维持酸碱和电解质平衡。

○ 发挥"泵"的作用,维持神经视网膜层稳态。

○ 吞噬更新感光细胞外节盘膜。

○ 表达分泌多种生长因子,抑制新生血管、保护神经、调节眼内免疫、促进眼球发育等。

○ 参与维生素 A 代谢的视循环。

○ 色素有助于吸收光线,减少光散射,保护眼内组织免受氧化损伤。

○ 分泌形成 Bruch 膜。

◎ RPE 细胞一旦死亡不能再生,依靠邻近的 RPE 细胞扩张和移行来填补缺损区。

◎ 视网膜或脉络膜局部的免疫性血管炎、毛细血管闭塞,造成 Bruch 膜破坏,引起视网膜下新生血管形成,即 CNV。

◎ 近视眼相关特征:

○ 脉络膜毛细血管闭塞、萎缩使之变薄合并微循环障碍,邻近组织缺血缺氧。

○ RPE 萎缩、细胞密度降低,对光感受器外节盘膜吞噬作用下降。

○ 光感受器椭圆体带完整性差。

◎ MEWDS 和 BSRC 白点灶相似,系微肉芽肿,感染可能为诱因,通过引起组织损伤、抗原暴露、新抗原形成和免疫功能紊乱,最终引起自身免疫反应。

◎ MCP、PIC 主要影响 RPE 下和其外层,可有细胞聚积。MCP 炎症细胞较多,而 PIC 时炎症细胞较少。

【就诊症状、临床特征、检查要点】

见表 4-3-2。

●表 4-3-2　白点综合征的特点和检查要点

	APMPPE	SC	MEWDS	BSRC	AZOOR	MCP	PIC	SFU	ARPE	POHS
易患人群	青年	中老年,男性多	青年女性伴近视	中老年,白种女性多见	中青年女性伴近视	30岁以上女性伴近视	青年女性伴近视	青年近视女性多见	中青年	10~81岁
起病	急性	急性或慢性渐进性	急性	慢性	急性隐匿性	慢性	急性	急性	急性	急性
病程	数日至数月	数周至数月	6~10周	可多年	数周至数月	可持续多年	数周	可多年	7~10周	数月至数年
单双眼	多双眼	多双眼	多单眼	多双眼	单或双眼	多双眼	单或双眼	多双眼	多单眼	单或双眼
视力下降	短暂下降后迅速恢复	正常或下降	轻至中度	不同程度	正常或轻度下降	轻至重度	不同程度	不同程度	轻微	正常或下降
视野	可正常	与病灶位置一致的缺损	多生理盲点扩大,视中心或弓形暗点	表现多样,视野缩窄,生理盲点扩大,中央旁中央暗点	巨大中心暗点和旁中心暗点,生理盲点扩大,永久缺损	生理盲点扩大,多种视野异常	旁中心暗点	生理盲点扩大,暗点	中心暗点	中心暗点

	APMPPE	SC	MEWDS	BSRC	AZOOR	MCP	PIC	SFU	ARPE	POHS
症状	可有暗影	眼前黑影，视物变形	视物变暗、黑影，闪光感	眼前黑影飘动，闪光感，夜盲或色觉异常	闪光感，眼前暗点	闪光感，飞蚊症	眼前暗点，飘浮物，视物变形，闪光感	视力下降，视物变形，闪光感	中央暗影，视物变形感	常无症状，或视物变形，中心暗点
眼底特征	后极部多发视网膜下边缘模糊不规则，乳黄色至灰白色，1/2PD大小，类圆形鳞状病灶，赤道前少见	视盘周围深层灰白色大地图牙交错地图状螺旋形病变，并向周围离心性进展，有进展缘和退行缘	后极部视网膜深层，多发，灰白色，1/4~1/3PD大小，视盘及血管弓处相对密集，黄斑部橘黄色颗粒状	放射状分布于后极部到赤道区，奶油样黄色视网膜深层点状病灶，直径2/3PD大小，边界不清；视网膜血管炎，CME和视盘水肿	多数眼底无明显改变，部分可在黄斑区有黄白色点状病灶，急性期斑点一过性消失；进展期可见视网膜外层白色分界线	急性期中周或周边部视网膜多发，2/3PD大小，圆形，灰白色，浓厚病灶，活动期可见视盘充血，视网膜血管炎和CME。晚期演变为带色素边界的"挖掘样"瘢痕	后极部视网膜下黄白色奶油状小病灶（<300m），边界清晰，分布不规律，陈旧者呈色素性萎缩灶	后极部及中间部多发浅黄色深层点状病变，融合发展成大面积视网膜下纤维化	黄斑部RPE层暗灰色，散在成簇的点状病变，深色素斑点外围绕脱色素的黄白色晕环	黄斑区或中周部孤立分散0.1-0.5PD大小、（卵）圆形、有边界模糊的脉络膜视网膜萎缩瘢痕（急性期白色）的视盘旁萎缩灶伴边缘色素沉着

续表

	APMPPE	SC	MEWDS	BSRC	AZOOR	MCP	PIC	SFU	ARPE	POHS
其他体征	无前节炎症、视盘炎、玻璃体炎	急性期部分可有玻璃体炎症细胞,视盘炎,视网膜血管炎,BRVO	无前节炎症,视盘充血水肿,血管白鞘,色素紊乱,偶见玻璃体细胞	中度玻璃体炎,偶见前节炎症反应	房水、玻璃体细胞	明显前葡萄膜炎和玻璃体炎,黄斑囊样水肿,慢性者视网膜下纤维增殖	无前节炎症,也可合并浆液性视网膜脱离,轻度视盘水肿	轻到中度前葡萄膜炎和玻璃体炎,可视网膜水肿或浆液性脱离	轻度玻璃体炎,视网膜水肿	无房水和玻璃体炎症
FAF	早期弱荧光,急性期强荧光(RPE细胞内脂褐素堆积),恢复期弱荧光(RPE细胞死亡+色素遮蔽)	早期弱荧光,活动期病变呈弱荧光伴强荧光环绕	急性期后极多发散在或融合成片强荧光点,并扩散到周围;然后向心性从周围逐渐消失	视盘周环状、视网膜血管旁条带状、黄斑区、周边视网膜弱荧光	早期强荧光(椭圆体带和嵌合体带变薄或缺失,减少对脂褐素自发荧光的吸收),晚期弱荧光(RPE萎缩),正常和病变区有荧光分界线	急性期强荧光或并存弱荧光边缘,慢性期病灶弱荧光				圆形、弱自发荧光病灶

	APMPPE	SC	MEWDS	BSRC	AZOOR	MCP	PIC	SFU	ARPE	POHS
FFA	早期遮蔽荧光(视网膜水肿),炎症后极部,大小不一、卵圆形,边界清晰或融合强荧光斑,晚期窗样缺损	早期弱荧光(RPE水肿+脉络膜毛细血管无灌注),随后边缘强荧光,后期荧光着染,病灶内斑点状强荧光	成簇针尖状/花冠样强荧光或晚期边界不清的稍强荧光,视盘着染,周边血管壁着染,节段性静脉血管渗漏	早期遮蔽荧光,后期轻微强荧光。视盘强荧光,血管渗漏,晚期CME强荧光,动静脉时间延长	多数无明显异常,部分晚期在黄斑、视盘、边缘视网膜出现散在点片状强荧光	活动病灶早期无或弱荧光,后期荧光染色和渗漏,萎缩灶示窗样缺损	活动性病灶早期呈强荧光,后期着染或轻渗漏;非活动期窗样缺损	活动性病灶早期强荧光和多灶性荧光,遮蔽,晚期荧光着染或伴渗漏	黄斑区多个或葡萄簇样弱荧光斑点,被透见强荧光,环围绕,晚期无明显荧光渗漏或积存	脉络膜萎缩和瘢痕表现为窗样缺损和进行性巩膜着染
ICGA	小叶状弱荧光区(毛细血管不充盈或闭塞,其中脉络膜大血管清晰	早期弱荧光,后期着染,光病变大于FFA显示范围,瘢痕纤维组织染色	中晚期多发散在1/4-1/2PD大小弱荧光光斑	弱荧光脉络膜病灶	早期无明显异常,部分晚期有弥散性点状或片状不同程度弱荧光(其弱荧光区与FFA强荧光区无相关性)	活动期后极部多发弱荧光区,数目多于FFA所见;病变消退后为弱荧光区	散在斑点状弱荧光,活动期周围可见毛细血管扩张所致的强荧光	显示弱荧光	脉络膜灌注正常,仅晚期黄斑区散在点状或印章样强荧光	早期可见结构紊乱的毛细血管呈断续弱荧光

	APMPPE	SC	MEWDS	BSRC	AZOOR	MCP	PIC	SFU	ARPE	POHS
OCT	椭圆体带颗粒状或局限性增厚	脉络膜毛细血管和外层视网膜急性期均匀高反射,愈合期颗粒状不均与分布的高反射信号	光感受器层厚度不规则,点线状强反射,椭圆体带局部变薄或缺失、伴反光强度减弱(可逆)	椭圆体带受损	椭圆体层反光带紊乱,变薄或缺失	病灶区椭圆体带受损,RPE下类玻璃膜疣样物质,病变下方脉络膜高反射	部分早期在外核层下"驼峰状"中等偏高反射结节,椭圆体反光带减弱或消失		多个RPE层反射断续,点状隆起高反射、椭圆体带破裂,局限性RPE脱离伴神经上皮脱离	视网膜外层局限性"穿凿样"萎缩,正常部位视网膜外层反射紊乱
转归	自限性	进行性、复发性	自限性	反复发作	有一定自限性,易复发	易复发	自限性	可反复发作	自限性	自限性

续表

	APMPPE	SC	MEWDS	BSRC	AZOOR	MCP	PIC	SFU	ARPE	POHS
眼底遗留症状	病灶融合地图样改变，伴色素脱失和沉着	瘢痕伴色素脱失/增生	无痕迹	视盘萎缩	可有区域性脱色素和色素紊乱，视网膜动脉变细等	伴有色素的萎缩斑，视网膜下纤维增殖	陈旧性色素性萎缩灶	片状视网膜下纤维化	后极部色素簇集	萎缩或盘状瘢痕
并发CNV	无	较少	偶尔	无	无	常见	常见	可有	可有	可有
预后	好	可失明	好	部分较差	好，少数永久视野缺损	较差	好，CNV者差	差	好	CNV者差

【检查注意点】

◎ 注意询问病史,如 MEWDS、APMPPE、MCP 多发生在病毒性疾病后。

◎ FAF 有助于显示外层隐匿性病变。

◎ FFA 在诊断 MEWDS 和 APMPPE 方面具有特异性。

◎ ICGA 无特异性,但能清晰显示病灶数量,如 MCP、PIC 通过 ICGA 更易诊断。

◎ OCT 可用于病变层次定位。

◎ MEWDS、AZOOR 临床表现隐匿,急性期斑点一过性消失后,眼底不留痕迹,易漏诊。FAF 与 OCT 可显示视网膜外层改变。

◎ BSRC 患者常常出现症状与眼底表现不相符,且视力预后与眼底像病灶数量无关,而与黄斑区 FAF 异常相关。

【辅助检查要点】

◎ 实验室检测,如循环免疫复合物、IgG、IgM、IgA、ANA 等。

◎ HLA-B51(MEWDS)。

◎ 约 90%BSRC 患者 HLA-A29 阳性。

◎ POHS 患者组织胞浆菌皮肤试验阳性,补体结合试验阳性。

【处置要点】

MEWDS 一过性病变可保守观察,该类疾病病因不明,以对症治疗为主:

◎ 视盘水肿、视网膜血管炎、病变累及黄斑中心凹、病变进行性发展等,可予糖皮质激素口服。激素使用禁忌、不耐受或效果不理想者,可应用或联合免疫抑制剂,如环孢素 A、硫唑嘌呤、苯丁酸氮芥等。

三联免疫抑制治疗方案,如泼尼松 1mg/(kg·d)+ 环孢素 5mg/(kg·d)+ 硫唑嘌呤 1~1.5mg/(kg·d)。

◎ 病变严重或有明显病毒感染史者,抗病毒治疗。

◎ 血管扩张剂改善局部微循环。

◎ 神经营养药物。

◎ 高压氧治疗改善 RPE 功能。

◎ 反复发作 RPE 屏障功能受损渗漏严重、CNV 等，行眼底激光光凝。

第四节 ▎ 玻璃体视网膜病变

1. 玻璃体积血

【典型特征】

眼外伤及内眼手术或眼内血管性疾病造成的玻璃体腔血液聚积，因积血量多少引起不同程度的屈光间质混浊和视力障碍。根据原发病、眼部反应等进行相应临床处理，少量积血可自行吸收。

【组织学特点】

◎ 玻璃体由胶原与亲水透明质酸组成，除作为屈光间质外，还有眼内支撑、缓冲、构成玻璃体视网膜屏障的作用，正常可抑制多种细胞增殖，并维持内环境稳定。

◎ 玻璃体的年龄性改变包括：透明质酸溶解和凝缩、胶原网状结构塌陷、液化池形成、基底层增厚、玻璃体劈裂和后脱离。

◎ 正常玻璃体透明无血管，玻璃体内积血来源于葡萄膜、视网膜的血管或异常新生血管的渗出与破裂等。

◎ 视网膜下出血继发的玻璃体积血非新鲜出血，为视网膜下红细胞碎片从损伤的视网膜浸润和迁移而来。

◎ 常见原因

○ 眼外伤：视网膜撕裂/脱离、玻璃体后脱离、眼球钝挫伤、视神经撕脱、睫状体解离/脱离、虹膜撕裂/离断、脉络膜破裂/脱离、球壁裂伤。

○ 眼手术：尤其内眼手术，如白内障、青光眼、玻璃体切除等相关手术。

○ 视网膜血管性疾病：糖尿病视网膜病变、视网膜静脉阻塞、视网膜静脉周围炎、Coats 病、早产儿视网膜病变、视网膜毛细血管扩张症、视网膜大动脉瘤等。

○ 脉络膜血管性疾病：湿性老年黄斑变性、特发性息肉状脉络膜视网膜病变等。

○ 眼内炎性疾病：视盘 / 视网膜血管炎、葡萄膜视网膜炎、眼内炎、小柳原田病等。

○ 眼内继发新生血管性疾病：家族性渗出性玻璃体视网膜病变、视网膜动脉 / 颈动脉阻塞、继发性青光眼等。

○ 眼内肿瘤：视网膜 / 脉络膜血管瘤、视网膜母细胞瘤、脉络膜黑色素瘤、转移癌等。

○ Terson 综合征：即蛛网膜下腔玻璃体积血综合征。

○ 血液系统疾病：白血病、镰状细胞病等。

○ 其他：视网膜劈裂、眼内寄生虫病、红斑狼疮、HIV、放射治疗后等。

◎ 玻璃体积血继发组织改变：

○ 易使玻璃体液化、变性、凝缩，导致或加重玻璃体后脱离。

○ 导致巨噬细胞浸润及炎性反应。

○ 形成纤维膜、机化条索致 PVR，引起牵拉性视网膜脱离。

○ 血红蛋白演变为含铁血黄素，视网膜毒性作用。

○ 继发溶血及血影细胞性青光眼。

○ 加重缺血继发的新生血管，眼内反复出血。

○ 晶状体混浊。

【就诊症状】

◎ 突然无痛性飞蚊症、视物模糊或暗影，重者可降至光感。

◎ 可伴闪光感。

【临床体征】

◎ 玻璃体内点状、尘状、絮状漂浮物，或大量红细胞／新鲜血凝块。

◎ 陈旧积血表现为褐黄色或灰白色混浊。

◎ 轻度传入性瞳孔传导阻滞。

＊玻璃体积血量分级：

Ⅰ级：极少量出血不影响眼底观察，"±"表示。

Ⅱ级：眼底红光反射明显，或上方周边部可见视网膜血管，"+"表示。

Ⅲ级：部分眼底有红光反射，下半无红光反射，"++"表示。

Ⅳ级：眼底无红光反射，"+++"表示。

【检查注意点】

◎ 了解眼部疾病及系统病症情况，明确原发病，特别要检查对侧眼。

◎ 眼前节检查虹膜是否存在新生血管，以及眼压情况。

◎ 常规散瞳查眼底，尤其不能忽视周边眼底情况，排查玻璃体后脱离、视网膜裂孔、锯齿缘撕裂、视网膜血管炎等。

◎ 眼底窥不入者行眼球超声波或其他影像学检查，注意有无视网膜脉络膜脱离、眼内占位等。

【辅助检查要点】

眼超声检查：玻璃体腔内细小均匀的弱点状、断线状回声，或伴积血凝集的团状回声，有明显后运动，机化后形成不规则团块状、条索状较强回声。

【处置要点】

◎ 治疗原发病、外伤以及相关合并症,如激光光凝或冷凝封闭视网膜裂孔。

◎ 非外伤性玻璃体积血早期保守治疗,少量或中等量积血可自行吸收。常用药物有:云南白药、血凝酶止血,卵磷脂络合碘,甘露醇脱水促吸收等。

◎ 积血量大且未合并视网膜脱离者,观察 2 周~3 个月,如未见积血吸收迹象或形成纤维血管膜或有继发牵拉性视网膜脱离倾向,及时行玻璃体切除术。

◎ 新生血管引起的玻璃体积血符合抗 VEGF 治疗指征,可玻璃体腔注射抗 VEGF 药物。

【儿童注意事项】

◎ 儿童玻璃体积血多见于眼内肿瘤、早产儿视网膜病变、先天性眼底病变。

◎ 检查时关注患儿视功能、眼压、瞳孔光反射及眼底色泽等。

【老年注意事项】

明确有无系统及眼部疾病,如高血压、糖尿病、血液病、湿性老年黄斑变性、眼内肿瘤等。

⚠ 特别提示:

◎ 详查双侧眼底,必要时行 FFA 检查,明确出血原因。

◎ 年轻人玻璃体液化不明显,积血吸收较慢。

【叮嘱患者】

◎ 玻璃体积血相关症状无缓解或反复加重,需及时复诊就医。

2. 视网膜裂孔

【典型特征】

视网膜神经上皮即感觉层的组织缺损,多为视网膜和玻璃体两者变性共同作用的结果。常好发于高度近视、外伤及老年患者,可致玻璃体积血和视网膜脱离。无论有无症状,均应对裂孔进行积极预防性或治疗性封闭治疗。

【组织学特点】

◎ 视网膜发生裂孔的组织病理学基础:

  ○ 玻璃体视网膜界面发育不良。

  ○ 玻璃体视网膜退行性变,如格子样变性,区域内视网膜变薄、玻璃体液化。

  ○ 变性区边缘与视网膜粘连紧密。

  ○ 视网膜内界膜消失。

◎ 裂孔的常见类型

  ○ 萎缩性裂孔(hole):视网膜变性区逐渐萎缩变薄而成,与玻璃体视网膜牵引无关,常见于高度近视赤道部、格子样变性、视网膜劈裂等。

  ○ 牵拉性裂孔(tear):玻璃体后脱离或震荡或增殖膜牵拉视网膜而形成,与玻璃体视网膜牵引有关,多位于近玻璃体基底部或视网膜变性区,包括:

    ● 马蹄形裂孔(horse shoe tear):视网膜部分撕脱呈一尖端指向后极部的半游离孔瓣。

    ● 有盖裂孔(operculated tear):小片视网膜组织完全撕脱、游离悬浮于裂孔上方的玻璃体。

  ○ 锯齿缘离断(retinal dialysis):沿锯齿缘分布的视网膜神经上皮层撕裂,多见于外伤。

  ○ 巨大裂孔:视网膜撕裂范围≥90°,前缘缺乏后部来源血供,因缺血可致新生血管形成。

○ 黄斑裂孔：黄斑中心特发性或继发于外伤、囊样变性等的全层神经上皮缺失，呈新月形、椭圆形或圆形发红裂孔，周围环绕灰色晕轮。

◎ 玻璃体与锯齿缘、黄斑、视盘、中周部视网膜血管等处粘连紧密，急性玻璃体后脱离易形成伴有桥状血管跨越的马蹄形裂孔或有盖裂孔。

◎ 眼球钝挫伤导致视网膜裂孔的情况如下：

○ 眼球赤道部骤然扩张，极大牵拉玻璃体基底部，导致锯齿缘撕裂或周边裂孔。

○ 震荡诱导突发性玻璃体后脱离、牵拉视网膜。

○ 震荡直接导致巩膜撞击部位视网膜全层坏死，形成裂孔。

○ 黄斑中心凹缺乏视网膜内层和血液供应，易于钝挫伤后形成全层裂孔。

◎ 全层视网膜坏死溶解导致的视网膜裂孔，如急性视网膜坏死综合征等。

◎ 若液化玻璃体经裂孔进入视网膜神经感觉层下即发生视网膜脱离，故粘连裂孔缘视网膜脉络膜、牢固封闭裂孔为防治视网膜脱离的关键，如视网膜激光光凝或透巩膜外视网膜冷凝术。

【就诊症状】

◎ 眼前点状或蛛网状飘浮影。

◎ 可有视物模糊、闪光感。

◎ 累及黄斑时中心视力下降、中心暗点、视物变形。

◎ 视网膜脱离者进行性视野丧失。

◎ 慢性或萎缩性视网膜裂孔也可无任何症状。

◎ 原发病症状。

【临床体征】

◎ 前玻璃体色素细胞（Shafer 征）。

◎ 可有玻璃体后脱离。

◎ 可有玻璃体积血。

◎ 视网膜神经上皮全层缺损。

◎ 可伴视网膜脱离。

◎ 其他原发病征象。

【检查注意点】

◎ 屈光介质透明,裂隙灯结合三面镜、前置镜或间接检眼镜加巩膜顶压进行双眼散瞳查眼底,明确裂孔位置、形状、数量、大小、有无玻璃体牵拉和视网膜变性区。

◎ 玻璃体积血等屈光介质混浊无法窥见眼底时,进行眼 B 超检查,注意有无玻璃体视网膜增殖牵拉、视网膜脱离、脉络膜脱离及眼内炎症和占位。

◎ OCT 可直观确切观察黄斑裂孔切面特征,分析其大小、深度(全层或板层)、玻璃体视网膜关系、黄斑旁视网膜劈裂或脱离等情况。

【辅助检查要点】

◎ 检眼镜检查

　○ 急性视网膜裂孔之孔盖与周围脱离,视网膜柔软、漂浮感强,视网膜下液较多、脱离区视网膜隆起明显。

　○ 慢性视网膜裂孔多见于萎缩性干孔,孔周色素沉积,部分合并的视网膜脱离表现为局限浅脱离、具分界线,视网膜菲薄、萎缩或劈裂样外观,视网膜下渗出、增殖或水印。

◎ 裂隙灯前置镜检查,垂直窄裂隙观察黄斑裂孔,若光带中断为真性裂孔,光带扭曲但不断裂为假性裂孔。

【处置要点】

◎ 明确裂孔的成因、类型、有无症状（眼前黑影和闪光感）、位置、新鲜与否、与玻璃体的关系、有无相关视网膜脱离、大小、数量等，为处置决策的前提。

◎ 一般推荐尽早行裂孔周围激光光凝治疗（7~10 天形成完全粘连）的情况：

○ 急性有症状 PVD 患者牵拉或非牵拉性视网膜裂孔。

○ 眼外伤、内眼手术后的视网膜裂孔，包括锯齿缘离断。

◎ 视网膜裂孔需冷凝（3 周形成完全粘连）的情况：

○ 屈光间质混浊，眼底无法窥清、无法进行激光光凝术。

○ 周边部裂孔，尤其锯齿缘部。

○ 不能明确的细小视网膜筛孔，进行诊断性治疗。

◎ 预防性视网膜激光光凝术适用于：

○ 无症状的视网膜裂孔、锯齿缘离断。

○ 格子样变性等，对侧眼有视网膜裂孔或孔缘性视网膜脱离史，尤其无晶状体眼或人工晶状体眼、高度近视眼等。

◎ 黄斑裂孔的治疗原则

○ 如无裂孔进行性增大、无视力减退和视网膜脱离，可随诊观察。

○ 如存在玻璃体牵拉（VMT）或为全层裂孔，则行玻璃体切除手术治疗。

⚠ 特别提示：

◎ 玻璃体积血患者头部半高位静卧，促血下沉，由上方查看眼底。

◎ 眼球钝挫伤应进行 360° 锯齿缘检查，但注意巩膜压迫可能加重损伤,若未发现裂孔,则应考虑睫状体平坦部问题。

◎ 外伤性前房积血患者伤后 2~4 周内尽量避免做巩膜顶压检查。

◎ 封闭裂孔失败而继发视网膜脱离者,可能为封闭裂孔不全、未解除玻璃体对孔缘的牵拉或冷凝过度等。

【叮嘱患者】

◎ 眼前黑影进行性增加或突然出现的黑影 / 黑点飘动、闪光感、视物变形、色泽变暗、象限性视野缺损,要及时就诊。

◎ 症状无缓解或加重,需及时复诊。

3. 视网膜脱离

【典型特征】

以视网膜神经上皮层与其下色素上皮层分离为特征的较严重致盲性眼病,依直接病因不同分为孔源性、牵拉性、渗出性视网膜脱离。通过积极封闭裂孔、解除牵拉、消除渗液等将其及时复位,否则可造成永久性视力损害。

【组织学特点】

◎ 视网膜最外层的色素上皮层(RPE)与透明的神经上皮层(NSR,内 9 层,三级神经元)连接不紧密,视网膜脱离即指此两者之间的分离。

◎ 玻璃体变性,其内液体通过 NSR 全层裂孔进入其下间隙,造成 NSR 与 RPE 的层间分离,为孔源性或原发性视网膜脱离(RRD),多见于老年人、高度近视、眼外伤等。

◎ 视网膜内外屏障破坏,导致 RPE 与神经上皮层之间浆液聚积而分离,为渗出性视网膜脱离(ERD),多无裂孔,常见于葡萄膜炎、眼底血管性疾病、全身或眼部循环障碍、脉络膜或眶部肿瘤等。

◎ 增殖性玻璃体视网膜病变(PVR)是在外伤、RRD 或 RD 复位术后,RPE 及神经胶质细胞增殖、产生细胞生长因子,进一步刺激细胞增殖、变形、移行,接触到网织状玻璃体纤维或视网膜表面时,呈成纤维细胞样改变、增殖、合成细胞外基质、收缩,造成牵拉性视网膜脱离(TRD)。也常见于增殖性糖尿病视网膜病变、ROP、FEVR、弓蛔虫性视网膜病变等眼内纤维增殖组织的牵拉,可继发裂孔。

◎ 脉络膜脱离型视网膜脱离(RRDCD)的可能机制:

○ 突发 RD →低眼压→脉络膜血管扩张、血管屏障破坏→富含蛋白液体渗出于葡萄膜上腔。

○ 睫状体水肿→房水生成减少→眼压继续下降→脉络膜血管扩张的恶性循环。

○ 液化玻璃体刺激色素上皮、脉络膜→生成炎症因子→血 - 眼屏障破坏→血管渗透性增加→葡萄膜上腔脱离→低眼压。

○ 低眼压、液化玻璃体黏附于脉络膜表面→脉络膜受牵拉。

◎ 视网膜神经上皮层(内 9 层)层间的分离,为视网膜劈裂:

○ 先天性:性连锁遗传,视网膜内层和玻璃体皮质先天异常所致。

○ 后天性:周边视网膜微小囊样变性,随年龄缓慢扩张融合成大囊腔。

当视网膜劈裂内、外壁均发生裂孔时,约 77%~96% 可发生视网膜脱离。

◎ 玻璃体变性与视网膜有病理性粘连牵引、液化玻璃体自裂孔进入 NSR 下,均可因刺激视细胞引起"闪光幻觉"。

◎ 视网膜脱离范围较大、病程较长者,眼内液经 NSR 下间隙、脉络膜血管系统排出,眼压偏低。

◎ RD 发生后若不及时复位,感光细胞逐渐发生凋亡及变性,色素细胞和纤维细胞异常和异位增殖,视功能不可逆损害。

【就诊症状】

◎ 眼前暗影或象限性视野缺损。

◎ 多数有周边和 / 或中心视力下降、视物变形（累及黄斑）。

◎ 部分有闪光感、飞蚊症等前驱综合征。

◎ 可有眼红、眼部疼痛（葡萄膜炎伴 ERD 或 RRDCD）。

【临床体征】

◎ 可有 KP、前房闪辉等炎症表现（葡萄膜炎伴 ERD 或 RRDCD）。

◎ 可有前房加深（RRDCD）。

◎ 可有传入性瞳孔异常（RD 累及后极部）。

◎ 相较于对侧正常眼的低眼压。

◎ 玻璃体混浊（色素颗粒 / 炎症细胞 / 血细胞或兼而有之）。

◎ 部分可见玻璃体后脱离。

◎ 视网膜呈灰青灰色隆起，不同程度水肿、波动感，表面有暗红色的血管爬行。

◎ 视网膜下液透亮，不随体位而改变（RRD），或随体位移动（ERD）。

◎ TRD 脱离的视网膜固定、表面光滑而向下凹，可见玻璃体或视网膜上下表面的增殖膜或条索。

◎ 慢性或脱离较久的视网膜可见色素性分界线、固定皱褶或下方白点样沉积物。

◎ 可有视网膜全层裂孔。

黄斑裂孔中心凹红色斑点状圆形裂孔，边缘锐利，有穿凿感，周围灰色晕轮。

* 黄斑裂孔 Gass 分期

1 期：即将发生的黄斑裂孔。

1A 期：正常黄斑中心凹变浅。

1B 期：正常黄斑中心凹消失。

2 期：裂孔直径 ≤ 350μm，或裂孔边缘有盖附着。

3 期：裂孔直径约 400~500μm，可以看见盖或没有盖。

4 期：裂孔直径较大且伴玻璃体完全后脱离。

【检查注意点】

◎ 查询相关眼部及系统疾病史、外伤史、高度近视状态等。

◎ 裂隙灯检查前段玻璃体可见色素颗粒。

◎ 充分散瞳以间接检眼镜详细观察玻璃体和范围从后极部向锯齿缘的整个视网膜，颞上最常见，其次是颞下、鼻侧；裂孔可以为圆形、椭圆形、马蹄状或者不规则形状，有盖或无盖。

◎ 关注患眼眼压。

◎ 鉴别 RD 类型及明确原因是关键。

◎ RRD 需反复多次查找所有裂孔。

◎ 因晶状体混浊、玻璃体积血等屈光介质不清者，行眼超声检查有无视网膜脱离，排查眼内占位、脉络膜脱离、增殖牵拉等。

【辅助检查要点】

◎ 视网膜裂孔不明确或难于查找，可借助裂隙灯前置镜、三面镜及巩膜顶压的方法，有助于发现周边部的小裂孔。

◎ ERD 应行 FFA/ICGA 检查明确病因及渗漏点。

◎ OCT 有助于明确视网膜下渗液、出血、CNV 及其他实质性病变。

◎ 眼球超声检查

○ 视网膜脱离：玻璃体暗区出现薄而整齐的强回声光带，凹面向前，两端与球壁相连，后与视盘相连，完全脱离者呈倒 "八" 或 "V" 形改变；可见随眼球转动的后运动现象。

○ 继发性 RD：视网膜下有异常回声，炎症或出血性有弱或强回声光点，肿瘤可见实性光团。

○ 脉络膜脱离：玻璃体暗区前部较厚的半环状高回声带，凸面向玻璃体，凹面向眼球壁，缺乏后运动；完全脱离，矢状切面呈 ") ("

"对吻"状,但不与视盘相连,冠状切面呈多个连续弧形条带的"玫瑰花征"。

处置要点

◎ 基本原则

　○ 明确视网膜脱离病因,治疗原发病,药物、手术施治尽快促进视网膜解剖和功能复位。

　○ 找到并封闭所有裂孔,松解所有的玻璃体、增殖膜牵引。

　○ 促进视网膜 / 脉络膜下积液 / 积血的引流或吸收。

　○ 急性 RRD 或累及黄斑的 TRD 数日内尽早手术。

◎ RD 复位手术治疗方法,根据情况可联合应用:

　○ 视网膜激光光凝:早期 RRD 裂孔周围视网膜下积液在 1PD 范围内,可行激光封闭治疗。

　○ 巩膜冷凝术:使脉络膜和视网膜局部炎性粘连以封闭裂孔。

　○ 注气性视网膜固定术:向玻璃体腔注入气体顶压上方或后极部视网膜裂孔使其暂时闭合,待视网膜下液吸收后行激光光凝闭合裂孔。

　○ 巩膜扣带术:顶压周边视网膜裂孔或变性区,减轻玻璃体对视网膜牵引。

　○ 视网膜下液放液术:引流视网膜下液促其复位,缩短病程。

　○ 玻璃体切除联合硅油或气体填充术:切除裂孔后缘玻璃体,展平卷边,睫状体平坦部玻璃体切除干净、必要时切除晶状体,防止 PVR、睫状上皮持续脱离导致的低眼压;TRD 注意剪切、松解有张力的增殖牵拉条索。

◎ 黄斑裂孔性视网膜脱离(MHRD)的治疗原则

　○ 视网膜脱离范围局限于后巩膜葡萄肿内且完全 PVD,可行单纯玻璃体腔气体填充术。

　○ 玻璃体切除、视网膜前膜和内界膜剥除联合玻璃体腔气体或硅油填充术。

○ 后巩膜加固术可用于超高度近视伴严重后巩膜葡萄肿、首次PPV 失败而 MHRD 复发、PPV 后黄斑裂孔不能闭合或高度近视黄斑劈裂者。

◎ 视网膜劈裂处置原则

○ 仅内壁裂孔,监测视野,未加重者不处理。

○ 劈裂区域向后扩展逾赤道部可光凝截离。

○ 内外壁均有裂孔,以光凝或冷凝封闭外壁裂孔为主。

○ 合并视网膜脱离者,封闭外壁裂孔,巩膜外加压或玻璃体切除术复位。

◎ 球周注射或全身应用糖皮质激素,主要作用包括:

○ 抑制炎症、收缩血管、改善血 - 眼屏障,促积液吸收,促进视网膜 / 脉络膜复位,减少手术医源性损伤。

○ 抑制玻璃体和视网膜增殖,抑制 PVR 形成。

○ 改善眼内血管微循环,减轻视网膜水肿。

【儿童及青少年注意事项】

◎ 注意排除 Coats 病、家族性渗出性玻璃体视网膜病变、视盘小凹、先天性视网膜劈裂、视网膜毛细血管瘤、早产儿视网膜病变、弓蛔虫视网膜病变、牵牛花综合征、先天性脉络膜缺损等病因。

◎ 先天性视网膜劈裂见于男童,多双眼、近视、进展缓慢,常见于下方尤其颞下方眼底,呈前壁菲薄半透明的巨大囊样隆起,也可见于黄斑,引起视力不良。

【老年注意事项】

排除恶性脉络膜黑色素瘤、转移癌等肿瘤,小柳原田综合征、后巩膜炎等炎性疾病,恶性高血压、CNV 等血管性疾病。

⚠️ **特别提示：**

◎ 主诉眼前突然黑影飘动、飞蚊出现并增多加重者，应详细散瞳检查眼底，尤其是高度近视患者。

◎ 突然视力下降、前节炎症、玻璃体混浊，要警惕球内占位或转移癌引起的视网膜脱离，应全面查体。

◎ 玻璃体色素、视网膜分界线提示病变的长期性。

◎ 陈旧性视网膜脱离可能正常或高眼压。

◎ 视网膜折叠遮挡部位、黄斑及锯齿缘裂孔易忽略，应全面排查。

◎ 检眼镜下明确诊断 RD，仍需行眼超声检查，意义在于排查视网膜下有无占位、炎症、出血及脉络膜脱离等其他病变。

【叮嘱患者】

◎ 一旦发生视网膜脱离，应减少运动，遵医嘱保持正确的体位。

◎ 症状无缓解或加重，需及时就医。

4. 视网膜动脉阻塞

【典型特征】

视网膜中央或分支动脉血管痉挛、栓塞、血栓形成或外部压迫血管等，引起血流中断而致视网膜组织缺氧、变性、坏死的致盲性眼病。多单眼，发病突然，进展迅猛，视力下降至光感或无光感。需争分夺秒施治，预后差，普遍残留视野缺损。

【组织学特点】

◎ 视网膜中央动脉供应视网膜内层，睫状后短动脉发出分支形成脉络膜毛细血管供应视网膜外层，约 15%~30% 的眼有睫状视网膜动脉供应视盘及乳斑束黄斑区内层(舌形或矩形区域),均为终末动脉,其阻塞可引起所辖区域视网膜组织的急性缺血无灌注以及相应的视野缺损和视功能障碍。

◎ 大部分与高血压、动脉硬化、血管舒缩功能障碍等全身状况相关,变性、炎症的视网膜中央动脉管腔不规则、狭窄,管壁粗糙易形成血栓,也可血液成分改变、血黏度增加、血流减慢等产生血栓,更多来源于栓子栓塞,如心肌梗死后心内膜下血栓、颈动脉粥样硬化斑块、亚急性细菌性心内膜炎的瓣膜赘生物、挤压伤或长骨骨折的脂肪或气栓等。

◎ 少数可因球后出血等眶压增高、俯卧全麻、球后麻醉或血管造影等形成药物性或机械性激惹、内眼手术眼压急剧增高等引起。

◎ 视网膜动脉大血管完全梗阻后,其供养的视网膜内层组织全部水肿坏死,呈污浊乳白色。

◎ 视网膜神经因缺血缺氧而发生轴突运输阻断、轴浆聚积,形成肿胀,眼底表现为棉绒白斑。

◎ 黄斑中心凹薄、无视网膜内层,来自脉络膜的血供不受影响,在周围乳白色混浊衬托下呈现暗红色,称樱桃红斑。

◎ 部分患者视盘周围视网膜与 Zinn-Haller 环小分支或后睫状动脉吻合得血供,而呈现生理盲点附近残留视野小岛。

◎ 缺氧可增加视网膜毛细血管通透性,致出血,此症较少见。

◎ 老年人筛板硬化,经此处的视网膜中央动脉变窄明显,栓子更易在此停留,且视网膜微循环较差,对缺血、缺氧耐受性较低,血管再通代偿能力弱,因此病情更严重、预后更差。

【就诊症状】

◎ 多为单眼、无痛性、视力急剧下降或视野丧失。

◎ 发病前可有一过性黑矇。

【临床体征】

◎ 轻(不全动脉阻塞)重(中央主干或睫状动脉完全阻塞)程度不同

的视力下降。

◎ 视野局部(分支动脉阻塞)或全(中心主干)缺损。

◎ 严重者可瞳孔散大。

◎ 直接对光反射减弱或消失。

◎ 相对性瞳孔传入障碍(RAPD)。

◎ 眼底阻塞动脉变细,所辖区域视网膜乳白水肿混浊。

◎ 后极部受累者黄斑中心凹可呈樱桃红斑(部分此征不明显)。

◎ 部分可见视网膜动脉念珠状或节段状血流,或栓子。

◎ 视网膜偶尔有小出血点,如出血较多,应考虑合并静脉阻塞。

【检查注意点】

◎ 全面查询系统病症,临床上 90% 患者都能查出一些有关的全身情况。

◎ 注意观察瞳孔。

◎ 散瞳详查眼底,评估动脉阻塞范围及严重程度,是否累及黄斑。

【辅助检查要点】

◎ 监测血压。

◎ 检测血常规、血沉、血黏度、凝血、血脂、血糖、糖化血红蛋白、类风湿因子、抗核抗体、C 反应蛋白等。

◎ 颈动脉、球后血管超声多普勒。

◎ 心电图、超声心动图进行心脏评估。

◎ FFA:阻塞的视网膜动脉充盈迟缓,血供区域无灌注。

◎ 视野:视网膜分支动脉阻塞呈相应象限缺损或弓形暗点。

◎ 眼电生理检查表现为 ERG 的 b 波下降,a 波一般正常。

◎ OCT 黄斑区神经上皮层可呈高反射。

【处置要点】

◎ 降眼压：按摩眼球至少 15 分钟，前房穿刺，药物降压（局部滴降眼压眼液，也可口服乙酰唑胺、甘露醇静脉滴注），以增加视网膜灌注。

◎ 吸氧：高压氧，或 95% 氧和 5% 二氧化碳混合气体，缓解视网膜缺氧状态并可扩张血管，白天 1 次 /h，每次 10 分钟，晚上 1 次 /4h。

◎ 扩张血管：立即舌下含化硝酸甘油，球后注射妥拉唑林，口服或静脉用扩张血管药物。

◎ 溶栓治疗：对疑有血栓形成或纤维蛋白原增高的患者可静脉滴注或缓慢推注尿激酶或用去纤酶，治疗过程中应注意检查血纤维蛋白原。

◎ 抗炎治疗：如球后注射地塞米松，血管炎患者可静脉用糖皮质激素。

◎ 应用神经营养药物，增加能量供给，如甲钴胺、肌苷、ATP、辅酶 A 等。

◎ 系统疾病病因治疗。

◎ 其他：可口服阿司匹林、双嘧达莫等血小板抑制药和活血化瘀中药。

【老年注意事项】

◎ 控制全身病，出现一过性黑矇，需警惕。

◎ 发生视网膜动脉阻塞需尽快就医，通常在 90~120 分钟之内病情可得到缓解。

⚠ 特别提示：

◎ 请内科医生进行全面检诊。

◎ 接诊后紧急开展救治，切莫延误救治时机。

◎ 发病 1~4 周后复查患眼，发病后平均 4 周患者虹膜、视盘或房角会出现新生血管,此时应做全视网膜光凝或抗VEGF治疗。

◎ 急性眼动脉阻塞通常整个眼底变白,无樱桃红斑。

◎ 密切关注对侧眼。

【叮嘱患者】

遵医嘱诊治病因,警惕并预防复发加重性及健眼视网膜动脉阻塞。

5. 视网膜静脉阻塞

【典型特征】

视网膜中央或分支静脉因受压或血栓形成而血液回流受阻,广泛或区域性视网膜内出血,导致视力下降或丧失。一般为单眼,常见于老年人。预后取决于静脉阻塞的部位和严重性、血栓消除的快慢、侧支循环的形成与否等。治疗以尽快解除阻塞、恢复视网膜灌注、消除黄斑水肿、防治新生血管形成、提高视力为目的。

【组织学特点】

◎ 视网膜静脉阻塞常为多因素致病,既有血管异常也有血液成分的改变或血流动力学异常的因素。

◎ 老年人发病多与视网膜低灌注、高血压、动脉硬化、血液高黏度和血流动力学异常等密切相关。

◎ 中青年人发病多与炎症相关,如感染、全身免疫性疾病、外伤、中毒,以及眼部自身免疫性特发性视网膜血管炎等。

◎ 相邻视网膜动脉硬化明显,尤其是筛板处的中央动脉粥样硬化、动静脉压迫征者,静脉受挤压而致静脉腔内血栓形成。

◎ 视网膜静脉血液回流受阻,静脉压增高,血管迂曲扩张、通透性增加,视网膜内出血、水肿及硬性渗出,同时高静脉压致使视网膜动脉血流减少,出现缺血性损害,如棉絮斑及无灌注区。

◎ 若伴有黄斑区毛细血管灌注异常,可发生黄斑水肿。

◎ 视力下降及视野缺损程度因阻塞支的大小与所在部位而异。

【就诊症状】

◎ 单眼突然无痛性视力下降或视野暗影。

◎ 也可几天内视力逐渐减退。

◎ 可有一过性视力减退病史。

【临床体征】

◎ 不同程度视力障碍,CRVO 可降到 CF 或 HM。

◎ 眼底沿静脉分布的扇形象限性(分支阻塞)或广泛弥漫性(中央主干阻塞)视网膜火焰状出血。

◎ 可有视盘和/或视网膜水肿,棉絮斑、硬性渗出。

◎ 晚期部分可见虹膜/房角新生血管,多伴眼压增高,或眼底新生血管。

【检查注意点】

◎ 详细询问全身病史、用药史及眼部疾病史。

◎ 一定要散瞳检查眼底。

◎ 注意黄斑区评估,是否有出血、水肿及其范围。

◎ 眼压监测。

【辅助检查要点】

◎ FFA 明确有无毛细血管无灌注区及其范围。

◎ OCT 观察黄斑及视盘水肿情况。

◎ 裂隙灯仔细观察虹膜新生血管。

◎ 房角镜排查有无新生血管形成。

◎ 监测血压。

◎ 血液检验,如血糖、血脂、血小板、血沉、血常规、免疫类检验、出凝血、病毒抗体、同型半胱氨酸等。

◎ 眼眶 CT 或 MRI 排查眶内占位、动静脉瘘、甲状腺眼病等。

◎ 请内科进行心血管疾病、高凝状态、免疫类疾病等综合评估。

【处置要点】

◎ 诊治眼部及系统性原发病。

◎ 停用避孕药,尽可能更换原用利尿剂。

◎ 可应用扩血管及抗血小板凝集药物。

◎ 血管炎患者局部及系统应用糖皮质激素、非甾体抗炎药物。

◎ 免疫相关疾病患者,如糖皮质激素疗效差,可应用免疫抑制剂,如环保霉素 5mg/(kg·d)。

◎ 血黏稠度高且无心血管风险的患者,可以予低分子右旋糖酐进行血液稀释疗法。

◎ 根据 FFA 结果,对视网膜无灌注区进行视网膜激光光凝。

◎ 如果出现虹膜、房角或眼底新生血管者,应及时行全视网膜光凝(PRP),不推荐预防性 PRP。

◎ 黄斑水肿可行玻璃体腔内注射 0.1mg 曲安奈德或植入地塞米松缓释药(Ozurdex)或抗血管内皮生长因子(VEGF)药物,而抗 VEGF 药物也适用于眼内新生血管患者。

◎ 眼压升高者需予降眼压治疗。

◎ 新生血管性青光眼,可眼内注射抗 VEGF 药物消除新生血管,以及眼底 PRP。病情重者可进行睫状体光凝和冷凝术。

【儿童注意事项】

极少发病,与全身疾病有关。

【老年注意事项】

多患有高血压、动脉硬化、糖尿病等,要积极治疗原发病。

> ⚠️ **特别提示：**
>
> ◎ 视网膜中央 / 分支静脉阻塞伴黄斑水肿需行多次抗 VEGF 治疗。
>
> ◎ FFA 检查区分缺血性和非缺血性，作为指导视网膜激光治疗的依据。
>
> ◎ 患者定期复查时一定要注意观察虹膜、房角、视盘及视网膜有无新生血管形成，特别是对 CRVO 及局部有严重缺血的 BRVO 患者。
>
> ◎ 应密切观察眼底病情进展情况，必要时行眼底激光补充光凝。
>
> ◎ 注意黄斑水肿的形成及变化。

【叮嘱患者】

◎ 严控原发疾病，对侧眼视网膜静脉阻塞患病概率为 8%~10%。

◎ 一定要定期复查随访，每隔 1~2 个月复查 1 次，半年后改为间隔 3~12 个月，检查有无新生血管形成和黄斑水肿。

◎ 反复出血，兼头目胀痛、恶心呕吐者，应警惕继发新生血管性青光眼，及时就医。

◎ 视网膜光凝及睫状体光凝或冷凝不直接提高视力。

6. 眼缺血综合征

【典型特征】

眼动脉供应的眼前后节及其他眶组织的严重缺血性、致盲性眼病。最常见的致病原因为颈动脉狭窄或阻塞，双眼均可受累，老年男性较多。应及早查明眼动脉低灌注原因，采取改善眼动脉血液循环的内外科治疗。

【组织学特点】

◎ 多涉及颈动脉或眼动脉阻塞，或两者兼有。

◎ 大脑包括眼部的主要血供来自颈动脉,眼动脉是颈内动脉的第一分支,颈动脉粥样硬化斑块或狭窄等可以使眼部血管的血流动力学发生改变,引起眼部缺血。

◎ 颈动脉狭窄一方面直接导致末端眼部血供减少,另一方面,眼动脉发挥代偿作用逆向血流以增加颅内供血,进一步导致眼血供下降。

◎ 颈动脉狭窄分四级:Ⅰ级 0~49%,轻度;Ⅱ级 50%~69%,中度;Ⅲ级 70%~99%,重度;Ⅳ级血管闭塞。

◎ Ⅲ级及以上的颈动脉阻塞才有血流异常,90% 阻塞时,视网膜中央动脉灌注压下降 50%。

◎ 动脉粥样硬化和高血压是引起动脉狭窄的主要病因,糖尿病和高脂血症可加速其发展,此外先天发育异常、感染及非感染性动静脉炎、中毒及代谢性全身性疾病也可侵及颈动脉造成狭窄。

【就诊症状】

◎ 常有一过性黑矇;

◎ 急或较缓慢视力下降;

◎ 眼球或眶周痛;

◎ 后像或强光刺激后视力恢复时间延长;

◎ 可有脑部症状,如对侧偏瘫、同向性偏盲、偏身感觉障碍、失语失认、同侧 Honor 征等。

【临床体征】

◎ 有典型的传入性瞳孔障碍。

◎ 眼痛,但与眼压增高无关。

◎ 虹膜红变,伴或不伴有眼压增高。

◎ 虹膜萎缩。

◎ 可有新生血管性青光眼。

◎ 巩膜表浅充血。

◎ 重者可有角膜水肿及轻度前葡萄膜炎。

◎ 视盘色白,不同程度萎缩或水肿。

◎ 视网膜动脉狭窄变细。

◎ 视网膜静脉扩张、暗紫、管径不均,而迂曲不明显。

◎ 可有微血管瘤、棉絮斑、中周部视网膜出血。

◎ 少数可见视网膜动脉自发性搏动。

◎ 少数黄斑水肿、樱桃红斑。

◎ 视盘和 / 或视网膜新生血管。

【检查注意点】

◎ 注意详细询问一过性单眼或双眼视力丧失、动脉粥样硬化、高血压、糖尿病、高脂血症、大动脉炎、梅毒、冠心病、脑血管病变等病史。

◎ 体格检查,如测双侧脉搏、心脏和颈动脉听诊。

◎ 关注有无房角及虹膜、视盘、视网膜新生血管。

【辅助检查要点】

◎ FFA:60% 患者脉络膜充盈延迟,95% 患者视网膜动静脉充盈延迟,85% 患者视网膜血管晚期着染,动脉更明显。

◎ ERG:a 波振幅下降或缺失(外层视网膜缺血),b 波振幅下降或缺失(内层视网膜缺血)。

◎ 颈动脉及球后血管行无创性彩色多普勒超声检查(CDFI)。

附:CDFI 测量颈部及眼部血管血流动力学参数

　　o PSV(收缩期峰值流速)反映动脉实际流速情况。

　　o EDV(舒张末期流速)反映血管远端组织的灌注情况。

　　o RI＝(PSV–EDV)/PSV,反映血管的阻力状态。

　　o EDV 减小、RI 增大表示血流量降低。

理论上讲,当颈动脉粥样硬化斑块发生时,该处血流流速将增加、阻力加大,即 PSV、RI 增大;而其分支动脉流速会减小、血流量减少,即 PSV 及 EDV 均减小。

◎ 必要时行 MRA、DSA 检查。

【处置要点】

◎ 治疗病因,如控制高血压、糖尿病、胆固醇、大动脉炎等,请内科诊治。

◎ 血管痉挛者可给予钙通道拮抗剂维拉帕米,以改善低灌注。

◎ 中重度颈动脉狭窄(程度 >70%)患者应尽早进行手术治疗,如颈动脉内膜剥除或动脉支架术。

◎ 眼内新生血管者可行抗新生血管生长因子玻璃体腔注射,以及 PRP。

◎ 糖皮质激素及长效睫状肌麻痹剂减轻眼前节炎症反应。

◎ NVG 单纯降眼压药物治疗不理想,可行睫状体光凝或冷凝术。

◎ 房角关闭且降眼压效果差的 NVG 患者,可联合抗代谢药物的小梁切除、青光眼阀植入术。

◎ 对于无视力且眼球持续疼痛无法缓解者,可球后注射乙醇或氯丙嗪。

【老年注意事项】

◎ 患者往往合并全身动脉硬化,50%~75% 的患者有高血压,40%~50% 糖尿病,20%~38% 冠脉疾病,30%~31% 脑血管疾病(包括脑卒中和短暂缺血发作)。诊治相关系统性疾病十分重要。

◎ 要关注既往有无一过性单眼视力丧失史,有无手凉或运动时上肢肌肉痉挛史。

⚠ **特别提示：**

◎ 加强眼底检查,患者眼底出血、视网膜动脉变细、视网膜静脉扩张及视网膜出血往往容易被简单地诊断为视网膜静脉阻塞,而忽略对颈动脉和眼动脉的检查。

◎ 患者合并颈动脉的粥样硬化,可能存在血管内血栓形成的风险,可能同时出现 OIS 及视网膜静脉阻塞的表现。

◎ 对于有缺血性视神经病变、不对称性高血压视网膜病变、静脉淤滞性视网膜病变、正常眼压性青光眼等的患者,注意查颈动脉狭窄程度。

◎ 好发于 50 岁以上颈动脉狭窄程度大于 90% 的患者,单侧或双侧发病,确诊后 1 年内,75% 的患眼视力降至指数或更差,5 年死亡率是 40%,心脏疾病是最常见的死因。

◎ 若侧支循环代偿良好,即使颈内动脉闭塞,也可以不出现任何症状及体征。

◎ 需行双臂血压脉搏检查,防止忽略"无脉症"(两侧臂颈无脉搏)、锁骨下动脉窃血综合征或"高安病"(头臂型多发性大动脉炎)。

◎ FFA 检查十分必要,若无明确的视网膜毛细血管无灌注区,而只是单纯的脉络膜缺血,不宜行 PRP 治疗。

◎ 眼动脉收缩压极低时,不建议进行抗 VEGF 治疗,其易导致血管收缩,周边视网膜灌注区域减小,视力下降、视野缩小。

【叮嘱患者】

◎ 系统性疾病诊治十分必要。

◎ 重视眼科定期复查,防治眼部并发症。

◎ PRP、眼内抗 VEGF 药物注射不能阻止眼缺血进展,主要改善新生血管并发症。

◎ 作息规律,戒烟,减肥。

7. 急性高血压性视网膜病变 ///////////////////////////////////

【典型特征】

高血压急进型或缓慢型病情突然恶化,短期内急剧血压升高,引起视网膜及脉络膜血管代偿失调、动脉强烈痉挛,视网膜血管显著缩窄,视盘及视网膜水肿、渗出、微梗死和出血等,可有不同程度视力下降及眼前暗影。控制血压,眼科对症治疗,眼底组织出血和水肿可消退。

【组织学特点】

◎ 视网膜中央动脉为全身唯一能在活体上观察到的小动脉,其痉挛轻重与体循环动脉压成正相关。

◎ 高血压视网膜病变分四级:

1 级:视网膜动脉变细、反光增强

高血压代偿机制下血管痉挛,为最初血管收缩期。

2 级:动脉硬化呈铜丝或银丝样,动静脉交叉压迫症明显

持续性高压使血管内皮增厚,管壁中层平滑肌细胞增殖、肥大变厚,缺血、缺氧发生玻璃样变纤维化,进入血管硬化期,管壁增厚,管腔变窄。

3 级:上述血管病变伴有眼底出血、棉絮斑、硬性渗出

渗出期,血 - 视网膜屏障破坏,平滑肌和内皮细胞坏死,血浆及脂质渗出,视网膜缺血。

4 级:3 级改变加视盘水肿

视网膜神经节细胞轴突肿胀及串珠样变形,且节细胞数量显著减少,常提示急进性血压升高。

◎ 视网膜动、静脉交叉处由共同血管外膜不紧密包绕,多数动脉横跨于静脉之上。

○ 当动脉痉挛和硬化时,交叉处下方静脉似乎变细、弧形弯曲或看似中断(实则为静脉向视网膜深层回避),称为 Salus 交叉征。

○ 如静脉于动脉之上,则静脉向玻璃体方向回避,呈驼背或拱桥样隆起。

○ 当动脉硬化而周围组织增生,使交叉处动静脉牢固结合,静脉无法回避,静脉上游端壶腹状扩张、下游端变窄,为 Gunn 交叉现象。

◎ 视网膜动脉硬化因管壁变性、透明度消失,而完全看不到血柱反射,尚有相当量血流灌注时,呈铜丝样外观,若管腔闭塞,呈银丝样外观,而急进型高血压动脉剧烈痉挛、无灌注也可呈银丝征,如尚未发生纤维样坏死,降压后可消失。

◎ 急进性高血压时,视网膜的氧化应激水平提高,自由基可能直接破坏血视网膜屏障,从而越过硬化期而直接出现渗出期表现。

◎ 血压急剧升高,较短的脉络膜前小动脉及结合松散的毛细血管内皮细胞更易受损,发生纤维蛋白样坏死及管腔闭塞,视网膜色素上皮层屏障损害,视网膜下蛋白质渗出、高色素斑块(Elschnig 斑),而脉络膜血管硬化、象限性梗阻,可出现扇形条纹。

◎ 血管屏障受损浆液性渗出致视网膜水肿,有形成分渗出产生出血和硬性渗出。

◎ 小动脉和毛细血管闭塞所致视网膜局部缺血,该处轴浆运输受阻,神经纤维肿胀,细胞器增殖聚积,晚期轴索断裂形成细胞样体,即棉絮斑。

【就诊症状】

◎ 可无自觉症状。

◎ 也可有不同程度的视力下降及眼前暗影。

【临床体征】

◎ 双侧眼底视盘水肿,其周星芒状硬性渗出、视网膜水肿、棉绒斑、火焰状出血。

◎ 偶见浆液性视网膜脱离、玻璃体积血。

◎ 局限性脉络膜萎缩(Elschnig 斑)。

◎ 既往高血压者,可见双眼视网膜动脉硬化狭窄、管径不均、动静脉交叉征。

【检查注意点】

◎ 查询高血压、糖尿病、血液病、传染病、放射治疗史。

◎ 无原发性高血压患者,注意请相关科室进行继发性高血压病因排查,如子痫、嗜铬细胞瘤、肾脏或肾上腺疾病、主动脉缩窄等。

◎ 详细进行眼前后节检查,特别是散瞳查眼底。

◎ 根据典型的眼底改变,同时结合血压急剧升高史确诊。

◎ 若病变为单侧,注意查看颈动脉有无阻塞。

【辅助检查要点】

◎ 测血压,必要时行 24 小时动态血压监测。

◎ FFA 检查可见视盘毛细血管扩张迂曲并有微血管瘤形成,晚期有荧光素渗漏,视网膜毛细血管大量荧光素渗漏、小的无灌注区、Elschnig 斑处脉络膜毛细血管呈低灌注或无灌注,晚期有荧光素组织着色,动脉细窄,静脉充盈迂曲。

◎ 必要时行颈动脉超声多普勒检查。

【处置要点】

◎ 请内科治疗原发病,使血压恢复正常,注意急剧降低血压可造成器官缺血。

◎ 视盘水肿合并视网膜病变,称为视神经视网膜病变,提示心、肾、脑等靶器官遭受严重损害,指导患者向相关科室诊治。

【老年注意事项】

控制血压、血糖、血脂等,定期检查眼底。

⚠ **特别提示：**

◎ 舒张压达 110~120mmHg，或出现胸痛、呼吸困难、头痛、精神症状或视物不清合并视盘水肿，需立即进行内科检查及治疗。

◎ 当高血压视网膜病变仅出现在一眼，而对侧眼临床表现正常时，应怀疑该侧存在颈动脉阻塞，造成该眼无高血压性视网膜病变出现。

◎ 无明确高血压病史的患者出现高血压性视网膜病变，可能提示其处于高血压前期。

【叮嘱患者】

◎ 起病初期每隔 2~3 个月检查，然后每隔 6~12 个月复查。

◎ 避免精神紧张、焦虑、烦躁、过度劳累等诱发小动脉痉挛的因素。

◎ 高血压视网膜病变患者罹患冠心病、脑卒中的风险增加。

8. 糖尿病性视网膜病变

【典型特征】

糖尿病性视网膜病变（DR）可因突发的玻璃体积血、视网膜脱离、新生血管性青光眼致视力急剧下降或丧失，或因黄斑水肿或并发性白内障加重而视功能受损来就诊。

【组织学特点】

◎ 高血糖致视网膜毛细血管内皮细胞和周细胞破坏，血管壁张力下降，造成血管瘤样膨出。

◎ 视网膜毛细血管壁受损后出现渗漏，导致周围组织水肿、出血和硬性渗出。

◎ 微血管瘤可自发血栓或为基底膜沉积物所填充，其周渗出可自行吸收，在荧光造影中消失。

◎ 成群毛细血管基底膜变厚、闭塞,导致视网膜缺血无灌注、外丛状层斑状出血。

◎ 视网膜神经纤维层梗死灶,因轴突轴浆流中断而运输物质累积,末端膨胀,即棉绒斑。

◎ 增殖前期,在无灌注区旁毛细血管床或吻合支扩张或新发血管芽,眼底呈树墩状或末端尖形扩张,即视网膜内微血管异常(IRMA)。

◎ 眼底缺血、缺氧,视网膜或视盘会出现异常新生血管,芽状生长,逐渐成网状血管襻,由于其血管周细胞覆盖缺失,内皮细胞间缺乏正常紧密连接,故易渗漏,并发视网膜渗出、出血,甚至玻璃体内大量积血。

◎ 新生血管周围出现纤维细胞与神经胶质细胞增殖,常沿视盘和主干血管生长,最后新生血管退形,形成与玻璃体后界膜粘连的血管纤维增殖膜,其收缩可导致牵拉性视网膜脱离。

◎ 黄斑区血 - 视网膜屏障破坏导致渗出液聚积(细胞外水肿),黄斑视网膜水肿增厚,合并硬性渗出,可有囊性改变。

◎ 严重缺血,新生血管甚至出现在虹膜(虹膜红变)及房角,晚期发生周边前粘连,导致新生血管性青光眼(NVG)。

◎ 糖尿病患者晶状体内葡萄糖增多、山梨醇蓄积,细胞内渗透压升高,晶状体纤维吸水肿胀而混浊。

◎ 血糖升高时,血液无机盐浓度下降,房水渗入晶状体使之变突,数日内出现近视,反之,血糖下降则出现远视,而屈光恢复需要数周时间。

【就诊症状】

◎ 突然视物模糊,可进行性加重;

◎ 眼前黑影飘动或遮挡;

◎ 视物变形;

◎ 视物异色;

◎ 眼红、眼痛伴头痛(NVG)。

【临床体征】

◎ 视力下降；

◎ 屈光变化；

◎ 虹膜和/或房角新生血管(NVG)；

◎ 眼压升高(NVG)；

◎ 晶状体囊下小空泡、白点状或雪片状混浊；

◎ 玻璃体积血；

◎ 眼底见视网膜点状、斑状出血或视网膜前出血，棉绒斑，硬性渗出，IRMA，新生血管，纤维增殖膜；

◎ 牵拉性视网膜脱离；

◎ 黄斑囊样或弥漫性水肿(可出现在任何阶段)。

附：

○ 糖尿病视网膜病变分期见表4-4-1和表4-4-2。

●表4-4-1　我国中华医学会眼科学分会眼底病学组制定的糖尿病视网膜病变分期标准

糖尿病视网膜病变分期		散瞳检查眼底所见
单纯型	Ⅰ期	微动脉瘤或合并小出血点
	Ⅱ期	黄白色硬性渗出或并有出血斑
	Ⅲ期	白色"软性渗出"(棉絮斑)或合并出血斑
增殖型	Ⅳ期	眼底有新生血管或并发玻璃体积血
	Ⅴ期	眼底有新生血管或纤维增殖
	Ⅵ期	眼底有新生血管和纤维增殖，并发视网膜脱离

●表4-4-2　国际临床糖尿病视网膜病变严重程度分级

分期	病变严重程度	散瞳查眼底视网膜病变
1期	无明显视网膜病变	
2期	轻度非增殖性糖尿病视网膜病变	仅有微动脉瘤

分期	病变严重程度	散瞳查眼底视网膜病变
3期	中度非增殖性糖尿病视网膜病变	比"仅有微动脉瘤"重
4期	重度非增殖性糖尿病视网膜病变	有以下任一情况,但无增殖性病变: •4个象限均各有20个以上的视网膜内出血 •2个以上象限有确定的静脉串珠样改变 •1个以上象限具有明显的视网膜内微血管异常
5期	增殖性糖尿病视网膜病变	以下一种或多种: 新生血管、玻璃体积血或视网膜前出血

○ 有临床意义的黄斑水肿(CSME,满足下述任一一项情况):

● 距黄斑中心凹 500μm(视盘 1/3 直径) 范围内的视网膜增厚;

● 距黄斑中心凹 500μm 直径范围内的硬性渗出,引起相邻视网膜增厚;

● 视网膜增厚范围大于 1 个视盘面积,部分位于距黄斑中心凹 1 个视盘直径范围内。

【检查注意点】

◎ 散瞳间接检眼镜详查眼底,注意周边视网膜及玻璃体病变。

◎ 注意观察虹膜及房角是否出现新生血管,必要时使用房角镜。

◎ 注意有无黄斑水肿。

◎ 因屈光介质混浊而眼底无法窥及者,借助眼 B 超检查。

【辅助检查要点】

◎ 应及时完成血糖、血压及全身检查,并进行积极治疗。

◎ FFA 检查,明确视网膜无灌注区、血管异常及黄斑水肿。

◎ OCT 评估黄斑水肿严重程度。

◎ B 超了解玻璃体视网膜增殖病变及视网膜脱离情况,增殖膜超声影像显示为形状不规则、厚薄不一的带状回声,常有分叉,后运动不垂直于眼球壁。

◎ 眼电生理检查,了解视网膜、视神经病变情况。

【处置要点】

◎ 内科病因治疗,严控血糖、血压、血脂,改善眼血管病变及供血不足。

◎ 大量玻璃体积血长期不吸收、牵拉性视网膜脱离累及黄斑并进展、黄斑前膜或牵引移位、光凝后仍进展的严重视网膜新生血管及纤维增殖膜、致密的黄斑前出血等,行玻璃体切除手术。

◎ 针对 FFA 显示的视网膜无灌注区进行激光光凝,降低视网膜缺血反应。

◎ 合并黄斑水肿的增殖早期 DR、增殖期 DR 及伴发虹膜新生血管等可行全视网膜光凝(PRP)治疗。

◎ 黄斑水肿、眼内新生血管、增殖性 DR 玻璃体手术的围手术期等,可行玻璃体腔抗 VEGF 药物注射,消除新生血管、减少出血及消除视网膜水肿。

◎ 黄斑水肿患者可考虑玻璃体腔注射曲安奈德药物或 Ozurdex 植入,警惕激素性白内障及青光眼的发生。

◎ 白内障可根据病情选择合适的方式手术摘除。

◎ 新生血管性青光眼,可玻璃体腔抗 VEGF 药物注射联合全视网膜光或赤道部巩膜外冷凝,眼压控制不良者,晚期手术治疗,如睫状体光凝、青光眼阀植入术等。

附:

○ 糖尿病视网膜病变治疗流程见图 4-4-1。

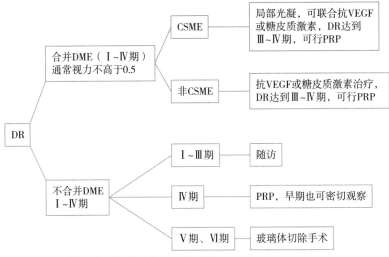

●图 4-4-1 糖尿病视网膜病变治疗流程图

○ 糖尿病视网膜病变患者推荐治疗方案见表 4-4-3。

●表 4-4-3 糖尿病视网膜病变患者推荐治疗方案

视网膜病变严重程度	CSME 表现	随诊时间 / 月	全视网膜光凝	荧光血管造影	激光治疗
1. 正常或轻微 NPDR	没有	12	不	不	不
2. 轻度或中度 NPDR	没有	6~12	不	不	不
	有	2~4	不	通常	通常
3. 严重或非常严重 NPDR	没有	2~4	有时	少	不
	有	2~4	有时	通常	通常
4. 非高危 PDR	没有	2~4	有时	少	不
	有	2~4	有时	通常	通常
5. 高危 PDR	没有	3~4	通常	少	不
	有	3~4	通常	通常	通常
6. 高危 PDR 不适合光凝（如屈光间质混浊）	—	1~6	不可能	偶尔	不可能

注:CSME,临床显著黄斑水肿;NPDR,非增殖性糖尿病性视网膜病变;PDR,增殖性糖尿病性视网膜病变。

【儿童注意事项】

1 型糖尿病、早产儿需关注眼底病情,必要时散瞳查眼底。

【老年注意事项】

老年人同时具有高血压、高脂血症等系统基础疾病,警惕合并或混淆高血压视网膜病变、视网膜动脉或静脉阻塞、缺血性视神经视网膜病变等,需鉴别诊治。

⚠ **特别提示:**

◎ 糖尿病患者无论眼部症状如何,均需行双侧眼底检查。

◎ 若因白内障等屈光介质混浊妨碍观察眼底,可行对侧眼底检查协助评估。

◎ 需排除肉芽肿性、免疫异常、炎症类、高凝状态、血液病、传染病等疾病并发的眼底改变,放射性视网膜病变,以及静脉吸毒等可能。

◎ 视网膜牵拉时需谨慎选择抗 VEGF 药物治疗。

◎ 年轻的 1 型糖尿病易发生急进性 PDR,应尽早行PRP,必要时玻璃体切除术。

◎ 妊娠期的糖尿病视网膜病变多可在产后消退。

【叮嘱患者】

◎ 糖尿病患者需控制血糖,定期散瞳查眼底,频次建议:无视网膜病变(1 次 / 年),轻度 NPDR(1 次 /6~9 个月),中到重度 NPDR(1 次 /4~6 个月),非高危 PDR(1 次 /2~3 个月)。

◎ 血糖长期控制不良或突然急剧增高,发生视力障碍,及时眼科就诊。

◎ 部分患者视网膜光凝需分次进行,应遵医嘱定期接受治疗。

◎ 血糖水平是病因及病程的决定因素,控制好血糖是取得良好预后的关键。

9. 中心性浆液性视网膜脉络膜病变

【典型特征】

简称"中浆"(CSC),为黄斑区或后极部视网膜神经上皮局部浆液性脱离。青壮年男性常见,多单眼。自限性疾病,预后好。但若反复发病或迁延不愈可导致中心视力、对比敏感度、色觉等视功能受损。治疗以封闭渗漏点、促进渗液吸收为目的。

【组织学特点】

◎ 正常 RPE 细胞之间封闭小带紧密结合,为脉络膜与神经上皮层之间的屏障。

◎ 推测因脉络膜毛细血管和 / 或 RPE 异常,损害 RPE 屏障及生理泵功能,液体进入神经上皮下导致其浆液性脱离,可伴有 RPE 脱离。

【就诊症状】

◎ 多有明显诱发原因,如劳累、熬夜、情绪波动、酗酒、糖皮质激素应用、妊娠等。

◎ 可伴有头痛症状。

◎ 不同程度视物模糊,也可视力正常。

◎ 中心或旁中心暗点或暗影。

◎ 小视症及视物变形、色觉改变。

◎ 对比敏感度降低。

◎ 可有反复发作病史。

◎ 部分可无任何症状。

【临床体征】

◎ 视力通常在 0.25 以上。

◎ 黄斑区或其附近（椭）圆形、边界清楚的神经上皮层浆液性、浅脱离隆起。

◎ 黄斑部脱离区色泽较暗，中心凹反光消失。

◎ 不伴视网膜下出血或脂质渗出。

【检查注意点】

需散瞳详查眼底，排除其他可有浆液性视网膜脱离的病变，如孔源性或渗出性视网膜脱离、视盘小凹、脉络膜炎症或渗漏或肿瘤等。

【辅助检查要点】

◎ Amsler 方格表检查是否有相对暗点和直线扭曲。

◎ 视盘及黄斑 OCT，初步筛查有无色素上皮脱离、脉络膜新生血管（CNV）疑似病灶，寻找视盘小凹，动态监测疾病发展，量化评估治疗反应。

◎ FFA 典型表现为单或多个荧光素渗漏点，随时间推移，墨渍或冒烟状渗漏扩大，晚期视网膜脱离区盘状强荧光。

◎ ICGA 针对病因进行鉴别与诊断，定位异常脉络膜血管，指导治疗。

【处置要点】

◎ 自限性复愈，预后好，但复发、多灶性脱离或病程长者预后不佳。

◎ 停用、禁用糖皮质激素。

◎ 视力持续下降且液体持续不吸收者，低能量激光光凝渗漏点。

◎ 慢性病程，持续 6 个月以上的色素上皮失代偿，可以采用半量 PDT 治疗。

◎ 继发 CNV 者可考虑眼内注射抗血管内皮生长因子药物。

【老年注意事项】

老年患者黄斑病变要注意与"中浆"鉴别。

特别提示：

> 注意随访，长期迁延不愈可继发 CNV，甚至导致视力永久丧失。

【叮嘱患者】

◎ 避免过度劳累、熬夜、情绪波动、酗酒、糖皮质激素应用。

◎ 定期复查，症状无缓解、加重或复发，需及时复诊就医。

10. 湿性年龄相关性黄斑变性

【典型特征】

湿性 AMD 以视网膜下脉络膜新生血管（CNV）侵入，引起渗出、出血而造成视力迅速明显下降为特征，晚期机化瘢痕，视力永久损伤。常发生于 50 岁以上患者，占 AMD 10% 左右，但导致的视力下降却占 90%。治疗主要以抑制和消退 CNV 为主。病变范围小、病程早、视力相对尚好的病例治疗效果好。

【组织学特点】

◎ RPE 营养视网膜外层、维持新陈代谢，当 RPE 细胞功能减退时，其生理性吞噬、消化视网膜感光细胞外节脱落盘膜的能力下降，细胞内脂褐质堆积渐多，被推出积存于 Bruch 膜下，形成玻璃膜疣（drusen），导致后极部视网膜萎缩，即为萎缩性或干性 AMD。

◎ 若 Bruch 膜内胶原增厚、弹力纤维断裂，以上各种致病因素激活释放血管生成因子，刺激 CNV 生成、穿过 Bruch 膜和 RPE 层，破坏了视网膜外屏障，导致视网膜色素上皮下和 / 或神经上皮下浆液性和 / 或出血性盘状脱离，即为渗出性或湿性 AMD，最终形成机化瘢痕。

◎ CNV 不具备屏障结构，易产生渗出、出血和致周围组织水肿。

◎ 年龄增加、遗传因素、光辐射损伤、环境因素、糖尿病、吸烟、先天性缺陷、饮食习惯、营养失调（叶黄素和玉米黄素摄入不足）、饮酒等因素，可降低黄斑黑色素密度、脉络膜血流及血中抗氧化剂水平，引起氧化损伤、脂质过氧化反应、蛋白质氧化、溶酶体破坏等一系列反应，RPE 细胞功能障碍，最终影响视网膜正常生理功能。

【就诊症状】

◎ 中心视力下降，可突然加重甚至丧失。

◎ 可视物变形。

◎ 中心视野暗影遮挡。

【临床体征】

◎ 可有干性 AMD 眼底表现，如黄斑区色素脱失、中心凹反光消失、玻璃膜疣。

◎ 玻璃膜疣多融合。

◎ 黄斑区浆液性和 / 或出血性盘状脱离，可见视网膜渗出、出血。

◎ 出血量大时致玻璃体积血。

◎ 后极部毛细血管瘤样增生（RAP）。

◎ 晚期眼底瘢痕表面及边缘可见出血及色素斑。

【检查注意点】

◎ 散瞳详查眼底，排除其他视网膜疾病可能。

◎ 需同时进行双眼检查。

【辅助检查要点】

◎ Amsler 方格表检查阳性。

◎ FFA、ICGA 明确有无 CNV 及其大小、位置、形态、边界、数量、活动或静止状态等（附：典型性 CNV 指 FFA 早期即显示边界清晰花边样强荧光区,晚期明显渗漏;隐匿性 CNV 边界不清、斑点状轻微晚期荧光渗漏)。

◎ OCT 检查视网膜及黄斑水肿、视网膜下液及 RPE 脱离范围、CNV 厚度等。

◎ 眼 B 超探查玻璃体积血是否存在视网膜脱离或其他病变。

【处置要点】

◎ 目前,玻璃体腔注射抗 VEGF 药物为治疗 CNV 主要手段之一,目前常规行 3+PRN 治疗方案(每月 1 次,连续 3 个月,根据病情需要治疗)。

◎ 光动力疗法(PDT)通过静脉注射光敏剂(维替泊芬)与血液内脂蛋白结合,利用波长 689nm 的非热性二极管激光照射激活光敏剂,光化学反应使 CNV 血管闭塞,对小的典型性、中心凹下 CNV 效果好。每 3 个月治疗 1 次,持续 1~2 年,减少视力丢失,但不提高视力。

◎ 经瞳孔温热疗法(TTT)应用 810nm 波长近红外光热致 CNV 血栓封闭,延缓病程,改善症状,但需把握好激光能量。

◎ 氩或氪激光可用于凝固封闭非中心凹、较小、非隐匿性、不伴 PED 的 CNV,但同时破坏附近正常组织,易诱发 CNV,需谨慎操作。

◎ 大量玻璃体积血处置基本与玻璃体积血处置流程相同,但术后视力预后不佳。

◎ 玻璃体腔注射曲安奈德等糖皮质激素可联合 PDT 治疗,抑制炎症和 VEGF 释放,稳定血 - 视网膜屏障,减少渗出,但注意青光眼和白内障的不良反应。

◎ 其他药物补充,如叶黄素、胡萝卜素、维生素 C、锌、铜等,有益于 AMD 患者。

【老年注意事项】

◎ 既往有黄斑病变者需定期检查眼底。

◎ 突然视力下降,散瞳查眼底,关注黄斑区。

⚠ 特别提示:

◎ 萎缩型 AMD 病变缓慢,但部分患者具有发展为渗出型 AMD 的可能性。

◎ 警惕心脑血管疾病,特别是有脑梗、心梗病史的患者,眼内注射抗 VEGF 药物需谨慎实施。

◎ 湿性 AMD 玻璃体腔药物注射前后,需眼局部抗生素眼液预防感染。

◎ 玻璃体腔注药后,密切监测视力、眼压、前房及玻璃体有否炎症反应。

◎ 治疗过程中定期复查 FFA、ICGA、OCT,评估视网膜及 CNV 变化及转归。

【叮嘱患者】

◎ 除 AMD 患眼外,同时也要关注对侧眼黄斑的检查。

◎ 症状无缓解或加重,需及时复诊就医。

◎ 玻璃体腔注药后作息规律,注意眼部卫生,如有眼红、眼痛、视力下降等不良症状,需马上就医。

◎ PDT 治疗后 5 天内,应避免皮肤或眼部直接暴露于阳光或室内强光源。

11. 特发性息肉样脉络膜血管病变

【典型特征】

简称 PCV,特发性视网膜下橘红色结节病变,为脉络膜分支血管网及末端息肉样、瘤样扩张。视力较好者保守治疗为主,若发生渗出、出血等影响黄斑,可致视物变形、视力丧失,需积极治疗。

【组织学特点】

◎ 脉络膜内层的异常血管形态,呈分支状或扇形的新生血管网,血管末端息肉样膨大。

◎ 病灶处 RPE 变薄及其细胞内色素减少,富含血液的息肉状病灶透见性增强,眼底呈橘红色结节样病灶。

◎ 慢性复发性脉络膜出血、渗出对 RPE 形成长期压力效应,常致浆液血液性 RPE 脱离(PED)。

【就诊症状】

◎ 逐渐或突然中心视力下降,甚至丧失;

◎ 视物变形;

◎ 中央视野暗影或模糊。

【临床体征】

◎ 视网膜下橘红色结节样隆起病灶,黄斑区、视盘周或中周部。

◎ 浆液性或出血性视网膜色素上皮脱离。

◎ 视网膜下渗出、出血。

◎ 重者可有玻璃体积血。

【检查注意点】

◎ 需散瞳检查,排除其他视网膜疾病可能。

◎ 确诊需 ICGA 检查。

◎ 裂隙灯联合前置镜查有无渗出现象。

【辅助检查要点】

◎ ICGA 特征

○ 脉络膜异常分支血管网,早期滋养动脉显影,迅速充盈,后期消退或染色。

○ 异常血管网末端可见血管瘤样扩张结节或所谓息肉样结构,囊袋样强荧光,后期呈"冲刷现象"(中心弱荧光,周围环状染色)。

○ 息肉样病变边缘常可见浆液性 PED(边界清楚的荧光积存灶)或出血性 PED(舟状出血性荧光)。

◎ FFA 检查排除其他原因导致的 CNV。

◎ OCT 检查示脉络膜内层的突兀状拇指样隆起(中等反射),以及"双层征",即异常分支脉络膜网处 RPE 及 RPE 下(RPE 与 Bruch 膜之间渗液)两层强反射。

◎ OCTA(血管 OCT),亦可见类似 ICGA 的异常表现。

【处置要点】

◎ 无症状可观察随诊,部分可自行缓解。

◎ 患眼视网膜下积液、硬性渗出及出血危及或已累及黄斑中心凹,进行干预治疗。

◎ 可玻璃体腔注射抗 VEGF 药物,联合 PDT 治疗。

◎ 无 PDT 条件,对位于中心凹以外的病灶可考虑氪红激光光凝或 TTT。

◎ 可考虑玻璃体腔注射气体顶压,使大量黄斑下出血移位,以尽可能保留黄斑视功能。

◎ 大量玻璃体积血可行玻璃体切除术、黄斑下手术及黄斑转位术,视力预后不佳。

◎ 球后或玻璃体腔 TA 注射可促进渗出吸收,但对异常血管无效。

⚠ 特别提示:

◎ 关于 PCV 是否为湿性 AMD 的一种亚型,仍存在争议。

○ 两者相似之处:

● 大多数患者年龄 >50 岁。

- 眼底表现相似,均有黄斑出血、渗出、浆液性和出血性视网膜色素上皮脱离。
- 很多基因多态性变异同时与两者关联。
○ PCV 不同于湿性 AMD 的几个特点:
  - 可发生于 20~90 岁的各年龄段。
  - 较少侵犯黄斑中心凹,也可发生于眼底中周部。
  - 较少形成盘状瘢痕。
  - 患眼和对侧眼无明显软性玻璃膜疣及色素增殖。
  - ICGA 末端血管息肉样扩张灶及"冲刷现象"。
  - 对 PDT 反应较好而对抗 VEGF 药物较差。
  - 部分预后良好。

【叮嘱患者】

◎ PCV 引起视网膜下及玻璃体积血对视力影响很大,需引起重视。

◎ 即使无明显症状,也必须定期复查眼底,以防突发严重出血,错过最佳治疗期。

◎ 既往有黄斑病变者,需定期复查眼底。

12. 视网膜静脉周围炎

【典型特征】

又称 Eales 病,20~40 岁男性多发。为免疫异常所致血管阻塞性疾病,主要累及周边视网膜,特征为双眼先后或同时反复玻璃体积血,严重者可引起视网膜脱离而至失明。早期诊治可缩短病程,减少晚期并发症,保存良好视力。

【组织学特点】

◎ 病因不明,与自身免疫反应有关,也可与结核感染、其他组织脓毒病灶、血栓闭塞性脉管炎、梅毒感染、结节病、白塞病、寄生虫病等有关。

◎ 视网膜血管壁炎症局部内皮细胞和基质破坏,血管内液体蛋白质和白细胞渗出。

◎ 致炎因素和组织崩解产物作用下,巨噬细胞、成纤维细胞、色素细胞以及血管周围的星形胶质细胞、Müller 细胞等发生增殖反应,化生为纤维组织。

◎ 视网膜炎症血管血管壁纤维性坏死,管腔常被纤维血栓所堵塞,引起局部毛细血管无灌注和视网膜组织缺血。

【就诊症状】

◎ 眼前"飞蚊"增多。

◎ 可有突然视物不清,重者可降至光感。

◎ 以上症状有反复发作史。

【临床体征】

◎ 玻璃体可有炎症细胞和 / 或血细胞漂浮。

◎ 重者玻璃体积血。

◎ 周边视网膜静脉呈不规则扩张迂曲或串珠状,管壁白鞘,附近视网膜点、线、片状或火焰状出血及渗出。

◎ 可有视网膜血管闭塞呈白线。

◎ 可有纤维增殖膜,甚至牵拉性视网膜脱离。

◎ 有时累及邻近小动脉,出现白鞘或被渗出覆盖。

【检查注意点】

◎ 一定要散瞳检查眼底,仔细查看周边视网膜。

◎ 需检查双眼眼底,双眼严重程度可不一致,即使对侧眼无明显症状,也不能排除无周边视网膜病变的可能。

◎ 一眼玻璃体积血不能看清眼底,而另一眼视力尚正常,常行玻璃体积血手术清除或吸收后完成 FFA,明确病变性质、程度及范围。

【辅助检查要点】

◎ FFA 示受累静脉早期着染、晚期荧光渗漏,毛细血管扩张,微血管瘤形成,病程晚期视网膜周边部有无灌注区及新生血管。

◎ 玻璃体积血时 B 超探查是否存在视网膜脱离等情况。

◎ 排查结核,如结核菌素试验。

◎ 抗链球菌溶血素 O 试验、梅毒快速血浆反应素试验、血沉、血常规、免疫学指标。

◎ 皮肤、口腔、耳鼻喉科检查有无脓毒性病灶或溃疡。

◎ 拍胸片排除结核病、结节病。

【处置要点】

◎ 病因明确者,首先积极治疗原发病。

◎ 激素抗炎治疗,如泼尼松 1mg/(kg·d) 口服,1 次 /d,逐渐减量。

◎ 视网膜无灌注区可行视网膜激光光凝。

◎ 伴有新生血管和 / 或黄斑水肿者,可玻璃体腔注射抗 VEGF 药物、激素治疗。

◎ 可给予止血、改善微循环等药物治疗。

◎ 玻璃体积血量大难以吸收或形成牵拉性视网膜脱离者,行玻璃体切除术。

⚠ 特别提示:

◎ 视网膜小动脉炎症更为罕见,治疗以抗炎为主,旨在降低视网膜发生永久性伤害或黄斑出现不可逆损伤的风险。

◎ 周边视网膜血管炎有时可能无临床症状,因此,当出现孤立性前葡萄膜炎时,通过扩大瞳孔行眼底检查具有重要意义。

◎ 部分患者因为视网膜出血或缺血引起黄斑水肿,主诉中心视力模糊。

【叮嘱患者】

症状无缓解或反复加重,需及时复诊就医。

13. 视网膜大动脉瘤

【典型特征】

多为老年单眼视网膜小动脉上单发的梭形或小囊状局限扩张,可突发破裂出血、渗出,若出血累及黄斑或造成玻璃体积血,导致视力突发下降。激光光凝可使血管瘤萎缩。

【组织学特点】

◎ 实为视网膜动脉 2~3 级分支血管壁局限性病理性扩张,呈囊状、憩室状或梭形,体积较大,区别于 DR、CRVO 中所见的微血管瘤,故称"大"动脉瘤。

◎ 发病机制不明,可能与高血压、动脉硬化等致动脉壁内平滑肌细胞变性、变薄、纤维化有关。

◎ 血管瘤壁菲薄,周围毛细血管扩张,血浆漏出。

◎ 若血管内压力骤增,瘤壁破裂,发生出血,出血可为多层次(视网膜内、视网膜下、内界膜下和玻璃体腔)。

【就诊症状】

出血后可突发视野暗影或视力减退。

【临床体征】

◎ 视网膜动脉主干局部囊样或梭形扩张。

◎ 动脉瘤旁可有不同程度视网膜出血、水肿、硬性渗出。

◎ 出血量大时表现为玻璃体积血。

【检查注意点】

◎ 散瞳详细检查眼底。

◎ 眼底出血病因不明确时，注意排查其他眼病及可能的系统性疾病并发症。

【辅助检查要点】

◎ FFA 早期大动脉瘤迅速充盈、呈球/梭形强荧光，若瘤内存在栓子则充盈不完全，晚期有不同程度的荧光渗漏和瘤壁着染，出血呈荧光遮蔽；通常动脉瘤近、远端小动脉狭窄，其周微血管异常，如毛细血管扩张、无灌注和小动脉间侧支循环等。

◎ 若出血遮蔽大动脉瘤，可行 ICGA 检查。吲哚青绿以近红外光为激发光源，有高穿透性，能透过出血显示瘤体形态，并因染料分子量大、蛋白结合率高、不易渗漏而清晰显示瘤体大小、形态。

◎ B 超排查玻璃体积血是否存在其他玻璃体视网膜疾病可能。

◎ OCT 排查黄斑水肿。

◎ 检查血压、血糖和血脂。

【处置要点】

◎ 视网膜大动脉瘤有自行消退可能，小、出血少、视力好者可观察。

◎ 对于出血渗出累及黄斑，或有黄斑水肿，或反复出血，或出血至玻璃体腔者，尽早行氩绿激光治疗，先围绕瘤体光凝 2~3 排，1 周后再直接光凝瘤体。

◎ 少量玻璃体积血可观察数月，待其自发吸收。

◎ 大量玻璃体积血、广泛黄斑部视网膜前或下出血者,行玻璃体切除术联合激光治疗。

【老年注意事项】

积极治疗高血压、高血脂等,降低血压急剧波动、动脉硬化风险。

⚠ 特别提示:

◎ 本病临床及眼底表现多样,易于误诊,需与另一些老年人眼底疾病,如 DR、RVO、湿性 AMD、玻璃体后脱离、毛细血管扩张症、静脉大血管瘤、眼底肿瘤等相鉴别。

◎ 如玻璃体积血无法解释,要考虑到大动脉瘤的可能性。

◎ 出血可遮盖大动脉瘤,当视网膜下或视网膜前出血出现在视网膜主要动脉上,应考虑到大动脉瘤的可能。

◎ 大多数患者为单眼发病,仍有 10% 为双侧,需注意检查对侧眼底。

◎ 激光光凝可能导致远端血管血栓和阻塞以及动脉瘤破裂出血,需谨慎实施。

【叮嘱患者】

症状无缓解或加重,需及时复诊就医。

14. 高度近视视网膜病变

【典型特征】

屈光度数大于 −6.0D、眼轴进行性加长者,因常发生中心凹视网膜劈裂、黄斑裂孔、脉络膜新生血管 / 出血、视网膜萎缩变性 / 裂孔、视网膜脱离等,导致视力突发下降。应积极对症治疗,黄斑区病变预后较差。

【组织学特点】

◎ 眼轴向后扩张和赤道部巩膜机械性拉伸,使血管变细、变直,视网膜和 / 或脉络膜萎缩变薄,呈豹纹状眼底。

◎ 视网膜萎缩区色素上皮细胞伴视杆和视锥细胞消失,萎缩区边缘色素上皮正常或增殖。

◎ 玻璃体、内界膜牵拉,后巩膜葡萄肿扩张,视网膜小动脉牵引等导致黄斑中心凹视网膜神经上皮层间分离,即劈裂。

◎ 玻璃体劈裂及不完全后脱离对黄斑区视网膜产生水平及切线方向牵拉,产生黄斑裂孔。

◎ 裂孔进一步扩大、视网膜劈裂、玻璃体后皮质牵引等造成后极部 RD。

◎ 病理性黄斑萎缩、脉络膜血流迟缓、基质丧失、毛细血管循环紊乱、血管阻塞等,导致黄斑脉络膜新生血管(CNV)及出血。

◎ 周边视网膜变薄、变性,进展自发性萎缩裂孔,或玻璃体牵拉发生撕裂呈马蹄裂孔,视网膜色素颗粒经孔漂散于玻璃体,玻璃体腔液体经孔入视网膜神经上皮层与色素上皮层之间,形成 RD。

【就诊症状】

◎ 突然视力减退和 / 或固定区域暗影和 / 或幕状遮挡逐渐增大。

◎ 眼前黑影飘动明显加重。

◎ 眼球运动时可有闪光感。

◎ 可有视物变形、异色和 / 或放大、缩小症。

【临床体征】

◎ 视盘旁近视弧斑。

◎ 视盘斜入、颞侧苍白。

◎ 豹纹状眼底。

◎ 黄斑区色素紊乱,中心凹反光消失。

◎ 后极部黄白色、边界清晰的视网膜脉络膜萎缩灶。

◎ 黄斑出血一般扁平、不大于 1 个 PD、边界略欠整齐。

◎ CNV 眼底表现为灰黑色、略隆起、圆钝、边界清晰的小病灶。

◎ 黄斑劈裂进行期表现为内层视网膜菲薄、球形隆起,其上血管常伴白鞘。

◎ 黄斑裂孔不同阶段表现可参见本章"视网膜裂孔"相关内容,后极部萎缩重者不易辨认。

◎ 周边视网膜非加压变白、格子样等变性区。

◎ 黄斑裂孔性视网膜脱离表现为黄斑裂孔周围孔源性翘起的浅脱离晕。

◎ 脱离的视网膜呈青灰色隆起,新鲜脱离飘动感强,亦有陈旧性扁平脱离。

◎ 出血量大时表现为玻璃体积血。

【检查注意点】

◎ 间接检眼镜散瞳查眼底,寻找视网膜裂孔和脱离可能,必要时应用三面镜。

◎ 裂隙灯联合 60D、90D 透镜检查黄斑区,寻找 CNV,明确裂孔或劈裂。

◎ 后极部萎缩严重者黄斑病变普通眼底检查难于观察分辨,需借助 OCT、FFA、B 超等检查。

◎ 对可疑 CNV 应行 FFA、OCT 检查。

【辅助检查要点】

◎ 玻璃体积血时,行 B 超了解是否存在视网膜脱离可能。

◎ 对于黄斑区病变可行 FFA、OCT 检查,进一步明确黄斑病情性质、位置及范围。

◎ 病理性近视 CNV 行 FFA、ICGA 检查,多为典型性、1/8PD 左右大小强荧光,后期染色增强或略有扩大,年轻患者病灶渗漏不多,仅限于边缘。

◎ OCT检查示后巩膜葡萄肿凹陷、黄斑区感光细胞下方强反光团（CNV）。

【处置要点】

◎ 玻璃体腔注射抗VEGF药物治疗黄斑区CNV病变。

◎ 中心凹旁或之外的CNV根据具体情况也可考虑激光光凝或PDT治疗。

◎ 周边视网膜裂孔、有裂孔倾向的视网膜变性区进行激光光凝。

◎ 黄斑裂孔伴RD行玻璃体切除术,其他孔源性RD根据情况选择外加压和/或玻璃体切除等视网膜复位术。

◎ 不伴黄斑裂孔的后极部视网膜脱离、劈裂若静止、无进展可密切观察,存在牵引、进行性发展、有主观症状者可行玻璃体切除术预防裂孔发生,但应知可能发生医源性裂孔、术后视力不佳。

【儿童注意事项】

◎ 病史多叙述有误,应定期检查视力、屈光度及眼周长度。

◎ 关注排查眼弓形虫病。

【老年注意事项】

年龄大于50岁的高度近视患者,不能仅考虑单纯近视性CNV,还可能与年龄相关性病变有关。

⚠ 特别提示:

◎ 高度近视矫正视力不佳者必须全面检查眼底。

◎ 近视进行性加深或视力下降,眼底无明显病变者,注意排查圆锥角膜。

◎ 病理性近视随着眼轴不断增长,黄斑萎缩逐年加重,即使无其他病变,视力也会逐渐下降。

◎ CNV 出血一般在数周或数月内吸收,但可在同一或邻近部位复发。

◎ 高度近视视网膜脉络膜萎缩导致血供营养差,术后修复、神经传导再建较正常缓慢。

【叮嘱患者】

◎ 无症状的高度近视患者需每 6~12 个月随访 1 次。

◎ 眼前飞蚊突然明显增多或出现固定性暗影及象限性视野缺损等,需及时就医散瞳查眼底。

◎ 眼前飘浮暗影加重、闪光感频繁,需避免剧烈运动。

◎ 接受过屈光矫正手术的患者,无须戴镜,但不能避免高度近视眼底病变的风险。

15. 远达性视网膜病变

【典型特征】

急性的头部创伤、躯干挤压伤或骨折等,间接性导致以视网膜出血和血管闭塞为表现的眼底病变,也叫 Purtsher 病。治疗以改善血供为主,视力预后差。

【组织学特点】

◎ 躯干挤压使上腔静脉回流受阻,血管内压力急剧增加,引起眼部血管痉挛及内皮细胞损伤,表现为视网膜微动脉闭塞梗死(棉絮斑、水肿),渗血、渗液,静脉迂曲扩张。

◎ 视网膜栓子来源包括:长骨骨折时的脂肪栓子,胸腹部挤压时的空气栓子,以及外伤继发补体激活产生的白细胞聚积,血小板或纤维蛋白聚积等。

◎ 颅脑外伤颅内压突然升高,脑脊液经视神经血管渗漏。

【就诊症状】

胸腹腔压力突然增加、骨折、颅脑外伤后数日内单眼或双眼无痛性视力下降。

【临床体征】

◎ 视网膜棉絮斑,或伴硬性渗出,后极部显著。

◎ 圆形或片状视网膜出血斑。

◎ 视网膜静脉怒张。

◎ 视盘和 / 或黄斑水肿。

◎ RAPD 阳性。

◎ 晚期视神经萎缩和色素紊乱。

【检查注意点】

◎ 询问外伤病史,但无眼外伤。

◎ 询问是否有引起相似眼底病变的系统性疾病,如高血压、急性胰腺炎、血液病、肾衰、免疫性疾病等。

◎ 询问是否有眼内及眶内药物注射史。

◎ 间接检眼镜散瞳查眼底。

◎ 必要时行 OCT、FFA 等辅助检查。

【辅助检查要点】

◎ OCT 明确黄斑水肿情况。

◎ FFA 检查有无视网膜无灌注区。

◎ 颅脑、胸腹或长骨骨干 CT 检查。

◎ 无外伤史者监测血压,行淀粉酶、脂肪酶、血常规、类风湿及基础代谢相关指标检测。

【处置要点】

◎ 治疗原发病。

◎ 给予激素、视神经保护剂及扩张血管药物,以减轻组织水肿,改善脉络膜视网膜的微循环,促进出血及渗出的吸收。

⚠ **特别提示：**

可引起类似眼底病变的其他情况,如：急性胰腺炎(视网膜脂肪在酶作用下消解)、分娩和产后的羊水栓塞、胶原血管病(如 SLE、干燥综合征)、恶性高血压、血小板减少性紫癜、白血病、慢性肾功能衰竭、长骨骨折、球后麻醉、眼眶内糖皮质激素注射、酗酒等。

【叮嘱患者】

发病 1 个月内需反复就诊查眼底,部分患者数周至数月可恢复。

16. Valsalva 视网膜病变

【典型特征】

多在做剧烈咳嗽、喷嚏、呕吐、用力排便等 Valsalva 动作(屏气用力呼气)或重体力活动如搬重物、打架、唱歌或大笑时,引发单眼或双眼的视网膜出血,可有视力下降,大多数预后较好。

【组织学特点】

胸、腹腔压力骤升增加眼内静脉压,导致视网膜回流受阻,浅层毛细血管破裂,引起视网膜多部位、多层次的出血,若血量过大可突破内界膜入玻璃体腔。

【就诊症状】

Valsalva 动作后视力突然下降或无症状。

【临床体征】

◎ 黄斑区内界膜下出血。

◎ 可有玻璃体积血。

◎ 出血可在视网膜浅层、深层以及多部位、多形态。

【检查注意点】

◎ 详问病史，有无 Valsalva 或类似动作。

◎ 联合 60D 或 90D 透镜和间接检眼镜散瞳检查眼底。

◎ 排除其他眼底出血的系统性疾病和眼病。

【辅助检查要点】

◎ 黄斑 OCT 检查出血在内界膜反射带下。

◎ 有浓密玻璃体积血时可做 B 超检查。

【处置要点】

◎ 多数病例只需观察数周，出血将自行吸收。

◎ 积血遮挡黄斑区，发病 1 周左右可激光击穿内界膜，引流积血至玻璃体促其吸收。

◎ 偶有玻璃体积血量大、无法吸收或增殖形成，行玻璃体切除术清除。

【儿童注意事项】

关注有无突然的单眼视力障碍。

【老年注意事项】

◎ 屏气动作后视物不清者应关注眼底。

◎ Valsalva 动作时间过长,还会导致脑血流和冠脉血流的减少。

⚠ 特别提示:

可与抗凝有关,注意排查。

【叮嘱患者】

出血吸收缓慢者需每 1~2 周复查。

17. Terson 综合征

【典型特征】

外伤、颅内血管性病变等造成蛛网膜下腔或硬脑膜下出血后引起视网膜前或玻璃体积血的眼 - 脑综合征。任何年龄都可发生,通常为双眼,视力预后一般较好。

【组织学特点】

◎ 视神经周围的硬膜下间隙尤其是蛛网膜下间隙与颅内对应间隙解剖上相互沟通。

◎ 颅内高压的推压下,颅内血液经视网膜中央血管周围间隙直接进入玻璃体腔。

◎ 蛛网膜下腔出血致颅内压骤高,压力传到视神经眶内段间隙,压迫视网膜中央静脉,使眼内静脉血液回流障碍、压力速增,导致毛细血管、小静脉破裂出血。

◎ 颅内压骤升直接或间接地导致视盘旁毛细血管破裂出血。

◎ 出血导致内界膜与视网膜劈裂分离,血量不多,存于后极部呈"穹顶"状分布,血量多造成内界膜撕裂,涌入玻璃体内。

【就诊症状】

◎ 颅内出血或高压后双眼突然视力下降或暗影。

◎ 可有眼球运动异常和 / 或复视。

【临床体征】

◎ 后极部内界膜下、视网膜前出血。

◎ 可有玻璃体积血。

◎ 可有脑神经麻痹体征。

【检查注意点】

◎ 有颅内出血病史,典型蛛网膜下腔出血。

◎ 排除其他导致眼部出血的疾病。

◎ 散瞳检查眼底,结合 B 超以及 OCT 检查结果,以便明确病情及诊断。

【辅助检查要点】

◎ 颅脑 CT 及 MRI 检查,明确颅内出血部位、范围,估计出血量,明确病因。

◎ 实验室检查,血常规、凝血异常等。

◎ 眼 B 超检查,明确玻璃体积血(呈密集点状、团状或条索状中低回声)、后脱离情况,以及是否存在视网膜、脉络脱离。

◎ OCT 检查,明确视网膜出血的层次。

【处置要点】

◎ 具有典型蛛网膜下腔出血症状的患者,首先由神经内科或神经外科医生进行诊治。

◎ 积极治疗原发颅内出血。

◎ 多数病例保守治疗、观察,出血自行吸收。

◎ 积血遮挡黄斑区,发病1周左右可激光击穿内界膜,引流积血至玻璃体促其吸收。

◎ 玻璃体积血持续不吸收时,可考虑行玻璃体手术。

【儿童注意事项】

◎ 有颅脑外伤史,应注意排查眼部其他伤情。

◎ 与婴儿摇晃综合征相鉴别。

> ⚠ 特别提示:
>
> ◎ 应对蛛网膜下腔出血或者硬膜下出血的患者进行眼底筛查。
>
> ◎ 颅内出血患者可有精神症状,视力下降的主诉缺失或不可信。
>
> ◎ 血管异常,如动脉瘤、动静脉畸形或动静脉瘘等常导致颅内自发性出血。
>
> ◎ 前界膜下和液化玻璃体内积血相对于正常凝胶玻璃体内积血更容易吸收。
>
> ◎ 后期可出现视网膜前膜或牵拉性视网膜脱离。

【叮嘱患者】

大多数患者积血可以自行吸收,但观察过程中可能出现并发症,故需定期复查。

18. 日光性视网膜病变

【典型特征】

裸眼直视日光或日食、强日光反射入眼或日光浴等,造成视网膜中心凹感光细胞和视网膜色素上皮损伤,对中心视力有不同程度的影响,严重者可形成中心盲点。

【组织学特点】

◎ 可见光和短波红外线（波长 0.76~1.5μm）可引起视网膜黄斑中心凹光感受器外节和视网膜色素层的热凝固性、光化学性损伤，重者可产生局部坏死、黄斑裂孔。

◎ 光损伤可导致视网膜小动脉痉挛缺血、栓塞等。

【就诊症状】

◎ 强光照射后眼前出现点片状黑影。

◎ 伴或不伴不同程度视力下降。

【临床体征】

◎ 黄斑中心凹反光异常。

◎ 中心凹处常可见一个边界清晰的黄色或淡红色圆点。

◎ 后期中心凹或旁中心凹可有明显的 RPE 改变（局部色素增殖）。

【检查注意点】

◎ 有明确的强光照射史。

◎ 注意排查其他累及的黄斑疾病。

【辅助检查要点】

◎ FFA，可见中心凹中心有非特异性 RPE 窗样缺损强荧光。

◎ OCT，可见中心凹 IS/OS 层断裂和 / 或后极部视网膜轻度水肿增厚。

◎ P-VEP，可见 P_{100} 波振幅下降。

◎ 视野检查示中心暗点。

【处置要点】

◎ 大多数无须行特殊处理,恢复数周或数月,视力预后良好。

◎ 有视网膜水肿者可静脉滴注或球后注射地塞米松。

◎ 可辅助应用改善微循环、神经营养类药物。

【儿童注意事项】

激光笔等玩具光束对眼部直接照射可引起类似黄斑损伤,应警惕。

【老年注意事项】

长期户外锻炼或日光浴,避免直视强光,应戴遮光眼镜。

⚠ **特别提示：**

症状和中央暗点如能在 1 日内消失,则预后良好,否则将遗留永久性视力障碍。

第五节 ┃ 神经病变

1. 急性视神经炎

【典型特征】

青年女性多发。表现为急性视力下降、视野缺损等,常伴有眼球转动痛、色觉或光敏度异常。可进展数天后缓慢好转(多数 IDON 发病 2~3 周可自发缓解),易反复发作。急性期糖皮质激素治疗有效。视神经炎病因复杂,不同病因预后差异大。

【组织学特点】

◎ 视神经纤维是由节细胞发出的轴索及少突胶质细胞的髓鞘包绕组成。完整的髓鞘是视神经电信号快速跳跃式传导的组织学基础。

◎ 各种因素导致的机体自身免疫攻击,发生脱髓鞘病变,这是 IDON 的发病基础。髓鞘脱失使视觉电信号转导减慢,继发轴索损害,导致视神经萎缩。

◎ 髓鞘脱失可修复,其功能也可逐渐恢复。但轴索损伤多不可逆。故 IDON 患者视力可恢复至完全正常。

◎ 视力、视野变化多样,取决于相对应的神经纤维束受损情况,如视盘黄斑束传导异常导致中心视力下降。

◎ 如累及视盘,可以表现为视盘的充血水肿;如累及球后段视神经,眼底检查可正常。

◎ 视神经鞘、眼外直肌止点和眶壁骨膜在眶尖总腱环处融合,且富有感觉神经纤维,故视神经炎患者有眼球转动痛、眼周痛或眶痛。

◎ 病因分类

○ 特发性脱髓鞘性视神经炎,简称 IDON;

○ 视神经脊髓炎相关性视神经炎,简称 NMO-ON;

○ 其他中枢神经系统脱髓鞘疾病相关的特发性视神经炎;

○ 感染;

○ 自身免疫性疾病;

○ 炎症;

○ 中毒;

○ 遗传因素等。

【就诊症状】

◎ 急性单眼或双眼视力下降或视觉"模糊"。

◎ 部分患者眶周疼痛或眼球运动痛,可先于视力下降或与视力下降同时出现。

◎ 色觉障碍。

◎ 闪光幻觉。

◎ 体温升高或运动后视功能进一步下降（Uhthoff 现象）。

◎ 病毒性感冒、疫苗接种或妊娠后易发病。

【临床体征】

◎ 中心视力下降，矫正不提高。

◎ 相对性传入性瞳孔功能障碍（RAPD）：病变为单眼或者双眼，病变程度不一致。

◎ 对比敏感度下降。

◎ 视野缺损，形式多样。

◎ 色觉异常，与视力下降程度不成比例。

◎ 约 1/3 患者急性期视盘水肿，但盘周出血罕见，晚期视盘萎缩（图 4-5-1）。

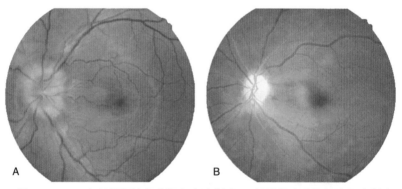

●图 4-5-1　A. 急性期视神经炎视盘水肿（左）；B. 视神经炎晚期视盘色淡（左）

【检查注意点】

◎ 瞳孔检查必须在暗室内进行。

◎ 必须仔细检查有无 RAPD 阳性。

◎ 进行详细的裂隙灯及眼底检查,排除其他眼内病变,如球内感染。

◎ 注意询问有无相关的全身病史:比如自身免疫病、感染病史。

◎ 进行详细的神经系统查体,确定有无脑或脊髓受累的体征。

◎ 视野缺损特点。

【辅助检查要点】

◎ 视野检查为基本辅助检查,但无特异性。

◎ 视觉诱发电位(VEP)患眼 P100 波潜伏期延长说明视神经传导速度减慢。但波幅、波型和传导速度变化可与病情不同步,且检查结果易受多种因素干扰,故不可单纯作为病情判断标准。

◎ OCT、FERG、FFA 等检查有助于视神经病变与其他眼底疾病的鉴别诊断。

◎ 头颅 CT 或 MRI 检查:排除炎症以外的其他病因,特别是压迫性病变;了解侧脑室周围有无脱髓鞘病灶。

◎ 根据患者症状及定位体征决定是否进行头部及颈、胸椎 MRI 检查,有助于区分多发性硬化相关视神经炎(MS-ON)及 NMO-ON。

◎ 眼眶 MRI:急性期往往可见病变视神经轻度肿胀呈长 T_2 信号,增强后伴强化,若发现视交叉或长节段视神经强化病灶,则倾向于视神经脊髓炎相关视神经炎(NMO-ON)(图 4-5-2)。

◎ 眼 B 超:视盘向前隆起,视神经轻度增粗,三角形暗区内回声增高。

◎ 血液、脑脊液检查:明确有无感染性疾病的临床及实验室证据,如梅毒、结核、莱姆病、HIV 等;有无自身免疫抗体的异常;水通道蛋白 -4(AQP-4)抗体及寡克隆区带(OCB)是否为阳性,有助于鉴别 ON 的类型。

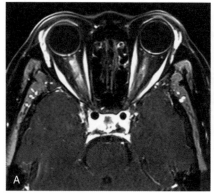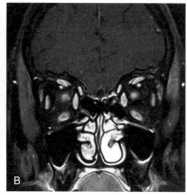

●图 4-5-2　双眼 NMO-ON 患者急性期眼眶 MRI 增强扫描
A. 水平位双侧视神经眶内段长节段强化;B. 冠状位扫描见双侧视神经强化

【处置要点】

◎ 应首先明确视神经炎诊断,并尽可能明确病变性质和具体病因,从而选择针对性治疗。

◎ 特别需要注意的是,视功能障碍可能仅为潜在全身性疾病的症状之一,故如发现可能相关病症,应及时转诊至神经科、风湿免疫科、感染科、耳鼻喉科等相关专科进行全身系统性治疗。

◎ 非感染性视神经炎急性期治疗首选糖皮质激素:

甲泼尼龙静脉滴注 1g/d × 3 天,然后口服泼尼松每日 1mg/kg,共 11 天,之后序贯减量。

激素减量方法及总疗程因视神经炎类型不同而不同,并要依据个体化原则。

◎ 糖皮质激素治疗期间,注意补钾及制酸剂,并服用二膦酸盐类药物(如阿仑膦酸钠 70mg,1 次 / 周)防止骨质疏松。

◎ 不推荐对特发性视神经炎患者进行单纯口服中小剂量糖皮质激素治疗,会增加视神经炎复发的风险。

◎ 不推荐球周或球后注射糖皮质激素治疗。

◎ NMO-ON 及自身免疫性视神经病,糖皮质激素减量使用需持续 6~12 个月,并且需要联合免疫抑制剂治疗。

◎ 对复发型 ON 患者及首次发作的血清 AQP-4 抗体阳性的 ON 患者推荐口服免疫抑制剂[如硫唑嘌呤 2~3mg/(kg·d),吗替麦考酚酯 750~3 000mg/d 等]预防复发,需定期监测血常规及肝肾功能。

◎ 符合 NMO 或 NMO 谱系疾病的患者除上述免疫抑制剂外,还可以选择利妥昔单抗静滴预防复发(临床试验阶段)。

◎ 符合 MS-ON 的患者可选择干扰素 -β1b(250μg 隔日 1 次,皮下注射)预防复发。

◎ 对于明确的感染性视神经炎,需要给予及时的抗感染治疗。

【儿童注意事项】

◎ 需要询问有无病毒感染或疫苗接种史,一般在 1 周后可能发生视神经炎。

◎ 所有患儿均应行头颅核磁及腰椎穿刺检查。

【老年注意事项】

◎ 特发性视神经炎少见,需检查有无感染相关视神经炎,比如梅毒。

◎ 一些不典型的视神经炎,需要排除副肿瘤综合征。

⚠ 特别提示:

◎ 双眼受累或临床症状不典型,如视力下降无缓解、持续性疼痛等,应考虑 IDON 之外其他炎性和感染性视神经病。

◎ 特发性视神经炎有转化为多发性硬化的可能性。

◎ 糖皮质激素治疗可以加速 IDON 视功能的恢复,但不能改善长期预后。

◎ 积极治疗潜在的全身病,必要时转至相应专科治疗。

【叮嘱患者】

◎ 视神经炎有可能复发,感觉色觉变化、视物发暗,应及时复查。

◎ 预防感冒,多进行日光浴,避免接触闷热环境。

◎ 非神经眼科专家允许,不要接受非计划免疫疫苗接种及其他生物制品治疗。

2. 急性缺血性视神经病变

【典型特征】

视神经的急性缺血、缺氧,多见于 40 多岁以上的中老年人。表现为突发的无痛性单眼或双眼的视力减退或视野缺损伴视盘水肿,双眼发病可有间隔。

巨细胞动脉炎(GCA)为病因者视力下降严重,甚至无光感,需及早大剂量激素冲击治疗,但预后差。NAION 如能及时治疗,视功能预后较好。

*注:

◎ AION:前部缺血性视神经病变

◎ PION:后部缺血性视神经病变(球后缺血性视神经病变)

◎ AAION:动脉炎性前部缺血性视神经病变

◎ NAION:非动脉炎性前部缺血性视神经病变

PION 也可分为动脉炎性、非动脉炎性及手术相关性三类。

【组织学特点】

◎ 视盘血供的主要来源为后睫状动脉,睫状后短动脉小分支闭塞或低灌注是 NAION 视盘急性缺血的原因。

◎ PION 由筛板后至视交叉间的视神经血液循环障碍引起。筛板后视神经供血的软脑膜丛吻合丰富,故 PION 发生较少。

◎ 病情轻重取决于短暂性缺血的严重程度、持续时间及其他影响视盘血流量的因素,如休克、心衰、颈动脉阻塞等引起的睫状动脉灌注压降低,血黏度或眼压增高等。

◎ AAION 继发于 GCA,血管内膜增殖引起睫状后短动脉闭塞,导致筛板前或筛板部视神经供血障碍。

【就诊症状】

◎ 急性无痛性视力下降,可晨起时突然发现。

◎ 视力下降程度不等:可从手动至 1.0,近半数保持正常的视力。

◎ 常以部分视野遮挡或间歇性视物模糊为主诉就诊。

◎ NAION 约 35% 属进展型,突然起病后数日至数周内视功能继续降低。

◎ 单眼发病,NAION 可累及双眼,AAION 可迅速累及双眼。

◎ AAION 发病前或期间可有严重而持续的头痛、头皮触痛、间歇性下颌运动障碍、乏力、发热、盗汗、食欲减退、体重减轻、肌肉关节疼痛等症状。

◎ AAION 患者少数复视。

【临床体征】

◎ 急性视力下降:

   ○ NAION 可从 20/20 到光感;

   ○ AAION 多数视敏度<20/200。

◎ 相对性传入性瞳孔功能障碍:

   ○ NAION 此征弱阳性或不明显;

   ○ AAION 如单眼发病或双眼病变程度不等,则 RAPD 阳性。

◎ 典型与生理盲点相连的象限性视野缺损:

   ○ NAION 常为严重的全视野缺损;

   ○ AAION 常为水平性视野缺损;

   ○ PION 以中心视野缺损最常见。

◎ 色觉障碍程度与视力成正比。

◎ 视盘水肿、边界模糊：

○ NAION 视盘弥漫性或象限性水肿，常伴盘周火焰状出血。

○ AAION 视盘弥漫性苍白水肿，常伴血管明显变细、火焰状出血或棉絮斑，与视盘相连的视网膜发白。

○ PION 早期眼底正常。

◎ NAION 对侧眼可见视盘先天性发育异常，如杯盘比过小或小视盘等。

◎ NAION 视盘水肿在 6~8 周内消退。

◎ AAION 颞浅动脉触痛，呈条索状，搏动消失。

◎ AAION 可有眼外肌麻痹。

【检查注意点】

◎ 必须仔细检查有无 RAPD 阳性。

◎ 详细检查眼底，发病眼的视盘水肿形态、各象限是否程度一致；对侧眼是否存在视盘拥挤。

◎ 典型为以水平中线为分界的与生理盲点相连的象限性视野缺损（图 4-5-3）。

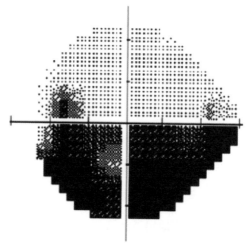

●图 4-5-3　典型的 NAION 视野表现

【辅助检查要点】

◎ 视野检查：视野缺损表现多样，典型为与生理盲点相连的弓形缺损或半侧性缺损，其中以下方水平缺损多见。

◎ 荧光素眼底血管造影：NAION 早期视网膜缺血区及其附近脉络膜充盈延迟或呈弱荧光，中晚期周围未缺血部位表现为代偿性毛细血管扩张、荧光增强。AAION 可呈脉络膜无灌注。PION 无明显异常。

◎ 行 24 小时动态血压检查，尤其注意有无夜间低血压。

◎ 睡眠呼吸监测。

◎ 眼眶 MRI 检查早期正常，晚期视神经变细。

◎ 需排除 GCA 引起的 AAION：

　　○ 血沉常增快，C 反应蛋白常增高，血小板增高。

　　○ 血清纤维蛋白原浓度常升高。

　　○ 颞动脉活检（在全身应用糖皮质激素 1 周以内进行），取材不少于 2cm，若疑似病例结果为阴性，应考虑行对侧颞动脉活检。

◎ PION 患者 VEP 检查异常，但 ERG 正常。

【处置要点】

◎ 糖皮质激素早期干预、迅速消退视盘水肿。如泼尼松 1mg/(kg·d) 口服，连续 10 天左右，然后在 2~3 周内逐渐减停。

◎ 如高度疑诊 AAION，应尽早全身应用大剂量糖皮质激素：甲泼尼龙 1 000mg 静滴，1 次 /d，2~3 天后改为口服。维持到患者全身症状消失，血沉正常（通常 2~4 周）后方可缓慢减量，总疗程不少于半年，可合用免疫抑制剂；每月监测 1 次血沉，若血沉增快或症状反复，则重新增加糖皮质激素剂量。

◎ 不推荐球后或球周注射糖皮质激素治疗。

◎ 积极治疗原发性疾病，如调整血糖、血压、血脂，改善血流变切变率等，避免情况进一步恶化或减少对侧眼发病风险。

◎ 减少危险因素：

○ 夜间低血压：将降压药的使用时间从傍晚或夜晚改为早上。

○ 停用可以导致睡眠时血压下降的任何药物，如安眠药、镇静剂、酒精、止痛药、α_1 受体阻滞剂及勃起功能障碍治疗药物。

○ 如有睡眠呼吸暂停综合征病史，应立即做相关检查。

○ 如为高眼压或临界高眼压，建议给予降眼压治疗以提高眼内灌注压。

◎ 支持治疗如下：

○ 扩血管治疗：无或浅视杯 AION 患者，视盘水肿期，不推荐应用血管扩张剂，会因血管扩张使视盘内更加拥挤。应在视盘水肿消退后，应用血管扩张剂，改善循环，以免造成病情恶化。

○ 脱水剂：高渗脱水剂能提高血管内胶体渗透压，加快水肿的吸收和消退；但脱水剂全身应用也会使血液更为黏稠，不利于营养物质和治疗药物迅速到达病变组织。因此，血液黏稠度高、肾功异常者勿用。如果在降低血黏度的前提下应用脱水剂，则会对缓解水肿发挥一定作用。

○ 神经恢复剂：可应用神经营养和促进代谢的药物，如小牛血去蛋白提取物、依达拉奉、脑蛋白水解物（脑活素）、神经节苷酯、三磷酸胞苷二钠、胞磷胆碱、B 族维生素等，通常认为这些药物在视盘水肿基本消退后应用最佳。

○ 高压氧舱：每天 2 次，每次 90 分钟，吸入纯氧，连续 10 天，作为辅助治疗手段，加快水肿吸收。但血氧分压提高之后，可能进一步导致小血管收缩，加重病情。

○ 自主神经调节剂：复方樟柳碱是一种目前比较认可的自主神经调节剂，其可加速恢复缺血区血管活性物质的正常水平，从而达到改善血流灌溉的作用。

○ 降眼压药物：噻吗洛尔类对心率缓慢、夜间血压较低者不宜，因其减少了视神经的血液灌注，建议选择无此不良反应的药物，如溴莫尼定等。

　　○ 中医治疗：口服中药、针灸、穴位注射等。

◎ 不宜采取的治疗方法

　　○ 视神经鞘减压术。

　　○ 阿司匹林：NA-AION 并不是血栓性疾病而是低灌注压性疾病，阿司匹林对血压和夜间动脉低压无作用。

　　○ 曲安奈德或贝伐单抗玻璃体腔注射。

【儿童注意事项】

◎ 儿童很少发生缺血性视神经病变。

◎ 多与手术后的失血有关。

◎ 需要仔细鉴别视神经炎。

【老年注意事项】

◎ 注意激素使用的副作用，如缺钙、消化性溃疡、青光眼，关注患者的全身情况变化，比如糖尿病、高血压。

◎ 部分病变严重的缺血性视神经病变，需要检查血沉、C 反应蛋白，以排除动脉炎性缺血性视神经病变。

⚠ 特别提示：

◎ 了解缺血性视神经病变与夜间低血压的密切关系。

◎ 小视杯导致的视盘拥挤是前部缺血性视神经发病的解剖高危因素。

◎ 患者可有头痛、眉弓痛，但无眼球转动痛。

【叮嘱患者】

◎ 视神经缺血性视神经病变发生后,一定需要寻找潜在的全身危险因素,积极治疗,以预防另外一只眼发病。

◎ 注意糖皮质激素副作用,监测血糖,每季度眼科门诊复诊检测眼压。

◎ 戒烟,适量运动,避免夜间服用抗高血压药物。

3. 急性中毒性视神经病变

【典型特征】

因接触或摄入外来药物或毒素使视神经功能受累,造成双眼急性、无痛性视力下降。急性中心视力下降常见于烟草、甲醇、乙醇等中毒;周边视野缺损常见于有机磷农药中毒。如果早诊断、早治疗,视力下降可逆。

*铅、砷、铊、汞等重金属急性中毒较少见,慢性中毒者多为职业性。乙胺丁醇、异烟肼、氯喹、胺碘酮、洋地黄、氨苄西林、链霉素、氯霉素、磺胺类药物、顺铂、环孢素、长春新碱、他克莫司等药物,除非一次性大剂量服用,一般不会造成急性中毒。此处不赘述。

【组织学特点】

◎ 毒性物质在体内代谢非常缓慢,对中枢神经系统及眼的神经组织有选择性亲和作用,损害视盘和视神经,导致视神经乳头水肿、视神经髓鞘破坏等。如甲醇中的甲酸盐。

◎ 甲酸盐可导致视神经细胞中毒缺氧进而发生退行性变,少突胶质细胞和星形细胞肿胀、髓鞘脱失,视神经水肿,筛板后区视神经受压迫,轴浆流淤滞。

◎ 内皮素等血管活性物质的作用导致早期眼底动脉血管的持续痉挛。

◎ 有机磷在体内有抑制胆碱酯酶的作用,使组织中乙酰胆碱过量蓄积。

◎ 轻度中毒病例中,主要损伤视网膜、视神经;重度病例中,还损害视交叉及以上部位。

◎ 毒性物质累及视盘黄斑束者造成中心暗点;累及视网膜神经节细胞和视神经纤维者导致周边视野缩小。

【就诊症状】

◎ 接触或摄入毒物后双眼突发无痛性、进行性视力下降。

◎ 获得性色觉障碍。

◎ 部分患者出现"手套 - 袜套"样感觉异常。

◎ 中枢神经受累者可出现头痛、呕吐、认知功能下降,甚至意识障碍。

◎ 有机磷中毒呼气有蒜味,有毒蕈碱样及烟碱样全身症状,还可有眼睑抽搐。

【临床体征】

◎ 双眼中心或旁中心暗点。

◎ 视力下降。

◎ 色觉异常。

◎ 瞳孔散大(如甲醇)或缩小(如有机磷)。

◎ 瞳孔对光反射多迟钝,RAPD 阴性。

◎ 早期视盘正常或充血水肿,视网膜动脉血管痉挛,视网膜静脉扩张、渗出或出血。

【检查注意点】

◎ 必须仔细检查有无视神经充血水肿。

◎ 注意询问有无相关的毒物接触、吸入或饮用史。

◎ 询问相关神经系统抑制症状。

◎ 视野缺损特点。

◎ VEP 异常对诊断视神经早期损伤有帮助。

【辅助检查要点】

◎ 血、尿液水平筛查,血清甲醇浓度超过 6mmol/L 即可诊断甲醇中毒。

◎ 血生化检查见阴离子间隙增高,血清甲酸盐增多,碳酸氢盐减少(见于甲醇中毒)。

◎ 动脉血气分析检查是否有代谢性酸中毒,二氧化碳结合力降低(见于甲醇中毒)。

◎ 白细胞计数增高;部分肝、肾功能异常。

◎ 心电图可见 ST-T 改变、室性早搏等心律失常。

◎ 颅脑 CT 检查:严重中毒者可见白质和基底节密度减低及豆状核病变。

【处置要点】

◎ 迅速清除未吸收毒物,脱离中毒环境,防治病情继续恶化。口服中毒者催吐,清水或碳酸氢钠溶液反复洗胃(敌百虫忌用,可改用 1:500 高锰酸钾溶液);皮肤污染者进行皮肤清洗。

◎ 静脉滴注 2%~5% 碳酸氢钠,纠正代谢性酸中毒。

◎ 严重中毒者可行血液透析清除毒素。

◎ 眼底病变、脑水肿,静脉用 20% 甘露醇 250ml、甲泼尼龙冲击治疗或地塞米松 5~10mg。

◎ 甲醇中毒者可予乙醇口服对抗,但有中枢神经抑制时禁用。

◎ 解毒治疗:补充多种维生素,维生素 B_1(50~100mg/d)、维生素 B_{12}(维生素 B_{12} 吸收障碍者需静脉或肌内注射羟钴胺或甲钴胺)及叶酸(叶酸可促进甲酸氧化成二氧化碳和水)。

◎ 对症支持治疗:静脉补液维持热量、水和电解质平衡。

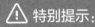 特别提示:

视力恢复的程度与中毒后残存的视力密切相关。

【叮嘱患者】

◎ 戒烟酒。

◎ 多摄入绿色和黄色蔬菜。

4. Leber 遗传性视神经病变

【典型特征】

母系遗传的线粒体疾病,简称 LHON,好发于青年男性,表现为双眼先后或同时发生的急性或亚急性无痛性视力下降,视力下降通常是永久性的,但也偶见于发病后视力部分恢复者。

【组织学特点】

核编码因素、线粒体能量代谢产物等使线粒体氧化磷酸化功能下降,影响视神经组织的能量利用和储存,从而导致视功能丧失。

【就诊症状】

◎ 单眼起病,(亚)急性、进展性、无痛性中心视力下降。

◎ 对侧眼通常间隔数周至数月继发,约 25% 的患者双眼同时发病。

◎ 进展较为迅速。

【临床体征】

◎ 视力通常在 20/200 或更低。

◎ 中心视野缺损,周边视野相对完好(图 4-5-4)。

◎ 色觉下降。

◎ 单侧或双侧不对称视神经病变时 RAPD 阳性。

◎ 急性期视盘肿胀充血,周围毛细血管扩张,绕盘周神经纤维苍白肿胀。

◎ 慢性期视盘苍白,通常为颞侧。

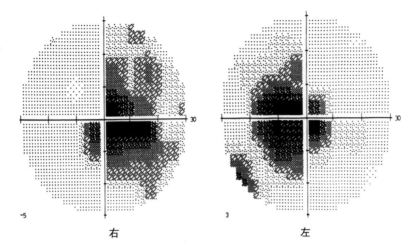

右　　　　　　　　左

●图 4-5-4　LHON 患者表现为中心暗点,周边视野相对完好

【辅助检查要点】

◎ FFA 视盘无荧光素渗漏。

◎ 眼眶 MRI 通常正常。

◎ VEP 早期无明显改变,后期可有振幅下降或潜伏期延迟。

◎ 线粒体基因检测,常见突变位点为 11778、14484 和 3460。

◎ 个别患者颅脑 MRI 可出现类 MS 病灶。

◎ 全血细胞计数、梅毒螺旋体确诊试验、血沉及其他炎症或感染标记物检查,排除其他可治疗性疾病。

【处置要点】

◎ 尚无有效治疗方法,通常激素冲击疗法对视盘水肿无效。

◎ 可口服辅酶 Q_{10}、艾地苯醌,但尚无充分证据证实有效。

⚠ **特别提示：**

> ◎ 建议患者心内科会诊，有可能合并心肌病和预激综合征。
>
> ◎ 进行常规神经系统检查。

【叮嘱患者】

◎ 忌烟酒。

◎ 遗传学门诊咨询。

5. 视乳头水肿

【典型特征】

这里特指各种原因所致颅内压升高引起的双侧视乳头充血水肿，无原发性炎症改变。早期可无视功能障碍，但长期水肿可致失明。需及早查明并根除病因，积极治疗，必要时行降颅内压或视神经鞘减压术。

【组织学特点】

◎ 颅内压升高，压力经蛛网膜下腔的脑脊液传递至视神经鞘，压迫轴突，视神经乳头轴突内的轴浆流阻滞、大量蓄积在筛板处，从而导致神经纤维肿胀、视神经乳头水肿。

◎ 这种机械性压迫继而引起其间的血管血流淤滞，末梢毛细血管扩张及阻塞，血管外炎症细胞浸润。

◎ 以上形成恶性循环，神经节细胞变性萎缩，胶质细胞及结缔组织增生，毛细血管闭塞，最终形成视神经萎缩。

【就诊症状】

◎ 双眼一过性视物不清，持续数秒，常与体位改变有关（站立时）。

◎ 少数也可有明显视力下降。

◎ 视野缺损。

◎ 头痛、恶心、呕吐、搏动性耳鸣、复视等颅内高压症状。

◎ 复视或远视。

【临床体征】

◎ 视野早期生理盲点扩大,可进展为弓形视野缺损,最终累及中心视野。

◎ 双侧视乳头充血、肿胀、边界模糊(图 4-5-5),视乳头或其周出血、渗出,其周血管淹没。

◎ 视网膜静脉扩张、迂曲,可有搏动消失。

◎ 单侧或双侧展神经麻痹。

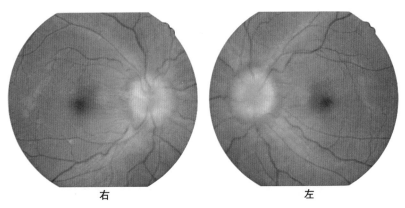

右　　　　　　　　　左

●图 4-5-5　颅内静脉窦血栓形成,患者双眼视乳头充血肿胀,边界不清

【检查注意点】

◎ 注意观察瞳孔变化,突发单侧瞳孔扩大提示颞叶钩回疝。

◎ 患者血压突然升高往往提示颅内压升高。

【辅助检查要点】

◎ 立即行颅脑影像学检查以排除颅内占位病变或脑积水。

◎ 腰椎穿刺明确颅内压情况,并行脑脊液常规、生化、微生物、病理等检查以排除颅内感染或脑膜癌病。

◎ 若明确为颅内高压,但脑脊液常规及影像学检查未见异常,需进一步行颅脑 MR 动脉及静脉成像甚至全脑血管造影,以排除颅内静脉窦狭窄、静脉窦血栓形成或动静脉畸形等疾病。

◎ 眼 B 超:视乳头向前隆起,视神经轻度增粗,神经鞘间隙增宽。

【处置要点】

◎ 针对病因治疗。

◎ 应用脱水剂(如静滴甘露醇及甘油果糖等)降低颅内压,心肾功能不全者慎用。

◎ 口服醋甲唑胺 250~500mg,4 次 /d。

◎ 发生脑疝者应立即请神经外科会诊。

◎ 视神经鞘减压手术对视力受损的患者可能有效。

◎ 脱水药效果不佳,紧急情况下可考虑短期内行脑室引流。

◎ 对病因难以去除的患者可以考虑行脑室腹腔分流或腰大池腹腔分流手术。

◎ B 族维生素、肌酐、ATP 等神经营养支持治疗。

⚠ 特别提示:

◎ 颅内压升高引起的急性视乳头水肿不引起显著视力下降,这与双眼同时发病的 NAION 不同。

◎ 若病变早期累及黄斑,有出血、渗出时视力可下降;视神经直接受肿瘤压迫或供养动脉缺血,早期即可有严重视力丧失。

◎ 视乳头正常也不能完全排除颅内高压可能。

【叮嘱患者】

◎ 避免情绪激动、用力或剧烈活动,保持大便通畅。

◎ 颅内静脉窦血栓形成的患者应控制体重并停用可能与发病有关的药物,如避孕药、减肥药、四环素、环孢素等。

◎ 病因不明的长期视乳头水肿患者,应定期随访。

6. 动眼神经麻痹

【典型特征】

微动脉缺血、肿瘤或动脉瘤压迫引起的动眼神经麻痹及其支配障碍,表现为同侧上睑下垂、复视、眼球内收、上下视受限,或有瞳孔散大。应及早明确并治疗病因,缺血导致者多在 3 个月内功能恢复。

【组织学特点】

◎ 动眼神经核位于中脑,各亚核发出的纤维与 EW 核发出的副交感神经纤维组成动眼神经。

◎ 动眼神经在大脑脚内侧面附近离开脑干,穿行于小脑上动脉与大脑后动脉之间,然后沿后交通动脉走行,穿过海绵窦外侧壁及眶上裂进入眼眶。入眶后分成上下两个分支。

◎ 动眼神经上分支支配上睑提肌和上直肌,故上分支麻痹时上睑下垂、眼球上转不能;其下分支支配下、内直肌,下斜肌及瞳孔括约肌,故该分支受累时眼球内收、下转受限,瞳孔散大。

【就诊症状】

◎ 双眼复视;

◎ 单侧眼睑下垂;

◎ 可伴眶周痛或头痛。

【临床体征】

◎ 患眼上睑下垂。

◎ 第一眼位眼球向外下方偏斜。

◎ 患眼除外展外,其余方向活动受限。

◎ 瞳孔可正常,也可散大、固定,光反射消失。

【检查注意点】

◎ 对于完全性动眼神经麻痹的患者,瞳孔检查尤为重要:瞳孔未受累多提示微血管梗死,瞳孔受累多提示压迫性病变。

◎ 全面神经系统检查,评估有无其他脑神经病变或神经功能异常。

【辅助检查要点】

◎ 对瞳孔受累者应立即行颅脑及脑动脉 MRI 或 CT 影像检查,排除蛛网膜下腔出血、颅内占位、动脉瘤等,必要时行脑血管造影。

◎ 对于中老年患者,即使其空腹血糖正常或否认糖尿病史,也要行口服葡萄糖耐量试验(OGTT)及糖化血红蛋白检查。

◎ 血液检验排查颞动脉炎(巨细胞动脉炎)可能。

【处置要点】

◎ 治疗原发病。

◎ 部分复视可棱镜矫正。

◎ 斜视稳定 6 个月以上可考虑斜视矫正手术。

【儿童注意事项】

◎ 儿童复视主诉不明确,常由亲友发现其眼球运动异常。

◎ 10 岁以下患儿均应行 MRI 检查排除压迫性病变。

◎ 儿童应行全血细胞计数及分类。

【老年注意事项】

无瞳孔受累的动眼神经麻痹老年患者,应排查是否潜在糖尿病、高血压、结节病,以及其他血管性疾病。

⚠ **特别提示:**

◎ 若视力极差或上睑下垂等,患者也可无复视主诉。

◎ 其中伴瞳孔散大者须在第一时间排除脑动脉瘤,特别是后交通动脉瘤等致命性疾病。

◎ 多支脑神经受损,病变往往在颅内或眶内。第Ⅲ、Ⅳ、Ⅴ、Ⅵ对脑神经功能障碍,警惕海绵窦、眶上裂病变。

◎ 缺血性微血管病变常可有瞳孔回避,表现为瞳孔正常,光反射灵敏。

【叮嘱患者】

若无法立即进行 MRA 检查,须每日随诊,监测可能的迟发性瞳孔受累。

7. 滑车神经麻痹

【典型特征】

先天性或后天性各种病因导致的滑车神经麻痹是成人期最常见的获得性垂直复视类型。若为外伤或微血管病变导致者,数月内可自发恢复。

【组织学特点】

◎ 滑车神经核位于中脑脑桥交界,下丘腹侧面,发出神经纤维交叉至对侧。

◎ 滑车神经是最细的唯一出自脑干背侧的脑神经,从下丘下方出脑干。

◎ 出脑干后,沿中脑外侧环形进入硬脑膜,在其内行走至海绵窦外侧壁,经眶上裂入眼眶。

◎ 滑车神经支配上斜肌,使眼球在内收时下转及内旋。

【就诊症状】

◎ 双眼垂直或倾斜复视。

◎ 阅读或下楼梯困难。

【临床体征】

◎ 第一眼位时患眼上斜。

◎ 下视和内收时患眼下转运动受限。

◎ 向患眼对侧注视或头向患眼侧倾斜时,上斜加重。

◎ 代偿头位,即头向健侧倾斜时,复视减轻。

【检查注意点】

◎ 应用双马氏杆及检眼镜,可协助检出患眼外旋。

◎ 全面神经系统检查,评估有无其他脑神经病变或神经功能异常。

【辅助检查要点】

◎ 头部或眼眶 CT 排除眼眶疾病。

◎ 合并其他神经系统病变或缺乏外伤史、血管危险因素的非老年患者,考虑颅脑 MRI 检查。

◎ OGTT 及糖化血红蛋白。

◎ 血压、快速 ESR、CRP、血小板计数等检查。

【处置要点】

◎ 治疗原发病。

◎ 眼位偏斜稳定 6 个月以上可考虑矫正手术。

【儿童注意事项】

10 岁及以下患儿的治疗应避免眼罩引起弱视。

⚠️ **特别提示：**

先天性滑车神经麻痹常在成年期为新发症状。

【叮嘱患者】

◎ 先天性滑车神经麻痹定期随访。

◎ 后天性滑车神经麻痹需 1~3 个月内复查；病情变化需及时复诊。

8. 展神经麻痹

【典型特征】

缺血、炎症、肿瘤及动脉瘤压迫、颅脑外伤等引起展神经麻痹，这是水平复视、患侧眼球外展受限最常见的原因。多数单纯性展神经麻痹可自发缓解。

【组织学特点】

◎ 展神经是颅内走行最长的脑神经之一，由脑桥的展神经核发出，经桥延沟内侧离开脑干，在海绵窦内毗邻动眼神经、滑车神经、颈内动脉及三叉神经第一、二支，最终入眼眶支配外直肌。

◎ 脑干病变，外展神经麻痹常同时累及面神经而有面瘫；海绵窦或眼眶病变可有其他眼球运动神经受累。

【就诊症状】

◎ 双眼水平复视，向远或患侧注视时复视加重。

◎ 有时出现眶周痛。

【临床体征】

◎ 患眼第一眼位为内斜视。

◎ 外转受限。

◎ 被动牵拉试验阴性。

【检查注意点】

◎ 视乳头水肿时提示颅内高压。

◎ 眼球突出、结膜水肿、巩膜外层及结膜血管迂曲扩张提示眶内压增高。

◎ 全面神经系统检查,评估有无其他脑神经病变或神经功能异常。

【辅助检查要点】

◎ 双侧展神经麻痹,须行腰椎穿刺检查排除颅内压增高。

◎ 神经影像学检查,外伤者应注意有无内直肌嵌顿。

◎ 眼上静脉增粗常提示颈内动脉海绵窦瘘。

◎ 鼻咽部检查,必要时活检,以排除鼻咽癌。

◎ 血压、OGTT 及糖化血红蛋白。

◎ 怀疑巨细胞动脉炎者行快速 ESR、CRP、血小板计数等检查。

【处置要点】

◎ 治疗原发病。

◎ 6 个月以上的斜视可以考虑手术矫正。

◎ 继发于脱髓鞘疾病,需用类固醇激素治疗。

◎ 颅内占位病变需神经外科会诊。

【儿童注意事项】

◎ 耳鼻喉科会诊排除复杂性中耳炎。

◎ 部分患儿发病前有病毒感染或接受疫苗注射。

【老年注意事项】

微血管缺血为老年人主要病因,应排查糖尿病、高血压。

⚠️ **特别提示:**

若展神经麻痹伴视乳头水肿需行 MRI 检查,必要时行腰椎穿刺及脑脊液检查。

【叮嘱患者】

◎ 每 6 周复查,直至眼肌麻痹症状消失。

◎ 病情加重或半年内不缓解,或新发其他神经系统症状,需立即复诊行 MRI 检查。

9. 面神经麻痹

【典型特征】

中枢性或外周性面神经损害,其支配功能障碍,表现为一侧面肌麻痹或无力和 / 或闭目无力、流涎等。病因多样,常有其他伴随症状。治疗原发病,防治眼部并发症。特发性面神经麻痹(贝尔麻痹)多急性单侧发病,可自行缓解。

【组织学特点】

◎ 面神经为运动神经为主的混合神经,支配面部表情肌、舌前 2/3 味觉,以及舌下腺、下颌下腺、泪腺分泌。

◎ 面神经核位于脑桥。核上部分受双侧大脑支配,发出的运动纤维支配同侧颜面上半部肌肉;核下部分仅受对侧大脑支配,发出的运动纤维支配同侧颜面部下半肌肉。

◎ 脑血管病变、脑肿瘤、脑炎等致皮质、皮质脑干、内囊、脑桥等损伤时,引起核上型即中枢型面神经麻痹,出现对侧眶以下面部肌肉麻痹。

◎ 病毒感染、受寒、耳部或脑膜感染、神经纤维瘤等引起周围型面神经核或面神经麻痹,出现同侧全面部肌肉瘫痪。

◎ 镫骨肌神经受累可出现听觉过敏。

◎ 鼓索受侵犯出现舌前 2/3 味觉障碍。

【就诊症状】

◎ 单眼闭目无力；

◎ 眼表暴露，眼刺激症状；

◎ 一侧面部麻木下垂，可有轻度疼痛；

◎ 味觉迟钝；

◎ 可有后耳痛、耳鸣、眩晕、听力丧失。

【临床体征】

◎ 单侧睑外翻、睑裂闭合不全（周围型）。

◎ 额纹消失，不能皱眉（周围型）。

◎ 鼻唇沟变浅、口角下垂、流涎，不能鼓腮、露齿（中枢型和周围型）。

◎ 可舌前 2/3 味觉障碍（周围型）。

【检查注意点】

◎ 面肌检查，观察两侧运动是否对称。

◎ 注意有无暴露性角结膜病变。

◎ 同侧眼基础泪液减少（周围型）。

◎ 有无葡萄膜炎。

◎ 舌前两侧味觉对比检查。

◎ 触诊腮腺及淋巴结。

【辅助检查要点】

◎ 炎症、感染病史，需进一步全身检查。

◎ 全面神经系统检查，区分中枢性和周围性面神经病变。

◎ 外伤史、有其他神经功能异常,行颅脑 CT、MRI 检查。

◎ 检查听力。

◎ 根据怀疑的致病因素,如病毒感染、结节病、胶原病,进行相关实验室检验。

◎ 卒中病史患者行超声心动图、动态血压监测等。

◎ 颅内肿瘤患者行腰椎穿刺。

【处置要点】

◎ 请相关科室诊治原发病。

◎ 贝尔麻痹可口服泼尼松联合阿昔洛韦短期治疗。

◎ 眼科重点关注睑裂闭合不全导致暴露性角结膜炎:给予人工泪液频繁点眼,睡前应用眼膏封闭暴露眼表区域,较重或永久性睑裂闭合不全者可考虑暂时性睑裂缝合术。

⚠ 特别提示:

◎ 部分患者可有双侧面瘫,预后不良,需进一步系统性检查。

◎ 如果面瘫 3 周后病情仍有加重,需考虑其他面神经麻痹的原因。

◎ 3 个月以上无恢复,应行影像学检查排除颅脑占位。

【叮嘱患者】

◎ 定期复查,眼刺激症状加重应随诊,防止角膜并发症。

◎ 约 1/10 会复发贝尔麻痹,注意随诊。

10. Horner 综合征

【典型特征】

支配眼和面部的交感神经功能障碍导致偏侧睑裂缩小、瞳孔缩小、面部无汗。病因治疗为主。轻度和慢性患者一般为良性,急性发作者应紧急排查致命性疾病。

【组织学特点】

眼、颜面部交感神经通路:

◎ 下丘脑第一级交感神经元(中枢交感神经)发出轴突,经中脑、脑桥、延髓,至 C_8~T_1 脊髓的中间外侧柱。

◎ 第二级神经元发出白交通支经椎旁,上行通过肺尖并与颈动脉伴行至颈上神经节,靠近颈动脉分叉处。

◎ 第三级神经元发出纤维沿颈内动脉血管外膜内上行至海绵窦,再随三叉神经眼支入眶支配瞳孔开大肌、Müller 肌和下睑板肌。

◎ 支配泪腺、Müller 肌、眶部血管的交感神经分支与眼动脉伴行。

◎ 支配面部汗腺分泌的交感神经纤维与颈外动脉伴行。

【就诊症状】

◎ 轻度上睑下垂;

◎ 下睑轻微抬高(反向睑下垂);

◎ 患侧瞳孔缩小;

◎ 双侧瞳孔不等大;

◎ 患眼眶周或颈部疼痛;

◎ 面颈部无汗、潮红。

【临床体征】

◎ 患侧瞳孔缩小,暗光下重新散大迟滞。

◎ 双侧瞳孔不等大,于暗处及交感神经兴奋时更明显。

◎ 上睑下垂伴下睑抬高,睑裂变小,眼球内陷。

◎ 可有同侧眼压降低。

◎ 双侧面部出汗不对称(中枢交感神经损害常伴同侧半身肢体完全无汗)。

【检查注意点】

◎ 瞳孔药物试验如下:

○ 0.5% 或 1% 的安普乐定滴眼液可使交感神经麻痹的瞳孔轻度散大,下垂的上睑上抬,而正常的瞳孔无反应。

○ 也可予 10% 可卡因滴眼,正常瞳孔散大,而交感神经麻痹的瞳孔无反应。

○ 羟苯丙胺可使第一级和第二级神经元病变所致的 Horner 综合征的瞳孔散大,而第三级神经元病变所致的 Horner 综合征的瞳孔不散大。

◎ 检查锁骨上淋巴结。

◎ 注意有无甲状腺增大或颈部肿物。

【辅助检查要点】

Horner 综合征的病因较多,包括脑卒中、多发性硬化、肺尖部肿瘤、颈动脉夹层动脉瘤、颈部肿瘤或炎症、海绵窦占位或炎症等,建议对患者进行颅脑 MRI、颈部 MRA 或 CTA、胸部 CT 检查。

【处置要点】

◎ 针对病因治疗。

◎ 轻度患者可考虑睑下垂矫正术。

⚠ **特别提示：**

◎ 急性 Horner 综合征，特别是伴有疼痛症状，应立即行相关检查，当天完成 MRI、MRA，以防颈动脉夹层等致命性疾病。

◎ 急性 Horner 综合征的可卡因等药物试验存在假阴性率。

◎ Horner 综合征同侧可有虹膜色素减少。

11. Adie 瞳孔

【典型特征】

突发的副交感神经麻痹导致的瞳孔散大，多为特发性，年轻女性多见，常单眼受累。

【组织学特点】

◎ 副交感神经通路：视网膜神经节细胞发出传入纤维沿视神经、视束走行，到达外侧膝状体前离开视束到达中脑顶盖前核，顶盖前核再发出纤维到 EW 核（近反射传入纤维则绕过顶盖前核到 EW 核），传出纤维在动眼神经表面走行到达眶内睫状神经节。

◎ 睫状神经节的副交感神经节后纤维损伤，导致其支配瞳孔括约肌和睫状肌功能障碍。

【就诊症状】

◎ 双侧瞳孔不等大；

◎ 视近物模糊；

◎ 畏光。

【临床体征】

◎ 瞳孔散大。

◎ 部分或全部瞳孔领缺失。

◎ 光反射节段性迟钝或消失。

◎ 强光刺激时虹膜节段性"蠕动"。

◎ 腱反射减弱或消失（Adie 综合征）。

【检查注意点】

◎ 药物试验：0.125% 毛果芸香碱滴眼，10~15 分钟后观察瞳孔变化，Adie 瞳孔收缩（急性期胆碱能超敏性）而正常瞳孔无变化。

◎ 光近反射分离提示阿 - 罗瞳孔。

【辅助检查要点】

◎ 需在裂隙灯下检查瞳孔、虹膜。

◎ 建议对所有患者进行梅毒血清学筛查。

【处置要点】

0.125% 毛果芸香碱滴患眼，2~4 次 /d，有助于改善调节功能。

【儿童注意事项】

◎ 不满周岁婴儿应请神经科排除家族性自主神经功能异常症。

◎ 为避免屈光不正和不对称调节引起弱视，应行屈光治疗。

⚠ 特别提示：

◎ Adie 瞳孔如伴眼外肌麻痹或上睑下垂，考虑动眼神经麻痹引起者应在 24 小时内排除。

◎ 双眼 Adie 瞳孔，应进一步实验室检查排除病毒、梅毒、巨细胞动脉炎、副肿瘤综合征等其他病因。

◎ 2~4 个月后虹膜调节反射神经元轴突再生，调节反射改善，但仍无对光反应。

【叮嘱患者】

Adie 瞳孔有对侧眼受累可能。

12. 视交叉病变

【典型特征】

最常见的视交叉病变为垂体瘤引起的双颞侧视野缺损。可能病因较多,如颅咽管瘤、脑膜瘤等压迫性病变,炎性脱髓鞘病变、淋巴瘤、胶质瘤、放射性视神经病变等。若急性视力下降伴剧烈头痛、海绵窦受累或垂体卒中,应紧急诊治。

【组织学特点】

◎ 视交叉位于鞍背上方 10mm 处。

◎ 与颞侧视野相关的视神经纤维交叉到对侧视束,而与鼻侧视野相关的视神经纤维则沿视交叉加入同侧视束。

◎ 视交叉纤维排列复杂,损害部位不同,视野表现也不同。

【就诊症状】

◎ 进行性视力下降;

◎ 视物闪光或颞侧视野缺损;

◎ 近距离作业困难;

◎ 畏光;

◎ 可复视;

◎ 可伴头痛;

◎ 女性闭经、溢乳。

【临床体征】

◎ 完全性或不完全性双颞侧偏盲。

◎ 一眼中心暗点(或全盲)伴另一眼颞侧偏盲。

◎ 视盘可正常或苍白。

◎ 视乳头水肿(鞍上病变)。

【检查注意点】

◎ 注意检查有无双侧偏盲性瞳孔强直。

◎ 皮肤色素沉着、肢端肥大症提示垂体功能异常。

【辅助检查要点】

◎ 如视野检查发现单眼或双眼颞侧偏盲,须进行垂体或眼眶 MRI 检查(急诊行垂体 CT 即可),有助于明确病变性质(图 4-5-6)。

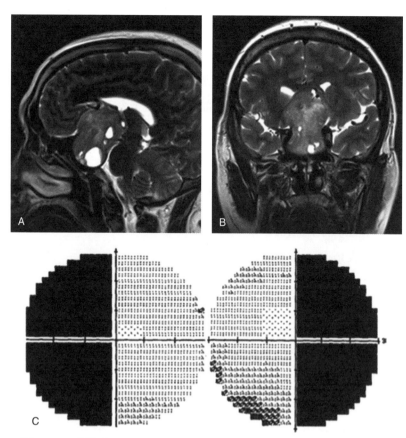

●图 4-5-6 垂体瘤

A,B. 头颅 MRI,显示鞍区占位;C. 视野表现为双眼颞侧偏盲

◎ 视交叉炎性脱髓鞘病变多见于 NMO-ON,MRI 示视交叉增粗不明显,可见长 T_2 信号及强化;而淋巴瘤或胶质瘤 MRI 则可见视交叉明显增粗、强化。

◎ 如发现鞍区占位病变,须内分泌科进行垂体功能检查。

【处置要点】

◎ 发现垂体卒中应立即请神经外科会诊。

◎ 有内分泌功能异常的垂体瘤由内分泌科治疗,其他肿瘤性病变由神经外科处理。

◎ 难以鉴别是肿瘤还是非肿瘤病变时,可考虑活检。

◎ 非肿瘤病变,如 NMO-ON、淋巴细胞垂体炎、结节病、放射性视交叉病变等,可予糖皮质激素治疗。

⚠ 特别提示:

◎ 视交叉病变视野缺损大多以垂直中线为界,注意辨别其他病因引起的视野缺损。

◎ 视交叉病变合并疼痛和或眼球运动障碍提示垂体卒中。

◎ 垂体瘤引起视野缺损的顺序为:颞上、颞下、鼻下、鼻上。

13. 视交叉以上视路病变

【典型特征】

视交叉以上病变表现为同向性偏盲或象限盲,往往伴有其他脑部局灶损害表现。突发的同向性视野缺损需紧急诊治。

【组织学特点】

◎ 视交叉以上视路包括:视束、外侧膝状体、视放射及枕叶皮质。

◎ 由于视束内神经纤维排列特点,病变越靠前、靠近视交叉,同向偏盲不一致性越显著,病变越靠后则渐趋一致。

◎ 瞳孔传入纤维在外侧膝状体之前离开视束,故在此之上视路损伤不伴瞳孔传导障碍。

【就诊症状】

◎ 同侧视野缺损;

◎ 双眼一过性黑矇;

◎ 闪光感;

◎ 皮质盲。

【临床体征】

◎ 除皮层盲外,视力一般无明显下降。

◎ 眼底一般无明显改变。

◎ 除视束病变造成不对称性视野缺损可出现 RAPD 外, 一般 RAPD 阴性。

◎ 外侧膝状体以后的病变,瞳孔光反射正常。

【检查注意点】

◎ 双眼视野检查。

◎ 全面神经系统查体,神经影像学、腰椎穿刺协助定位诊断。

◎ 系统性疾病相关检查。

【辅助检查要点】

◎ 颅脑 MRI 检查有助于病变的定位及定性。

◎ 同侧上象限盲提示对侧颞叶病变。

◎ 同侧下象限盲提示对侧顶叶病变。

【处置要点】

◎ 病因治疗。

◎ 与神经内外科协商处置。

⚠ 特别提示:

患者双眼视野缺损不一致,可能会有单眼视野缺损的主诉,需行双眼视野检查。

14. 眼肌型重症肌无力 //

【典型特征】

自身免疫性疾病导致的神经肌接头传递功能障碍。多见于青年女性和老年男性。患者出现眼睑下垂、眼外肌麻痹和 / 或全身肌肉无力,疲劳后加重。应用胆碱酯酶抑制剂可获完全或部分缓解。

【组织学特点】

◎ 神经肌肉接头处突触前膜释放乙酰胆碱,与突触后膜的乙酰胆碱受体作用后引发肌纤维收缩。突触间的乙酰胆碱由胆碱酯酶降解。

◎ MG 的发病是由于神经肌肉接头的乙酰胆碱受体被自身抗体破坏,使肌纤维收缩力减弱。

【就诊症状】

◎ 日间波动性眼睑下垂、复视,晨轻暮重。

◎ 可有面肌无力、四肢近端无力、吞咽困难,疲劳后加重。

◎ 严重者呼吸困难。

【临床体征】

◎ 单侧或双侧眼睑下垂,通常不对称。

◎ 多种形式的眼外肌麻痹,可有复视。

◎ 瞳孔无异。

◎ 眼睑闭合力弱。

◎ 疲劳试验可阳性。

【检查注意点】

◎ 注意检查颈部肌群、四肢近端、膈肌及肋间肌肌力。

◎ 评估瞳孔功能。

◎ 评估眼轮匝肌肌力。

【辅助检查要点】

◎ 行胸腺 CT 检查,注意有无胸腺瘤或胸腺增生。

◎ 冰袋试验、新斯的明试验、腾喜龙试验有助于诊断。

○ 冰袋试验:冰袋置于下垂的上睑 3~5 分钟,观察上睑下垂症状有无改善。

○ 新斯的明试验:新斯的明 1mg 肌内注射(儿童 0.025~0.04mg/kg,极量不超过 1.5mg),15~30 分钟观察上睑下垂症状改善是否超过 3mm。

○ 腾喜龙试验:静脉推注腾喜龙(依酚氯铵)2mg,观察 20 秒,如无副反应,则 30 秒缓慢加给 8mg(儿童 0.1mg/kg),1 分钟内症状暂时好转为阳性。

* 后两种试验可加 0.5mg 硫酸阿托品减少胃肠副作用,儿童 0.01mg/kg,不超过 0.4mg。

◎ 检测血乙酰胆碱受体(AchR)抗体和肌肉特异性激酶(MuSK)抗体,但眼肌型 MG 阳性率较低。

◎ 肌电图低频重复神经刺激呈波幅递减;有条件的医疗机构行单纤维肌电图,可提高检出率。

◎ 自身抗体检测排除其他自身免疫性疾病。

◎ 检查甲状腺功能。

【处置要点】

◎ 单纯眼肌型患者,若症状轻微可不予药物治疗,若影响日常生活或工作,可口服溴吡斯的明(剂量过大可引起胆碱能危象)。

◎ 全身型 MG 患者若出现吞咽或呼吸困难则属急症,必须留院观察,注意监测动脉血气,必要时予辅助通气治疗。

◎ 对有胸腺瘤或胸腺增生的患者行胸腺切除术。

◎ 针对病因治疗,包括:血浆置换、糖皮质激素及静滴丙种球蛋白,大剂量激素冲击治疗在部分患者中可能诱发肌无力危象,因此必须住院完成。

◎ 口服激素治疗时可同时服用免疫抑制药物,如硫唑嘌呤、吗替麦考酚酯、他克莫司等,有助于控制病情。

◎ 治疗原发的甲状腺疾病或感染。

【儿童注意事项】

◎ 为避免药物试验不良反应,儿童可以行睡眠试验替代(1~2 小时睡眠后有无症状改善)。

◎ 重症肌无力患者孕产婴儿应密切观察有无肌无力体征。

⚠ 特别提示:

◎ 重症肌无力绝对不累及瞳孔,这是与其他脑神经麻痹的一个重要鉴别点。

◎ 患者可突然出现肌无力危象,表现为肌无力症状加重。

◎ 长期应用溴吡斯的明治疗患者,因突然对该药失效出现严重呼吸困难,即反拗危象。

【叮嘱患者】

◎ 单纯眼肌型肌无力患者可数月复查 1 次,病情稳定者可间隔半年到 1 年复查。

◎ 全身肌无力患者需数天复查 1 次,直到症状缓解。

◎ 单纯眼肌型肌无力不经过免疫抑制治疗,有发展成全身型的可能性。

◎ 天气炎热、月经、过度疲劳、精神刺激、分娩、手术、外伤等可使肌无力症状加重,或诱发肌无力危象。

15. 颈动脉海绵窦瘘

【典型特征】

头部外伤或海绵窦内动脉瘤破裂引起的突发性、高流量、异常动静脉交通。常出现搏动性突眼、眼表血管扩张、球结膜水肿,也可有眼运动神经、三叉神经损伤病症,甚或眶尖综合征。针对病因及并发症行药物及手术治疗。

【组织学特点】

◎ 海绵窦密布排列着动眼神经、滑车神经、展神经、三叉神经及交感神经,眼供血来自颈内动脉并经海绵窦回流,海绵窦邻近鞍部。

◎ 海绵窦段的颈内动脉或其分支破裂,与海绵窦之间形成异常的动静脉沟通,使海绵窦内压力增高,一方面使其内的眼球运动神经受损、眼球运动受限,另一方面向眼静脉引流,眶区静脉回流不畅。

◎ 海绵窦内有动眼神经、滑车神经、展神经、三叉神经,受累神经可引起同侧相应病症。

◎ 环窦连接双侧海绵窦,其受累可引起对侧体征。

◎ 眶内容增加,使眼球突出、眼球缺血、眼压增高、视神经受压。

◎ 如果眶内压力增高太快,压迫视神经,可在 1 周内迅速失明。

◎ 岩上窦和岩下窦引流常可造成隆隆状的搏动性血管内杂音。

◎ 累及三叉神经,可引起头、眶、耳部深且定位不明确的疼痛。

【就诊症状】

◎ 突然头痛后闻及与脉搏同步的轰鸣样杂音；

◎ 红眼；

◎ 可有斜视、复视、眼球运动障碍；

◎ 可有面部疼痛和 / 或麻木；

◎ 进行性视力减退，发病初期视力可以正常。

【临床体征】

◎ 搏动性突眼；

◎ 巩膜、结膜，甚至眼底视网膜和眶额部静脉扩张；

◎ 眼压升高；

◎ 可有 RAPD 阳性；

◎ 可有眼运动神经及三叉神经功能障碍。

【检查注意点】

◎ 注意询问有无外伤史。

◎ 仔细检查瞳孔、眼外肌活动。

◎ 眼球或颞部听诊闻及吹风样杂音，或眼部初诊 "猫喘" 样震动，压迫同侧颈动脉此症减弱或消失。

◎ 检查眼球突出，有球后抵抗感。

【辅助检查要点】

◎ 眼眶彩色超声多普勒显示眼上静脉扩张、反向动脉化血流。

◎ 眶部、头部 CT 和 MRI，可见眼眶上部增粗的呈 S 形的眼上静脉。

◎ 脑血管造影（DSA）为诊断 "金标准"，可见颈内动脉与海绵窦之间的短路，压迫健侧颈内动脉可发现漏口。颈内动脉床突上段、大脑中动脉和大脑前动脉不易充盈，而海绵窦、蝶顶窦和眼静脉等则在动脉期显影并扩张。

【处置要点】

◎ 轻者观察,重者请神经介入科诊治,手术闭塞瘘口,使眶压降低、突眼回缩。

◎ 给予抑制房水生成药物(如乙酰唑胺)治疗继发性青光眼。

◎ 行保护眼组织及视力的其他眼科对症治疗。

> ⚠ **特别提示：**
>
> ◎ 正确区分结膜血管充血和扩张,对于急诊中遇到的"红眼"患者,需要排除外伤后所致的颈动脉瘘。
>
> ◎ 展神经麻痹和球结膜水肿同时存在,应注意排除该类疾病。

16. 非器质性视力下降

【典型特征】

心理因素引起的或伪装的视力丧失、视力下降或视野缺损,经客观检查证明其视功能正常或优于主观症状。

【就诊症状】

◎ 单眼或双眼"无光感"或"视力下降"。

◎ "视野缺损"。

◎ 发病前常有心理创伤或轻度外伤等诱因。

【临床体征】

◎ 缺乏与主观视力下降相符的客观体征。

◎ 签名困难。

◎ 对指试验及指鼻试验不准。

◎ 视反射存在。

◎ 体检时患者常常不注视检查者。

【检查注意点】

◎ 主诉单眼无光感者,而 RAPD 为阴性,则一定是非器质性的。

◎ 主诉单眼视力下降者,常用雾视法(fogging):在患者不知情的情况下,利用转换透镜雾视健眼时"患眼"的视力可提高,而在雾视"患眼"时,健眼的视力反而下降。

◎ 用不同的方法和近视力卡检查视力的一致性。

◎ 面对面视野检查,注视目标与患者距离加大时视野应扩大,而视野不扩大则是非器质性反应。

【辅助检查要点】

◎ 动态视野检查可出现管状视野,典型者呈"三叶草"样残存视野。

◎ 主诉单眼视力下降者,同时检查 PVEP 和 FVEP,两者结果差异很大提示非器质性。

◎ OCT 检查,注意排除隐匿性视网膜病变。

【处置要点】

◎ 必须全面检查排除器质性疾病。

◎ 对癔病患者给予鼓励及心理暗示,必要时转诊至心理科。

第五章
眼科急症常用检查

第一节 ▌ 眼科检查

1. 低视力检查及光定位 //

【适应证】

患者视力 < 0.01。

【方法】

◎ 常规视力检查采用对数视力表、国际标准视力表以及 ETDRS 视力表。

◎ 5m 处无法识别最大视标,患者缓慢走近视标直至可识别止步,视力 = 患者与视力表实际距离(m)/5(m) × 0.1。

◎ 1m 处不能辨认最大视标,则检查指数(counting fingers, CF)。让患者辨认手指数目,记录其能正确辨认的最远距离,如 CF/30cm。

◎ 眼前 5cm 仍无法辨认指数,则检查手动(hand motions, HM)。在患者眼前摆手,记录其能正确辨认的最远距离,如 HM/10cm。

◎ 对只能辨认 CF 或 HM 的患者,应进一步检查光感及光定位(light perception & projection, LP)。

暗室中,遮盖一眼,检查者一手将光源置于患者眼前,另一手时盖时撤以阻挡光源,由近及远,记录其能辨认正确的最远距离,如 LP/20cm(正常人 LP/5m)。

光感明确的患者,再将光源固定于 1m 远处进行光定位检查,令患者正前方注视不动,查左上、左中、左下、正上、正下、右上、右中、右下,记录患者能否正确指出光源方向,辨认正确则记录为"+",不正确则记录为"–"。如无法辨认眼前各向光源,则记录为"无光感(NLP)"。

【检查注意点】

◎ 双眼交替检查,先右后左,未受检眼应完全遮盖,但不压迫眼球。

◎ 常规视力检查环境应光线明亮,但光线不能直射被检测眼。

◎ CF 与 HM 检查时,应令患者背光而坐。

◎ LP 检查应在暗室中进行。

◎ 光定位检查时,保证患者注视正前方不动。

◎ 对意识清晰但不愿配合检查,且视力检查结果不稳定的患者,应复查、注意鉴别伪盲。

◎ 注意排除被检者上睑下垂、眼睑结膜肿胀、眼分泌物等遮挡因素。

2. 指测眼压

无法进行或配合眼压计测量或只需单纯定性评估眼压者适用。但禁用于:眼球开放伤、球内活动性出血伴低眼压。

【方法】

令患者双眼向下注视,检查者双手中指与无名指置于患者前额作支撑,双手示指置于上睑板上缘的中间,交替向球心轻压眼球,依据传达到指尖的波动感,评估眼球压力的高低。

* 指测眼压记录法

◎ 正常眼压似指尖触压鼻尖的感觉,记录为 Tn。

◎ 低眼压者似触嘴唇,轻、中、高度降低依次记录为 T-1、T-2、T-3。

◎ 高眼压者似触额头,轻、中、高度升高依次记录为 T+1、T+2、T+3。

眼压异常降低提示视网膜脱离、睫状体脱离、隐匿性眼球开放伤等可能;眼压异常升高提示闭角型、外伤性、色素播散性青光眼,晶状体半脱位,前房积血等可能。

【检查注意点】

◎ 压迫眼球时手法轻柔,切忌用力过猛。

◎ 被检者应避免情绪激动、用力挤眼等。

3. 眼位和复视像检查

单眼或双眼复视、注视功能障碍或眼球运动受限、已知或可疑有眼眶损伤或累及脑神经等患者进行该项检查。

【眼位检查】

◎ **Hirschberg 角膜映光法**：患者背光而坐，注视眼前 33~50cm 处点光源，检查者在其正前方观察光点映在角膜上的位置。

　　○ 双眼光点均落在瞳孔中心，为正视；

　　○ 光点落在瞳孔中心的鼻侧，为外斜视，记录为"–"；

　　○ 光点落在瞳孔中心的颞侧，为内斜视，记录为"+"。

　　○ 角膜反光点相对于瞳孔中心移位 1mm 相当于 7°（15△），光点位于瞳孔缘内斜视角为 15°（30△，视轴偏斜约 2mm），光点位于瞳孔缘与角膜缘中间斜视角为 25°~30°（60△，视轴偏斜约 4mm），光点位于角膜缘处斜视角为 45°（90~100△）。

＊此法只粗略估计斜视角，且部分正常人单眼注视存在 kappa 角（视轴与光轴的夹角）。

如斜视角过小无法判断注视眼时，应分别对双眼进行遮盖去遮盖试验。

◎ **遮盖去遮盖法**：患者背光而坐，注视眼前 33~50cm 处点光源，检查者遮盖患者注视眼，观察非注视眼的运动情况。眼球不动，为正视；眼球由外向内移动，为外斜视；眼球由内向外移动，为内斜视。同理可查垂直斜视。

遮盖去遮盖法排除斜视后，进一步做交替遮盖检查隐斜。

◎ **交替遮盖法**：患者背光而坐，注视眼前 33~50cm 处点光源，交替遮盖双眼，观察双眼去除遮盖瞬间的运动情况。双眼不动，无隐斜；双眼均由外向内移动，为外隐斜；双眼均由内向外移动，为内隐斜。

◎ **眼球运动功能检查**：令患者追随视标移动水平左转、右转、垂直上转、下转、左上转、右上转、左下转、右下转运动。

　　○ 眼球正常运动幅度

　　● 水平内转——瞳孔内缘达上下泪点连线；

　　● 水平外转——颞侧角膜缘达外眦角；

　　● 垂直上转——角膜下缘与内外眦连线在同一水平；

- 垂直下转——角膜上缘与内外眦连线在同一水平。

单眼观察运动是否到位,异常表现为欠足或亢进。

双眼观察运动是否协调一致。

◎ **被动牵拉试验**:有助于鉴别麻痹性斜视和限制性斜视(如眶骨折后)。眼局部麻醉(如盐酸奥布卡因点眼)后用齿镊夹住近角膜缘处的球结膜,依次向各向牵拉眼球,如有阻力、眼球不能到位,说明该方向眼外肌有机械性限制。

【复视像检查】

◎ **红镜片复视检查法**:患者一眼前放置红色镜片,令患者双眼注视眼前 1m 处白色光源,依次检查并记录各诊断眼位的复视像位置和距离。进一步分析:

- 水平复视
  - 内斜视(外转肌群麻痹)引起同侧复视,左眼所见像在左侧,右眼所见像在右侧;
  - 外斜视(内转肌群麻痹)引起交叉复视,左眼所见像在右侧,右眼所见像在左侧。
- 垂直复视
  - 垂直同侧复视(上下斜肌麻痹);
  - 垂直交叉复视(上下直肌麻痹)。
- 旋转复视
  - 虚像上端向鼻侧倾斜为内旋;
  - 虚像上端向颞侧倾斜为外旋。
- *复视像分离最大的方向,提示该向配偶肌受累。

【检查注意点】

可疑眼球开放性损伤时,被动牵拉试验应禁止或延期进行。

4. 角膜荧光染色及 Seidel 试验 /////////////////////////////////////

对怀疑角膜上皮缺损、溃疡或角膜穿孔的急症患者可行角膜荧光染色辅助观察。

向下穹窿结膜囊内滴入 1%~2% 荧光素钠或轻沾打湿的荧光素滤纸条,裂隙灯钴蓝光观察:

◎ **角膜荧光染色**:有鲜明黄绿色着染区即为角膜上皮缺损,常见于角膜擦伤、角膜炎、角膜溃疡、干眼等,记录着染处的部位、大小、深度及边缘情况(边缘是否清晰、有无浸润)。

◎ **溪流试验(Seidel 试验)**:令患者向下注视,用拇指和示指分开上下眼睑,可疑部位有无房水将荧光素冲出一条绿色溪流现象,同时轻压迫眼球会更为明显。Seidel 试验阳性提示存在角膜瘘,即角膜全层破损。

【检查注意点】

通常用表面麻醉药或局部抗生素滴眼液打湿滤纸条,注意无菌操作,滤纸条勿碰触睑缘或睫毛根部,避免医源性感染。

5. 瞳孔检查 /////////////////////////////////////

【方法】

◎ 自然光下观察双眼瞳孔是否等大等圆、边缘是否整齐、瞳孔区反光是否正常(白瞳症应行鉴别诊断)。

◎ 裂隙灯排查虹膜萎缩、异色、缺损、后粘连、根部离断等情况。

◎ 略暗光线下,嘱患者双眼向前方正视 5m 外远处目标,检查者手持聚光电筒从侧方照射一眼时:

○ 被照射眼瞳孔立即缩小,停止照射后随即散大,此为正常的直接对光反射;

○ 同时,对侧眼瞳孔立即缩小,停止照射后随即散大,此为正常的间接对光反射。

○ 正常情况:双眼光反射相等。

○ 异常情况

- 若一眼反应迟钝或不能持久,则该瞳孔属于病态;
- 若患者同侧直接对光反射消失或迟钝,间接对光反射存在,提示同侧视神经受损;
- 若患者直接和间接对光反射均消失或迟钝,提示深昏迷或同侧动眼神经受损。

◎ 患者于暗室内暗适应 5 分钟,戴镜者摘去眼镜,向前注视远距视标,检查者手持聚光电筒在两眼间以平稳频率迅速摆动、轮流照射双眼(光源须放置在正前方稍下处,距眼 3~5cm),每眼光照时间相等(1~3 秒为宜),观察双侧未被照射眼瞳孔大小。

　　○ 正常情况:双眼瞳孔对光反应速度及收缩程度一致。

　　○ 异常情况

相对性传入性瞳孔传导阻滞(RAPD):患眼相对于健眼对光反应缓慢,交替光照后不同步效应累积,最终表现为健眼瞳孔缩小、患眼散大。

RAPD 阳性提示神经交叉前的视路病变,如外伤性视神经病变、视神经炎以及重症视网膜病变等。

检查患者的对光反射,不仅有利于发现眼局部情况,更有利于了解中枢神经系统的损害。RAPD 对于严重眼外伤,尤其是严重视神经损伤具有重要诊断意义,瞳孔大小是判断有无脑神经受累的重要指标。

* 提示

传出性瞳孔障碍:系瞳孔反射弧运动支异常,表现为光照任何一眼和集合反射时瞳孔的收缩迟钝或消失。

传入性瞳孔障碍:系瞳孔反射弧感觉支异常,表现为光照患眼时双侧瞳孔收缩迟钝或消失;病变位于视网膜、视神经、视交叉、视束或中脑顶盖前区,光刺激信号不能正常传至瞳孔运动中枢。

绝对传入性瞳孔障碍:即盲眼,光照患眼时瞳孔反应完全消失。

【检查注意点】

◎ 患者双侧瞳孔散大,对光反射消失伴意识丧失,考虑颅内压升高致脑疝形成;如患者神志清楚,考虑眼局部损伤。

◎ 瞳孔因虹膜粘连而不规则或固定,影响对光反射检查结果。

◎ 排除药物对瞳孔的影响,如阿托品中毒瞳孔散大,吗啡、水合氯醛中毒瞳孔缩小。

注意:RAPD 是瞳孔传入纤维不对称受损的症状,即一眼相对于另一眼的视觉输入不对称所产生,双侧对称损伤不产生 RAPD。

◎ 行 RAPD 检查之前,应先检查双眼瞳孔大小,分别记录,以免原本就存在双侧瞳孔不等的情况影响检查结果的判断。

◎ 屈光介质混浊不会导致 RAPD 阳性。

◎ RAPD 阳性是单侧或不对称性视神经和视交叉受累的可靠及客观体征,而单侧视交叉后视束病变极少有 RAPD 阳性表现。

◎ 严重大面积的视网膜病变如累及神经节细胞,也可表现出 RAPD 阳性。

6. 房角镜检查

可观察房角狭窄、关闭、粘连、后退、新生血管、肿物或异物等情况。

【方法】

◎ 患者眼表麻醉,甲基纤维素或眼用凝胶滴入镜凹面辅助装镜,排气泡。

◎ 检查者用一手示指、拇指分开患者眼睑,嘱其向上看,另一手迅速将房角镜轻柔放入结膜囊,并与角膜贴合,然后嘱患者看向前方。

* 轻扶房角镜使其吸附于眼表,但不应向角膜用力施压。

◎ 1mm 裂隙光线与角膜 15° 角投射,观察镜面中对侧房角,转动镜子依次查看全周。

* 实像与倒置虚像以镜面为界成 180° 对称。

◎ **静态房角检查**:患者向前方直视,房角镜居角膜正中,不予施压,静态观察房角宽度。

* 如为窄角,行动态观察。

◎ **动态房角检查**:患者向观察侧转动眼球,在对侧通过房角镜施压,观察房角闭合是否有变化(接触性还是粘连及其范围)。

◎ 检查完毕,嘱患者向上看,轻压其下睑房角镜边缘处,使其分离,勿强行拔取。

◎ 检查后结膜囊冲洗或抗生素点眼。

操作注意点同三面镜。

*Scheie 分级法(静态),见图 5-1-1。

W:宽角,睫状体带全可见,几何夹角 35°~45°。

N_I:房角无闭合,睫状体带部分可见,房角隐窝或可见,25°~35°。

N_{II}:潜在闭合风险,仅见巩膜嵴(小梁网后界标志)/ 后部小梁网,20°。

N_{III}:高度闭合风险,仅见前部小梁 /Schwallbe 线,10°。

N_{IV}:已闭合,Schwallbe 线不可见(后弹力层止端,小梁网前界标志)。

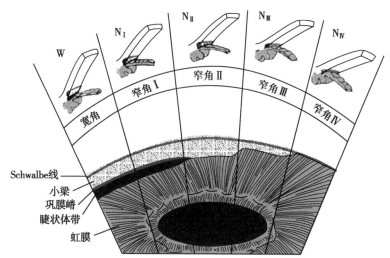

●图 5-1-1　Scheie 分级法

* 房角各结构的镜下表现(从前到后依次):

◎ **Schwallbe 线(SL):略突起、灰白发亮、色素细线。**

◎ **非色素性小梁网(TM)。**

◎ **色素性小梁网**(TM)：较粗色素线，Schlemm 管所在，房水滤过主要功能区。

◎ **巩膜嵴**(SS)：宽大白色突起，功能性 TM 是否开放的标志。

◎ **睫状体带**(CBB)：质地坚实、均匀的宽带样葡萄膜组织。

◎ **虹膜突**(PAS)：疏松网状开孔结构，可受房水压力向后移动。

记录每一象限所能看到的房角后壁、异常或不常见改变，并用始终方向表示其所在位置。

* 周边虹膜形态记录：

s：弓形向前隆起；

r：规则平坦；

q：不规则凹陷。

【检查注意点】

Scheie 法局限性：不能反映虹膜角膜夹角和周边虹膜形态。

7. 眼底检查

【直接检眼镜】

物象特点：正向、立体、实像，放大倍数约 15~16 倍，观察范围小。

◎ 暗室环境，检查右眼时，检查者位于患者右侧，用右手执镜，右眼观察，对侧反之亦然。

◎ 距受检眼 10~20cm，检眼镜盘拨至 +8~+10 屈光度(D)，彻照法光线射入瞳孔，正常呈橘红色反光，若屈光间质混浊，则在橘红反光中见黑影。

　○ 令患者转动眼球，黑影不动，则混浊在晶状体。

　○ 黑影与眼球转动方向一致，混浊位于晶状体前方。

　○ 黑影与眼球转动方向相反，混浊位于晶状体后方。

◎ 患者正视前方，检眼镜盘拨回 "0"、移于受检眼前 2cm，和被检者视线成 15° 角，调拨镜盘(红色代表凹透镜，黑色代表凸透镜)至看清眼底为止(检查者与患者屈光度数的代数和)，依次观察：

○ 视盘:形状、大小、色泽、边缘是否清晰、有无隆起或凹陷、C/D
及视杯深度。

○ 视网膜:视网膜动静脉血管走行,管径粗细、反光及是否均匀,
A/V 比例,动静脉交叉有无压迫或拱桥等现象;视网膜有无水
肿、渗出、梗死灶(棉絮斑)、出血、色素异常、变性区、裂孔、脱离
和增殖等。

○ 黄斑区:中心凹反光是否存在,有无水肿、裂孔、前膜、色素紊
乱、瘢痕、渗出及出血等。

*注:

● 除了常用的白光,光色旋钮上绿光用于鉴别视网膜(红色不
透明血管和出血呈黑色)和脉络膜病变(呈灰棕色),蓝色光用
于血管荧光造影后检查后续眼病,偏极光用于消除角膜反光。

● 光圈旋钮的大小光圈用于大小瞳孔选择,刻度光圈可测量
视网膜病变大小,裂隙光用于观察深度。

● 检查周边眼底,可散瞳,根据观察需要嘱患者向各方向注
视、转动眼球,并调整检眼镜角度。

● 正常情况下大小比对 1PD=1.5mm,隆起("+"表示)或凹陷
深度估测 3D=1mm。

【间接检眼镜】

物象特点:全反像(但检查方位不颠倒)、立体、虚像,照明光线强、成
像清晰,放大倍数约 4.5,观察范围达 25°~60°。

◎ 患者散瞳后于暗室与检查者相对,检查距离 50cm 左右。

◎ 检查者戴好双目间接检眼镜,一手拇指、示指持物镜与患眼距离
约为 5cm(+20D 透镜)~8cm(+13D 透镜),物镜弧度小的一面向着
受检眼。

* 小指或无名指置于患者额部支持固定,中指可拨提上睑辅助。

◎ 调整头镜、物镜与受检眼之间的距离,以及物镜角度,嘱患者相
应转动眼球,依次检查后极部及八个方位眼底。

* 间接检眼镜联合巩膜压迫可直视锯齿缘及睫状体平坦部。

【前置镜】

又称裂隙灯间接检眼镜,检查原理同双目间接检眼镜,不同在于裂隙灯作为光源。

◎ 患者散大瞳孔于裂隙灯前。

◎ 检查者左手持前置镜于被检眼前 2~3cm,右手操作裂隙灯调节光线于正中位,1~2mm 宽、0° 入射。

◎ 裂隙灯操作杆向后拉,从看清角膜起始,直到看清眼底为止。

◎ 嘱患者转动眼球,轻微移动、倾斜透镜,广泛观察眼底。

* 缺点是裂隙灯光带的宽窄和投照角在一定程度上影响眼底观察。

【三面镜】

三面镜适用于眼底病变的定位、玻璃体和视网膜病变的诊断和鉴别,特别是视网膜小裂孔和周边眼底的观察,其镜面特点如表 5-1-1 所述。

●表 5-1-1 三面镜镜面特点

三面镜镜面	镜面角度	成像方向	成像	观察眼底范围	对应解剖部位
Ⅰ 中央凹透镜	0°	正向	虚像	后极部 30° 内	视盘、黄斑及鼻颞侧视网膜血管弓
Ⅱ 梯形平镜	倾斜 75°	反向		30°~60° 范围	角膜缘后 13~17mm
Ⅲ 长方形平镜	倾斜 67°			>60°(赤道部)	角膜缘后 10~15mm
Ⅳ 舌形平镜	倾斜 59°			锯齿缘、房角	角膜缘后 7~9mm

Ⅱ~Ⅳ平面镜成像特点:实像与虚像以镜面为界成 180° 对称。

三面镜眼底观察范围见图 5-1-2。

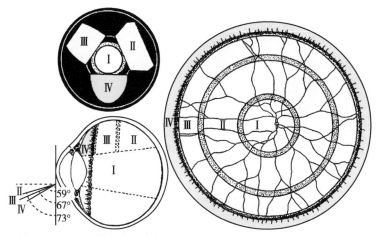

●图 5-1-2　三面镜眼底观察范围

　◎　患者充分散瞳,眼表麻醉,甲基纤维素或眼用凝胶滴入中心镜凹面辅助装镜,注意排除眼表与镜面间气泡。

　◎　光线通过中央凹透镜垂直投射观察后极部,裂隙灯以 5°~ 10° 角投射到反光平镜上。

　◎　按照 Ⅰ ~ Ⅳ 镜顺序进行眼底全面检查,或有针对性地选择检查。

　◎　检查后结膜囊冲洗或抗生素点眼。

　* 有眼表损伤或炎症的患者,避免接触式三面镜检查,并注意三面镜的清洁消毒。

　* 操作轻柔,避免三面镜用力按压眼球以及眼表擦伤。

　附:眼底视网膜病变的描绘记录方法,见图 5-1-3。

国际通用眼底病变绘制方法:

　　○ 眼底图由三个同心圆,12 条放射线组成。

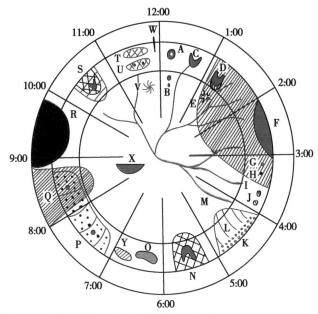

●图 5-1-3　眼底视网膜病变的描绘记录方法

A：圆形裂孔；B：有盖裂孔；C：马蹄形裂孔；D：伴有向后卷边的马蹄孔；E：固定皱褶；F：锯齿缘离断；G：视网膜出血；H：视网膜色素沉着；I：分界线；J：铺路石样变性；K：周边囊样变性；L：老年性视网膜劈裂；M：视网膜动脉旁渗出；N：冷凝斑围绕的马蹄孔；O：玻璃体混浊（文字说明）；P：环形加压嵴上两个圆孔，电凝斑围绕，其上方视网膜脱离；Q：睫状体平坦部无色素上皮脱离；R：脉络膜肿物（文字说明）；S：放射状巩膜加压嵴上马蹄孔，电凝斑围绕；T：网格样变性；U：网格样变性伴萎缩性圆孔；V：涡静脉壶腹；W：放射状视网膜皱褶；X：视网膜前出血；Y：视网膜变薄区

- 最内圆形区——后极部；

- 中间环形区——赤道部；

- 最外环形区——锯齿缘、睫状体平坦部及玻璃体基底部；

- 放射线表示各时钟方位子午线。

○ 眼底病变颜色

- 正常视网膜——淡红色；

- 视网膜脱离区——淡蓝色；

- 视网膜动脉、出血斑——红色；

- 视网膜静脉——蓝色；

- 视网膜裂孔——蓝圈内涂红；

- 视网膜变性区——红色背景上蓝叉；

- 视网膜变薄区——蓝色范围内画红线；

- 脉络膜——棕色；

- 脉络膜及视网膜渗出——黄色；

- 屈光介质及玻璃体病变——绿色；

- 锯齿缘——蓝色波浪线。

【检查注意点】

◎ 检查应有次序，避免遗漏，如由后极部至周边部，顺时针或逆时针逐个象限依次检查。

◎ 结合检眼镜的特点灵活应用、互为补充，如间接检眼镜立体感强、可视范围广，而直接检眼镜和前置镜可分辨细微变化，三面镜可协助观察周边视网膜等。

◎ 区分不同检眼镜眼底成像同对侧检查方位、正倒像的特点。

◎ 后节窥不清或眼眶受累时，影像学检查就显得尤为重要。

◎ 确诊或疑似闭角型青光眼散瞳查眼底应谨慎。

◎ 眼底检查时间不宜太长，光照不宜太强，以免引起视网膜光损伤，尤其注意保护黄斑。

8. 视野检查

视野检查用于青光眼筛查及随诊，视路、黄斑疾病，神经科疾病。

以临床中常用的自动视野计中的 Humphrey 为例。

◎ Humphrey 视野计测试模式的选择

10-2 程序：中心 10° 视野，适用于黄斑、视路病变及晚期青光眼等。

24-2 程序：中心 24° 视野，视路病变、青光眼。

30-2 程序: 中心 30° 视野,视网膜、视路病变、青光眼。

60-4 程序: 周边 30°~60° 范围,视网膜病变、青光眼。

鼻侧阶梯: 50° 视野,青光眼。

黄斑: 2° 或 5° 空间,黄斑病变。

◎ 图形判读(见图 5-1-4 中对应图标)

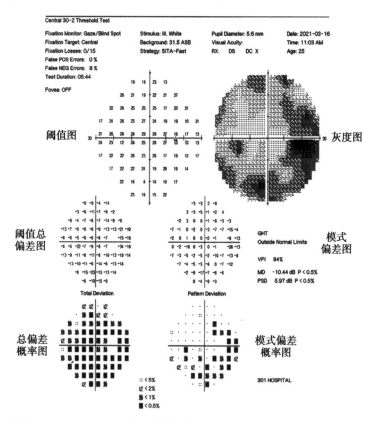

● 图 5-1-4　Humphrey 视野检查图说明

○ **阈值图:** 各位点光敏感度原始数据,0dB 为最强,100dB 为最弱。

○ **灰度图:** 对应阈值图,由灰阶直观表示视敏度。

○ **阈值总偏差图与模式（矫正）偏差图**：将检查结果与同龄健康人的正常值比较后得出的结果，负值表示低于敏感度均值，正值高于正常敏感度，中心下降 5dB 有意义，周边在正常变异范围内，并由此生成以下概率图。

○ **总偏差概率图**：与正常人分布情况比较，该位点属于正常分布的概率。

○ **模式（矫正）偏差概率图**：剔除整体混杂因素（如白内障、小瞳孔等）后，局限性敏感度降低（局部视野缺损）的统计学概率。平均缺损接近 20dB 时，矫正偏差概率图消失。

*P 值表示该点视野正常的可能性。

需结合两个偏差概率图客观评价灰度图，作出视野评判。

◎ 常见参数

○ 固视丢失率（fixation losses）要求＜20%。

○ 假阳性率（false POS errors）、假阴性率（false NEG errors）越接近于 0 越可靠，连续检查 2 次均小于 30%，认为可靠。

○ 加权视野指数（VFI）反映总体视功能。

○ 平均偏差（MD）反映各种因素导致的平均视敏度下降，正常人在 0dB 左右，其绝对值大反映弥漫视野缺失。

○ 模式标准偏差（PSD）可滤过由屈光间质混浊引起的视敏度下降，其绝对值大反映局部视野缺失。

【 检查注意点 】

◎ 屈光不正需矫正（观察近处 30cm 目标的矫正度数），最佳矫正视力＜0.05 者无法看清视标，不建议做视野检查。

◎ 向患者强调检查时保持固视。

◎ 视野检查结果受多种因素影响，如患者主观精神状态，客观生理因素（上睑下垂、瞳孔大小、屈光不正与介质混浊等），操作学习能力，仪器差异等，需综合分析判定。

◎ 中心 20° 以内视野多为病理性,视野 20°~ 30° 上下方缺损常为眼睑遮盖,视野 30°~ 60° 正常变异较大。

◎ 孤立一点的阈值改变意义不大,相邻几个点的阈值改变才有诊断意义,可重复检出的暗点才能确诊缺损。

◎ 概率图可早期辅助诊断。

◎ 怀疑因可克服的主观或生理因素引起结果偏差,应复查视野。

9. 视觉电生理检查

依据视觉过程中的生物电变化,评定视功能障碍、推测病变位置、评估疗效。

视觉电生理检查对应组织功能层面见表 5-1-2。

● 表 5-1-2　视觉电生理检查对应组织功能层面

视觉电生理检查	组织功能层面
眼电图 EOG	色素上皮 - 光感受器复合体
视网膜电图 ERG　a(负)波	光感受器(暗视反映视杆;明视反映视锥)
b(正)波	内核层双极细胞,Müller 细胞
Ops 波	视网膜内层
图形 ERG(p-ERG)	神经节细胞
多焦 ERG(mfERG)	黄斑功能(明适应)
视觉诱发电位 VEP	视网膜内层到大脑皮质的整个视路
闪光 VEP(F-VEP)	黄斑、视路、视皮质
图形 VEP(P-VEP)	黄斑中心凹、视网膜节细胞到视皮质

◎ EOG:测量随光暗或明适应变化过程中,反映视网膜外层功能的静息电位变化。

○ 诊断指标

- Arden 比值(光峰电位 / 暗谷电位 = 明适应期最大值 / 暗适应期最小值)。
- 正常范围 1.85~2.5,低于 1.8 为异常。
- 光峰潜伏期,光峰 / 暗基线比,暗谷 / 暗基线比。

○ 临床应用

- 视网膜色素变性:Arden 比值,光峰、暗谷电位下降但差别小,静息电位平坦。
- 糖尿病视网膜病变:严重的眼底出血水肿、广泛 PVR 时 Arden 比值降低,Arden 比值与血糖水平有关。
- 家族遗传性黄斑变性、卵黄样变性:Arden 比值低于正常。
- 先天性夜盲:Arden 比值低于正常,但>1。
- 中毒性视网膜炎:EOG 敏感,早期即出现 Arden 比值下降。

◎ ERG:检测视网膜功能的客观指标,ERG 评价全视网膜功能,PERG 主要评价黄斑(P_{50}、N_{95} 两个标准波)。

○ 标准化五步骤检测对应的五种反应

- **视杆反应(暗适应 0.01ERG):** 暗适应大于 20 分钟后,低于视锥细胞阈值的暗白光刺激,示视杆细胞的反应。
- **最大混合反应(暗适应 3.0ERG):** 增加白光刺激强度,最大视锥视杆混合反应。
- **暗适应 3.0 震荡电位 Ops:** 视网膜内层视杆、视锥细胞的混合反应,代表内核层反馈回路活动,反映视网膜血液循环状况。
- **视锥反应(明适应 3.0ERG):** 明亮白光刺激,视杆被抑制,视锥细胞的反应。
- **明适应 3.0 闪烁光 ERG:** 明适应条件不变,每秒 30 次频率光刺激,选择性反映视锥细胞功能。

常见异常 ERG 对应病症见表 5-1-3。

●表 5-1-3　常见异常 ERG 对应病症

异常 ERG	a、b 波表现	常见病症
超常型	b 波振幅超正常平均 30% 以上	急性视神经病变、体液成分改变、白化病、甲状腺功能亢进、视网膜血管病变
低常型	a、b 波幅降低于正常平均 25% 以上	视网膜退行性病变、视网膜中央静脉阻塞
负波型	a 波增大延迟,b 波降低或消失	视网膜中央动脉阻塞、中毒性视网膜病变
延迟型	波幅均正常,峰时延长	原发性视网膜色素变性
平坦型	淹没于基线噪声中	各原因所致广泛视网膜神经损害
其他	a 波存在,b 波消失	视网膜劈裂、先天性夜盲伴近视
	仅 Ops 消失	缺血性视网膜病变

*ERG 波幅降低比潜伏期延长更具诊断意义,b 波为主要判断依据。

○ 患眼状态对 ERG 结果的影响

● 扩瞳增加波幅,缩短潜伏期。

● 充分暗适应增加波幅,延长潜伏期。

● 眼轴长、屈光介质混浊,波幅低。

◎ VEP:记录视网膜受光或特定图形刺激后的神经兴奋通过视路传导到视中枢的电位活动,是整个视觉通路功能完整性检测。

○FVEP:白色闪光刺激,由 5~7 个正(P)、负(N)波组成,始于 30 毫秒、终于 300 毫秒左右,变异较大,主要观察较稳定的 P_2 波波形、幅值与峰时,同个体双眼比较明显差异属于病理现象。

○PVEP:黑白翻转棋盘格刺激,包括 N_{75}、N_{135},主要观察 P_{100} 波波形、幅值与峰时(受亮度改变的影响大)。

* 特点:双眼对称,波幅大小与视力成正比,潜伏期比波幅更具诊断意义,用于了解视路中隐匿病变。

注：视神经纤维髓鞘脱失，影响神经冲动传导，致潜伏时延长。

视神经纤维轴索神经元萎缩变性，致振幅降低。

常见疾病 VEP 表现见表 5-1-4。

● 表 5-1-4 常见疾病 VEP 表现

疾病	患眼 VEP 表现		
	潜伏期	波幅	其他
视神经炎	P_{100} 延迟（平均达 30%）	降低（平均达 50%）	病情缓解时改善
多发性硬化	延迟平均达 34~45ms	降低	病情缓解时改善
前视觉通路压迫性病变	延迟不超过正常上限 20ms	波形异常发生率高	蝶鞍区肿瘤特征为不对称性 VEP
LHON	延迟	波形离散	视力受损严重者记录不到
缺血性视神经病变	可延迟	明显降低	
中毒性视神经病变	正常	明显降低	波形异常
外伤性视神经病变	可延迟	降低甚至消失	
青光眼	延迟	正常	中心视野受损时 P-VEP 波幅降低
弱视	P_1 波延迟，P_2 波潜时缩短；P_{100} 明显延迟	降低	波形改变，波幅降低与峰时延迟平行
诈病 / 癔症	正常	正常	

ERG 与 VEP 联合在病变定位中的应用见表 5-1-5。

●表 5-1-5　ERG 与 VEP 联合在病变定位中的应用

	P-ERG		ERG	病变定位
	N$_{95}$	P$_{50}$		
VEP 正常	正常	正常	异常	外周视网膜病变
VEP 异常	正常	正常	正常	视路疾病
	异常	正常	正常	视神经病变
	异常	异常	正常	黄斑病变
	异常	异常	异常	黄斑视网膜病变

【检查注意点】

◎ 视觉电生理检查受物理因素、检查者与被检查者等生物因素多方面影响，多种因素可对电位记录产生干扰。

◎ 眼表急性炎症、感染、损伤以及无法散瞳者，不能行 ERG 检查。

◎ EOG、ERG、mfERG 检查前需散瞳，P-ERG、P-VEP、mfERG 检查前需矫正视力。

10. 儿童眼科检查

◎ 接诊儿童患者难点

○ 无法很好自主配合、依从性差。

○ 不能清晰主诉及阐述意愿。

○ 大多有畏惧和排斥心理。

◎ 儿童眼科急症接诊要点

○ "讨好"小患者，迅速与之建立互动。

○ 紧密观察患儿，捕捉其头眼位、眼外观及行为等异常。

○ 针对性询问患儿和 / 或家长病史，着重关注就诊原因。

○ 快速完善现病史、既往史、手术史、家族史等信息采集。

○ 发现其异常所在并迅速完成相关重点检查。

○ 最后进行对患儿依从性要求高的检查。

○ 态度手法温和,尽量避免引发加剧患儿恐慌情绪。

◎ 眼部检查

○ **视力**:无法进行视力表检查时,行双眼交替遮盖,通过遮盖时患儿注视眼的反应来大概判断单眼视力,观察婴幼儿良好固视(无震颤)、注视追随运动物体的能力。

○ **矫正视力**:如配合,视力筛查仪器初步筛查屈光度数,或病情稳定后散瞳检影验光。

○ **眼球运动检查**:判断双眼眼肌的肌力以及六个诊断眼位,进行遮盖和交替遮盖试验。

○ **外眼检查**:手电筒照射观察患儿外眼状态,如上睑下垂、外伤部位、瞳孔反射、映光部位等。

○ **眼前节检查**:裂隙灯或手持裂隙灯,必要时需助手配合,使用开睑器。

○ **眼压**:根据患儿配合度,使用非接触或手持回弹式眼压计,或指测眼压(眼球开放伤禁忌),注意防止因紧张哭闹造成测量上的偏差。

○ **眼底检查**:婴幼儿最好在服用镇静剂或者睡眠状态下散大瞳孔,使用间接检眼镜在家长或者助手配合下迅速完成,有条件可使用 Retcam 等数字视网膜照相机详细检查。

第二节 ▍ 眼科常用影像学检查

1. X 线片

【适应证】

◎ 在无法立即行 CT 或 MRI 检查时,筛查眼球突出、透射线的眶内/眼内异物或泪道疾病,尤其用于金属及其他高密度异物的定位。

◎ 诊断眶壁骨折具有一定难度,根据临床需要可采用不同体位拍摄:

○ **柯氏位(20° 后前位)**: 显示眼球突出、外侧眶缘及眶内壁骨折,还可用于异物定位;

○ **瑞氏位(53° 后前斜位)**: 显示视神经孔和后组筛窦,视神经孔直径大于 6.5mm,或双侧差异大于 1mm 提示异常;

○ **瓦氏位(45° 后前位)**: 显示眶底和上颌窦,常用于爆破伤的诊断。

【泪道 X 线碘化油造影】

患者先行泪道冲洗,经泪小点注入 40% 碘油或 60% 泛影葡胺 1~2ml,拭去结膜囊残留造影剂,拍摄眶正、侧位像,观察造影剂充盈情况。

* 嘱患者造影前勿挤压眼球,误将造影剂排出。

* 目前对于泪道损伤,泪道 CT 造影更常用。

2. 计算机断层扫描(CT)

【适应证】

◎ 眼外伤: 眼附属软组织水肿、眶内 / 眼内异物、眼球破裂、眶壁 / 视神经管骨折、眼外肌与视神经水肿 / 撕裂。

◎ 眼球病变: 有无眼球破裂,晶状体脱位、球内肿物、积血、大量渗出、钙斑,严重视网膜 / 脉络膜脱离。

◎ 眼眶病变: 眼眶肿瘤,眶内炎症、囊肿、血肿、气肿,血管异常,寄生虫,眶壁肿瘤、缺失、畸形,眶腔容积变化。

◎ 眼外肌病变: 各种原因所致肥大、萎缩、移位、嵌顿、断裂。

◎ 视神经病变: 视神经增粗、萎缩、移位、受压,密度有无异常改变。

◎ 泪腺 / 泪囊炎及占位。

◎ 相关的邻近鼻窦、颅内病变以及眼眶病变的眶周侵犯情况。

【CT 观察层面及部位】

◎ **水平位**: 观察眶下部、中部和上部大部分结构及形态,易辨别眼球水平切面结构层次、眼球内外直肌、视神经、眶内外壁、眶尖结构。

◎ **冠状位**: 显示眶顶、眶底、眼外肌厚度、视神经管横切面等。

◎ **矢状位**：可显示眶上、下壁，上、下直肌及眶内神经。

◎ **视神经管**：眶下缘 - 外耳道上臂连线，并对眶上裂和视神经管进行间隔 1mm 薄层扫描。

◎ **泪道**：需顺行与逆行造影，后者更适用于陈旧性泪道损伤。

【眼部增强 CT 】

药敏试验后，静脉注射含碘水溶造影剂，常见如 60%~76% 泛影葡胺，使血管及病变密度增强。

【应行增强 CT 情况】

眼内 / 眶内肿瘤、炎症或血管性病变。

【正常眼球、眼眶 CT 表现】

◎ **眼球**：角巩膜、脉络膜和视网膜形成致密眼环，其内为低密度玻璃体，稍前有梭形高密度晶状体。

◎ **眼外肌**：眼环两侧为狭长梭形中高密度影。

◎ **视神经**：眼环后部相连高密度带状影。

◎ **眶脂肪**：眶周低密度区。

◎ **眶骨**：周围高密度带，内侧线状骨影为泪骨和筛骨纸板，将内侧毗邻鼻腔筛窦相隔；上骨壁分隔额窦及颅腔；下壁纤薄骨板下空腔为上颌窦；外侧壁由颧骨及蝶骨大翼构成。

正常情况下，增强 CT 显示眼环增强，其余结构无变化。

【检查注意点】

◎ CT 优势在于更易显示高密度的骨质、金属或非金属异物，常用来评价眶壁和眶周疾病。

◎ CT 扫描下，金属异物显放射状伪影，影响判断。

◎ CT 扫描对儿童有累积效应，MRI 更适合儿童，对育龄女性，CT 检查前建议排除妊娠。

3. 磁共振成像（MRI）

【适应证】

眼内／眶内炎症、血管性病变、肿瘤与球后视神经炎。

【禁忌证】

体内有磁性金属异物,如球内／眶内异物、心脏起搏器、人工耳蜗、动脉瘤夹等。

MRI 观察常规为水平位,酌情加冠状位或矢状位。

正常眼球、眼眶 MRI 表现见表 5-2-1。

●表 5-2-1　正常眼球、眼眶 MRI 表现

眼眶／眼球组织	T_1 加权像信号	T_2 加权像信号
眶骨皮质	无	无
眶骨骨髓	高	高
眼睑／眶脂肪	高	较高
眼外肌	中	中
角巩膜	中低	中低
房水	低	高
晶状体	中	低
玻璃体	低	高
葡萄膜／视网膜	高	高
视神经	中	中
视神经鞘蛛网膜下腔	低	高
泪腺	中	中

高信号为白亮区,低或无信号为灰黑色。

【检查注意点】

◎ MRI 优势在于分辨软组织细微结构和显示组织学特性高于

CT,适于眼眶内占位及软组织病变诊断,但骨结构、钙化灶和异物缺乏信号。

◎ 有视神经炎临床症状或体征,可疑脱髓鞘病变的患者还应行头颅 MRI 检查。

◎ 可疑颅内 / 眼眶动脉瘤、动静脉畸形、颈动脉夹层或闭塞等,可行磁共振血管造影(MRA)或磁共振静脉成像(MRV)。

附:眼部常见症状影像检查思路

◎ **视力下降**

　○ 疑似炎症:如球内炎症、眶内组织炎症、视神经炎等。

　　- MRI 平扫 + 增强,明确炎症性质及范围;

　　- 怀疑视神经炎者,需同时观察颅脑及脊髓信号。

　○ 疑似血管性病变:如眼内血管病变、颅内出血、枕叶梗死等。

　　- 眼内血管相关病变行眼超声检查,必要时 MRI 平扫 + 增强;

　　- 急性期颅内出血 CT 检查,亚急性期颅脑 MRI;

　　- 枕叶梗死颅脑 MRI。

　○ 疑似血管性:如眼眶内肿瘤、眶壁或眶外肿瘤等。

　　- 眶内软组织肿瘤 MRI 平扫 + 动态增强;

　　- 眶壁或眶外行 CT 软组织窗及骨窗。

◎ **眼球突出**

　○ 疑似眼球内病变:如眼内肿物或占位。

　　- 眼超声检查;

　　- 排除眼内磁性金属异物可能后,行 MRI 检查。

　○ 疑似眼眶内病变:如 Graves 眼病、眶内组织炎症、眶内淋巴系统增生性疾病、眶内血管性疾病。

　　- MRI 评估病变范围,动态增强明确性质;

　　- 血管性疾病可行俯卧位或加压 MRI;

- 怀疑颈动脉海绵窦瘘行 DSA。

○ 疑似眼眶壁病变：如眶壁肿瘤、囊肿、脓肿、血肿或骨源性病变等。

- MRI 或 CT 检查。

○ 疑似眶外病变

- 以病变为中心行 MRI 检查。

◎ **复视或眼球运动障碍**

○ 疑似眼外肌病变：如 Graves 眼病、眼外肌炎、外伤后眼外肌嵌顿或粘连等。

- MRI 评估 Graves 眼病时期；

- MRI 增强评估炎症范围；

- CT 评估骨折范围及程度。

○ 疑似海绵窦病变：如动静脉瘘、动脉瘤、炎症或肿瘤等。

- 动静脉瘘行 DSA；

- 动脉瘤可行 CTA 或 MRA；

- 炎症或肿瘤行 MRI 薄层增强扫描。

* 若常规 MRI 检查结果显示阴性：

- MRI 水成像及薄层增强，显示眼运动神经；

- 颅脑 MRI 探查颅内梗死、出血、炎症或肿瘤病灶。

◎ **眼外伤**

○ 疑似眼异物伤

- 疑似金属异物行 CT 扫描；

- 非金属异物行 MRI 扫描。

○ 疑似眼眶或视神经管骨折

- CT 查找骨折部位及范围，软组织窗观察伴随软组织改变；

- MRI 观察视神经及其他软组织改变。

○ 疑似动静脉损伤

- 行 MRA 或 CTA 检查。

4. 眼超声检查

【适应证】

眶内/眼内异物、炎症,屈光间质混浊无法评估眼内情况,眼内肿瘤、增殖、视网膜、脉络膜、后巩膜、视神经病变。

【禁忌证】

眼球开放伤未缝合者。

【超声的眼科临床应用】

◎ 眼球生物学测量:眼轴长、角膜/晶状体/巩膜厚度,辅助人工晶状体测算等。

*A 超测距精准,但为一维图像;B 超显示二维声学切面,应用较广。

◎ 眼内/球壁金属及非金属异物定位。

◎ 隐匿的眼球破裂伤。

◎ 虹膜/睫状体囊肿、粘连、撕裂/离断、脱离等。

◎ 晶状体脱位、混浊、后纤维增殖等。

◎ 玻璃体液化、变性、后脱离、炎症、积脓、积血、机化增殖等。

◎ 视网膜/脉络膜脱离与否及程度、其下渗出的性质、增殖牵引的情况等,并可作实时动度观察评估。

◎ 脉络膜/巩膜厚度评估。

◎ 视神经。

◎ 眼内肿瘤:视网膜母细胞瘤,脉络膜黑色素瘤、血管瘤、骨瘤、结核等位置、大小、范围、累及组织、密度等判断。

◎ 眶内肿瘤、炎症、血管畸形。

◎ 介入性超声诊断和治疗:超声引导下穿刺取样、抽吸注药或取异物。

◎ **彩色超声多普勒**(CDI)：行视网膜中央动脉、球后眼动脉、睫状后动脉血流动力学分析最大/平均血流速度、流速积分、阻力指数、搏动指数等。

* 血流特征以彩色叠加灰阶图上，红色表示血流流向探头(常为动脉)，蓝色表示血流背向探头(常为静脉)。

◎ **超声生物显微镜**(UBM)：高频超声可较清晰显示虹膜睫状体、晶状体赤道部和悬韧带、后房、周边玻璃体、眼外肌止端等结构，并进行前节多种生物参数的测量。常用于青光眼前节构造、前节肿物、房角后退、睫状体脱离/解离等评估。

*UBM 系需眼杯、探头接触性检查，眼表急性感染、炎症、损伤等禁忌。

○ 正常眼部 B 超表现

● 眼前节显示欠佳，前部宽光带中包括眼睑、角膜，其后碟形光斑为晶状体后界面回声；

● 大面积无回声暗区为玻璃体腔，其后弧形光带为球后壁回声；

● 球后均匀强回声光带为软组织影，管状或窄 V 字形暗区为视神经管；

● 两侧低回声带状区为眼外肌回声。

附：眼超声测量正常值

眼轴长度(外径)：23.09mm ± 1.06mm；

前房深度：2.37mm ± 0.47mm；

晶状体厚度：4.02mm ± 0.44mm；

玻璃体腔轴径：13.90mm ± 0.63mm；

眼球壁厚度：2.90mm ± 0.39mm；

视神经横径：近球段：右 4.44mm ± 0.47mm，左 4.46mm ± 0.42mm；

球后 1cm 处：右 4.43mm ± 0.57mm，左 4.34mm ± 0.47mm。

【检查注意点】

◎ 超声可根据需求对患眼不同轴向进行扫描，成像亦有差别。

◎ 超声对骨组织显示差,需结合其他影像。

◎ 注意超声路径前部组织结构对超声能量吸收,导致后部结构信号衰减,某些情况下影响判断。

◎ 眼内硅油或气体填充时,会产生测量误差。

5. 相干光断层扫描(OCT)

OCT 利用连续相干性红外光光波给眼组织做分层横断面扫描,分辨率高,测量精准,可对眼前节及眼底进行定性、定量分析。

【眼前节 OCT 的临床应用】

◎ 角膜:观察各解剖层次、厚度测量、角膜曲率、角膜裂伤及病变深度、角膜异物或植入物等,可应用于准分子激光手术术前设计、术后评估以及圆锥角膜筛查等。

◎ 前房及房角评估:中央前房深度、前房宽度(两侧巩膜突之间的水平距离)、房角开放距离和度数、小梁虹膜空间、房角隐窝等。

◎ 虹膜及晶状体观察:瞳孔直径、晶状体拱高、虹膜面积及形态特点、各毗邻组织结构间的关系等。

◎ 白内障 / 青光眼术后解剖组织学改变。

【眼底 OCT 的临床应用】

◎ **黄斑区视网膜、脉络膜分层扫描**:进行视网膜 / 脉络膜形态、反射性质分析,以及地形图、厚度和容积测定。可显示视网膜各层组织结构,有效观察分析黄斑水肿、黄斑裂孔、黄斑前膜、黄斑劈裂、视网膜玻璃体牵拉综合征、CNV 等。

○ 正常视网膜 OCT 成像组织层次(图 5-2-1)

● 强反射:神经纤维层(RNFL)、视细胞内段 / 外段连接层(IS/OS)及视网膜色素上皮(RPE)与脉络膜毛细血管复合体等;

● 中反射:主要为内外丛状层;

● 弱反射:内外核层和光感受器内外节;

* 黄斑中心凹处只有外核层(其中只有视锥细胞,无视杆细胞)。

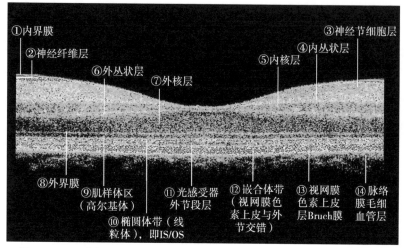

①内界膜
②神经纤维层
③神经节细胞层
④内丛状层
⑤内核层
⑥外丛状层
⑦外核层
⑧外界膜
⑨肌样体区（高尔基体）
⑩椭圆体带（线粒体），即IS/OS
⑪光感受器外节段层
⑫嵌合体带（视网膜色素上皮与外节交错）
⑬视网膜色素上皮层Bruch膜
⑭脉络膜毛细血管层

●图 5-2-1　正常视网膜 OCT 成像组织层次

○ 病理性视网膜 OCT 成像特点

● 反射性质变化

- 强反射：纤维增殖膜、硬性渗出、新生血管、瘢痕、色素、出血等；

- 中反射：视网膜水肿、出血性 RPE 脱离；

- 低反射：浆液性渗出、组织囊腔及层间分离间隙、缺损、光影屏蔽、软性玻璃膜疣。

● 反射形态变化

- 组织增厚：水肿、渗出、出血、新生血管、异常增生、牵引所致组织隆起或变形；

- 组织变薄：萎缩、缺损、瘢痕。

◎ 视盘各种参数测量及视神经纤维层厚度扫描

○ 视盘参数、水平 / 垂直杯盘比、杯 / 盘面积比。

○ TSNIT：颞侧、上方、鼻侧、下方四个象限 RNFL 厚度。

正常 TSNIT 呈"双驼峰形"，上下方为两个"波峰"，鼻颞为"波谷"，随年龄增长而降低。

【检查注意点】

◎ OCT 较 UBM 对前节的检查,优势在于非接触性、分辨率高、细节成像好,但因其组织穿透深度不够,对虹膜根部附着点、睫状体成像欠佳。

◎ OCT 信号强度受屈光间质干扰较大。

◎ 信号经过视网膜后显著衰减,大的脉络膜血管呈暗的管腔。

◎ 视网膜的主要动 / 静脉位于 RNFL,难以清晰显示,但可看到其后的影缺现象(shadow effect)。

6. 荧光素眼底血管造影(FFA)

【禁忌证】

严重心血管、肝和肾功能异常,过敏体质,青光眼等不宜散大瞳孔者,屈光介质混浊较重影响眼底观察者,孕妇等。

【方法】

荧光素钠造影剂前臂静脉快速注入,随血流进入眼循环系统,眼底摄影机持续拍摄眼底组织染料由激发光线发射出的荧光形态,以观察眼底血管的微细结构和微循环变化。

◎ FFA 正常荧光

○ 荧光素组织通透性:正常可通过脉络膜毛细血管、Bruch 膜、视神经、巩膜;无法通过内屏障(视网膜毛细血管内皮细胞紧密连接)和外屏障(视网膜色素上皮复合体紧密连接)。

○ 荧光素眼底血管循环分期

● 正常臂视网膜循环时间约为 10~15 秒,两眼差异超过 1 秒,考虑动脉狭窄或阻塞。

● 脉络膜期:即背景荧光期,斑块样、毛玻璃状,随时间延长荧光增加,视盘淡荧光,若有睫状视网膜动脉可显影,但黄斑区看不到背景荧光。

● 视网膜动脉期:动脉开始充盈到静脉充盈前,1~1.5 秒。

● 视网膜静脉期:静脉出现层流到荧光减弱。

- 后期:静脉注入荧光素后 10 分钟,背景荧光微弱,视网膜血管内荧光明显减弱至消失;脉络膜大血管浸泡在周围染料池中呈现相对弱荧光。

◎ FFA 异常荧光

○ 强荧光

- **荧光渗漏(leakage)**:荧光素从视网膜内 / 外屏障损坏处、异常新生血管或大小动脉瘤渗漏,且进行性加重,是荧光积存和着染的基础。

- **荧光积存(池染,pooling)**:荧光素累积存留于组织层间空隙中,位于色素上皮下荧光灶边界整齐锐利,视网膜下等其他空间则边缘模糊弥散。

- **荧光着染(staining)**:荧光素沉积于正常(巩膜、筛板、血管周等结缔组织)或异常(瘢痕、萎缩灶、玻璃膜疣)组织,随时间变化只轻微增强,范围不变。

- **透见荧光(窗样缺损,window defect)**:RPE 色素脱失、黄斑区叶黄素密度降低,而透见的脉络膜背景荧光,大小形态不变,强度随背景荧光。

○ 弱荧光

- **荧光遮蔽**:异常的色素、出血、渗出、水肿、瘢痕、肿物、异物及屈光间质混浊等对正常荧光的遮挡。

- **充盈缺损**:由于血管低灌注或无灌注而导致的弱或无荧光。

【眼底自发荧光(FAF)】

荧光素注射前,屈光介质透明时,拍摄正常眼底组织荧光。FAF 强度仅为 FFA 背景荧光强度的 1/4,激发光谱 430~510nm 蓝光。可反映视网膜色素上皮(RPE)及光感受器的完整性和功能状态。

◎ 正常自发荧光(AF)

○ 视盘:弱荧光(脂褐质缺乏);

○ 视网膜血管:弱荧光(RPE 细胞前的血柱遮蔽荧光);

○ 黄斑区：较弱荧光（黄斑区叶黄素和玉米黄素吸收荧光）；

○ 其余视网膜 AF 均匀分布。

◎ 异常 AF

○ 强 AF

● 脂褐质异常堆积，如光感受器外节盘膜脱离速度加快、RPE 功能障碍。

● 某些玻璃膜疣、卵黄状黄斑变性。

● 血红蛋白分解物。

● 黄斑水肿、视网膜下渗液等。

* 主要见于 Stargardt 病、Best 病及视网膜"营养不良"等脂褐素聚积增多的疾病，某些玻璃膜疣、黄斑水肿也可有。

○ 弱 AF

● 感光细胞丢失、RPE 损伤或萎缩（脂褐质密度降低或消失）。

● 视网膜纤维化、色素沉积、视网膜内积液、水肿或出血（AF 遮蔽）。

* 主要见于 RPE 萎缩、纤维变性、视网膜内积液、色素堆积和出血等。

【检查注意点】

◎ FFA 为侵入性检查，分辨病情必要时才进行的非常规检查。

◎ 检查前充分散瞳，并行荧光素过敏试验。

◎ 严格检查禁忌证，密切观察患者反应，做好急救药品及准备工作。

◎ 荧光素注射前拍摄双眼后极部无赤光像，静脉注射 6~7 秒开始拍摄，前 30 秒连续拍摄，后间断拍摄，至 10~15 分钟后期像。

◎ 以病变部位和患眼为主，眼底以后极部及各方位视野按顺序依次拍摄，同时兼顾对侧眼。

◎ 相干光断层扫描血管成像（OCTA）不依赖造影剂，为非侵入检查，能利用血流产生超高分辨率的血管造影图像，部分病变中可替代 FFA。

第六章
眼科急症常用治疗

第一节 ▍眼科常用药物

1. 抗菌药

抗菌药物用药频次取决于感染的严重程度和眼部发生不可逆损伤的可能性。眼科常用抗菌药见表 6-1-1。

常规用法用量

◎ **滴眼液**：每次 1 滴，4 次 /d，病情严重者可 ≥ 1 次 /h 频点，感染控制后减少使用频次，痊愈后持续用药 48 小时。

◎ **眼用凝胶或眼膏**：如日间已用眼液，则每晚 1 次，如单独眼用凝胶或眼膏，则 3~4 次 /d。

●表 6-1-1　眼科常用抗菌药

分类	药品名称	药理特性	适应证	禁忌证	注意事项
磺胺类	磺胺醋酰钠	抑制细菌二氢叶酸合成酶，干扰叶酸合成，从而抑制其繁殖生长	细菌性睑缘炎、沙眼衣原体、结膜炎、角膜炎、泪囊炎	药物成分过敏、孕妇及哺乳期女性、<2 个月的婴幼儿及早产儿、肝肾功能不全者、血液病患者慎用	不良反应多，禁与表面麻醉药如普鲁卡因、丁卡因类滴眼液同时使用
大环内酯类	红霉素	抑制细菌蛋白质合成，对 G^+ 菌和沙眼衣原体作用较强	耐药性金黄葡萄球菌引起的眼部感染、沙眼	肝肾功能不全者慎用	—
氨基苷类	链霉素 新霉素 庆大霉素 妥布霉素	抑制细菌蛋白质的合成，广谱抗生素，对多种 G^+ 和 G^- 细菌有抑制作用	治疗铜绿假单胞菌、耐药性金黄色葡萄球菌等所致的眼部感染	药物成分过敏、孕妇及哺乳期女性、听力减退、肾功能不全患者慎用	妥布霉素对铜绿假单胞菌作用最强

分类	药品名称	药理特性	适应证	禁忌证	注意事项
多黏菌素类	多黏菌素B/E	干扰细菌膜通透性、核糖体功能,从而致细菌死亡	几乎全部G⁻菌、铜绿假单胞菌引起的眼部感染	禁用于树枝状角膜炎、眼结核、眼真菌病、角结膜病毒疾病	与新霉素合用抗菌范围广,不易产生耐药性,可用于消毒角膜植片
四环素类	四环素金霉素	抑制细菌蛋白质合成,广谱抗生素,对G⁺和G⁻细菌、立克次氏体、支原体、衣原体及放线菌有抑制作用	细菌性结膜炎/眼睑炎、睑腺炎、沙眼	药物成分过敏者禁用	不宜长期使用
氯霉素	氯霉素	广谱抗生素,能与菌体内核糖体结合,抑制肽链的形成,从而阻止蛋白质合成	大肠、流感嗜血杆菌、溶血性链球菌、金黄色葡萄球菌等所致结膜炎、角膜炎、沙眼	药物成分过敏、新生及早产儿禁用,孕妇及哺乳期女性慎用	长期(>3个月)或大剂量使用可引起视神经/视盘炎,禁与林可霉素同时使用
喹诺酮类	氧氟沙星左氧氟沙星加替沙星环丙沙星	抑制细菌DNA合成与复制致细菌死亡;破坏沙眼衣原体发育环的原体	敏感G⁺球菌及G⁻杆菌,以及厌氧菌所致睑缘炎、结膜炎、角膜炎、新生儿滤泡性结膜炎、沙眼及术后眼内感染	药物成分过敏、孕妇及哺乳期女性、严重肾功能不全者慎用	为防止耐药菌的出现,不宜长期使用

续表

分类	药品名称	药理特性	适应证	禁忌证	注意事项
抗结核类	利福平	广谱抗生素,可抑制细菌RNA合成并阻断其转录,对多数 G^+ 和 G^- 菌、沙眼衣原体及某些病毒均有较强的抑制作用	沙眼衣原体高度敏感,结核菌性眼病	药物成分过敏、严重肝肾功能不全、胆道阻塞、孕妇及哺乳期女性禁用	治疗沙眼的疗程为6周

＊青霉素、头孢类抗生素,因其致敏性及药物不稳定性,不易保存,不宜制成滴眼剂。

＊对于浓度依赖性抗生素,如氟喹诺酮类、氨基苷类、甲硝唑、两性霉素等,通过增加药物浓度或单次用药量达到最好疗效;时间依赖性药物,如红霉素、四环素、万古霉素、β-内酰胺类、克林霉素、阿奇霉素等,通过增加给药次数在感染部位维持药物浓度,以提升疗效。

2. 抗病毒药

眼科抗病毒用药见表6-1-2,常规用法用量如下:

◎ **滴眼液**:每次1滴,4次/d,病情严重者可1次/2h频点,感染控制后减少使用频次。

◎ **眼用凝胶或眼膏**:如日间已用滴眼液,则每晚1次,如单独眼用凝胶或眼膏,则3~4次/d,疗程2~3周。

●表6-1-2 眼科抗病毒药

药品名称	药理特性	适应证	禁忌证	注意事项
阿昔洛韦	抑制病毒DNA合成,对Ⅰ型、Ⅱ型单纯疱疹病毒及水痘带状疱疹病毒有较好抑制作用	单纯疱疹角膜炎、角膜溃疡等眼部感染	药物成分过敏者禁用。精神异常、孕妇及哺乳期女性,以及严重肝肾功能不全者慎用	不良反应多,禁与表面麻醉药如普鲁卡因、丁卡因类滴眼液同时使用

药品名称	药理特性	适应证	禁忌证	注意事项
更昔洛韦	阿昔洛韦的衍生物,但有更强、更广谱的抗病毒作用,对巨细胞病毒作用最强,对Ⅰ型、Ⅱ型单纯疱疹病毒、水痘带状疱疹病毒及EB病毒也有广泛作用	疱疹病毒性角膜炎、角膜溃疡等眼部感染	药物成分过敏、严重中性粒细胞减少($<0.5 \times 10^9$/L)或严重血小板减少($<25 \times 10^9$/L)的患者禁用,精神异常、孕妇及哺乳期女性,以及严重肝肾功能不全者慎用	避免过量用药,禁与两性霉素B、环孢素、亚胺培南、磺胺类等同用

3. 抗真菌药

眼科抗真菌药物见表 6-1-3,常规用法用量如下:

每次 1~2 滴,4~6 次/d,病情严重者可 1 次/2h 频点,感染控制后减少使用频次。

●表 6-1-3　眼科抗真菌药

分类	药品名称	药理特性	适应证	禁忌证	注意事项
多烯类	两性霉素、那他霉素	广谱抗真菌药,与真菌细胞膜中的固醇结合,使膜受损害	真菌引起的眼内感染、角膜溃疡及其他真菌感染	药品成分过敏、肝肾功能不全者、妊娠、哺乳期妇女禁用	多烯类抗真菌药物眼科仅限局部用药;重度真菌性角膜炎,应以全身抗真菌治疗为主,局部用药为辅
咪唑类	酮康唑、氟康唑、伊曲康唑、伏立康唑	广谱抗真菌药,与真菌细胞膜中的磷脂结合,影响膜通透性			

续表

分类	药品名称	药理特性	适应证	禁忌证	注意事项
人工合成	氟胞嘧啶	影响真菌核酸和蛋白质的合成。仅对白念珠菌、新隐球菌有效,易产生耐药性			

4. 抗过敏药

眼科抗过敏药见表 6-1-4,常规用法用量如下:

每次 1~2 滴,2 次 /d,必要时可增至 4 次 /d。

● 表 6-1-4　眼科抗过敏药

分类	药品名称	药理特性	适应证	禁忌证	注意事项
组胺 H_1 受体阻滞剂	富马酸依美斯汀	阻断组胺与受体结合,改善由于组胺引起的结膜血管的渗透性改变	过敏性结膜炎	药物成分过敏者	哺乳期妇女慎用
肥大细胞稳定剂	色甘酸钠、吡嘧斯特钾	稳定肥大细胞膜,阻止肥大细胞释放组胺、白三烯、5- 羟色胺、缓激肽等致敏物质			
变态反应拮抗剂	富马酸酮替芬、盐酸奥洛他定	组胺 H_1 受体拮抗剂与肥大细胞稳定剂的联合抗过敏作用			

5. 糖皮质激素类药

常用糖皮质激素类眼药见表 6-1-5,眼药常规用法用量如下:

眼液每次 1 滴,根据不同的眼病及病程,结合药效与浓度,2~6 次 /d,症状好转后,逐渐减少给药次数,直至停药。

● 表 6-1-5 常用糖皮质激素类眼药

分类	药品名称	药理特性	适应证	禁忌证	注意事项
短效	氟米龙	通过稳定溶酶体膜,抑制致炎物质前列腺素5-羟色胺等的产生,增加肥大细胞颗粒的稳定性,减少组胺的释放,收缩血管,抑制白细胞移行和巨噬细胞吞噬作用;对炎症过程的多个免疫反应:对环节有抑制作用:抑制巨噬细胞对抗原的吞噬和处理,抑制细胞免疫,干扰体液免疫	葡萄膜炎,过敏性睑缘炎,急性细菌性结膜炎,流行性角膜出血性角膜炎,急性睑腺病结膜炎、急性睑腺病毒性结膜炎、结膜、角巩膜及其他眼前节对糖皮质激素敏感的病症(如免疫反应性角膜炎、红斑痤疮性角膜炎、浅层点状角膜炎、带状疱疹性角膜炎、蚕食性角膜变性、弥漫性角膜炎、角膜边缘溃疡、角膜移植排斥反应、巩膜炎、干眼等)、内眼手术后	药物成分过敏者,角膜溃疡,角膜树枝状角膜炎,未行抗感染治疗的眼部感染者禁用	对病毒性、细菌性、真菌性和阿米巴原虫眼部感染会加重病情,导致角膜溃疡,损伤视力,甚至失明(严重细菌感染,可与杀菌剂合用;基质型单纯疱疹病毒角膜炎在抗病毒前提下可短期、少量使用,症状控制后即停药)。易感患者可继发性青光眼,长期使用可出现并发性白内障,其风险随用药剂量和持续时间的增加而增加 穿透性:醋酸泼尼松<氟米龙<妥布霉素地塞米松<氯替泼诺<醋酸泼尼松 升眼压作用:氯替泼诺<氟米龙<妥布霉素地塞米松
中效	醋酸泼尼松龙、氯替泼诺				
长效	妥布霉素地塞米松				

眼局部注射激素用药见表 6-1-6。

● 表 6-1-6　眼局部注射激素

注射部位	药物及剂量		适应证	禁忌证	注意事项
	地塞米松磷酸钠注射液	曲安奈德注射液（TA）			
球结膜/前 Tenon 囊下注射	2~3mg	—	急重前葡萄膜炎、细菌性眼内炎（与抗生素联合注射）、角膜病变不适合点眼的眼前节炎症	真菌、病毒性角膜溃疡，巩膜葡萄肿、溶解倾向	多次注射部位更换，避免造成粘连；切忌误入眼内
后 Tenon 囊下/球旁/球后注射	2~3mg	20mg/0.5ml，1 次/3~6 个月	葡萄膜炎、巩膜炎、内眼手术术后、视神经炎、眼后节疾病	球周感染、脓肿	药物推注前回抽、防治误入血管；切忌误入眼内、勿伤视神经；小心球后出血现象
眼内注射	200μg/0.02ml 500μg/0.1ml	2~4mg/0.1ml，1 次/3~6 个月	黄斑水肿，视网膜炎症，葡萄膜炎	眼内真菌、病毒、结核感染	眼内炎、视网膜毒性反应、眼压升高、白内障、出血、CSC，视网膜脱离等副作用

全身激素用药见表 6-1-7。

葡萄膜、视神经、眼眶炎症等局部用药难以奏效，需依赖全身用药。

● 表 6-1-7 全身激素用药

药品名称	药理特性	适应证	禁忌证	用法用量	注意事项
醋酸泼尼松片(泼尼松)	降低毛细血管壁和细胞膜的通透性,抑制炎症细胞趋化、激活和聚积,减少炎性渗出,并能抑制组胺及其他毒性物质的形成与释放;抑制新生血管生成;免疫抑制作用,降低淋巴和单核细胞数量和功能,降低血清免疫球蛋白和补体水平	严重过敏性与自身免疫性疾病如视神经炎、葡萄膜炎、交感性眼炎、视网膜血管炎、巩膜炎、外伤性视神经病变等	药物成分过敏者、消化道活动性溃疡、出血者禁用,病毒、细菌、真菌和活动性结核等严重感染者,严重糖尿病和高血压者慎用	口服:0.5~1mg/kg,晨起顿服,连续1~2周;病情稳定后每周减量5~10mg,至30mg/d宜缓慢减量2.5~5mg/周,维持量5~10mg/d(急性葡萄膜炎不需要维持剂量)	长期全身使用,应合用钾、钙、胃黏膜保护剂,监测血压、血糖、眼压变化
注射用甲泼尼龙琥珀酸钠(甲泼尼龙)				冲击治疗,静滴:500~1 000mg 1次/d,或7.5~30mg/(kg·d),一般为3日,不超过5日	
地塞米松磷酸钠注射液				静滴:5mg 1次/d,一般3~5日停药	

* 注:口服糖皮质激素剂量换算(mg):可的松 25 = 氢化可的松 20 = 泼尼松 5 = 泼尼松龙 5 = 甲强龙 4 = 曲安西龙 4 = 倍他米松 0.8 = 地塞米松 0.75

糖皮质激素类药物抗炎作用强度比值:氢化可的松:可的松:泼尼松:泼尼松龙:甲强龙:曲安西龙:地塞米松:倍他米松 = 1:0.8:3.5:4:5:5:30:(25~35)

6. 免疫抑制剂

除了超生理剂量的糖皮质激素具有免疫抑制作用,其他常用免疫抑制药物一般用于激素不耐受或疗效不佳的情况。

◎ 局部用免疫抑制剂眼液包括 0.05% 环孢素眼液、0.1% 他克莫司眼液等,多用于巨乳头结膜炎、变应性角结膜炎、干眼、角膜移植术后、激素禁忌的前葡萄膜炎等。

◎ 系统用免疫抑制剂应用于:角膜移植,自身免疫相关性眼病,如 Graves 眼病、非感染性葡萄膜炎、巩膜炎、特发性视网膜血管炎、视神经疾病等(表 6-1-8)。

●表6-1-8 眼科常用免疫抑制药

分类	药品名称	用法用量	药理特性	禁忌证	毒副作用	注意事项
细胞毒性药物	环磷酰胺（CTX）	1~2.5mg/(kg·d)，分1~2次口服，累积剂量达6~8g后药；每月500mg/m²静滴	增加血清尿酸水平；抑制胆碱酯酶活性；同时应用大剂量巴比妥类、皮质激素类药物增加其急性毒性	骨髓移植，感染、肝肾功能损害，妊娠期及哺乳期妇女	出血性膀胱和移行性膀胱癌，骨髓抑制（大量引起水腺久不育），致肿瘤，致畸，尿路和消化道症状	毒副作用限制其生长期应用，治疗期间每月监测尿常规
	苯丁酸氮芥	2mg/d服用1周后每周增加2mg	相较CTX温和，副作用小，炎症控制效果好，可短期大剂量使用	未婚、未育男性慎用	生殖功能下降，可引起男性永久不育，骨髓抑制	每2~3周监测血常规和肝肾功，避免全身长期用药
	来氟米特（LEF）	20~40mg/d	可与糖皮质激素或非甾体抗炎药安全合用	妊娠和妇女禁用、乙型肝炎、丙型肝炎血清学阳性者慎用	胃肠道反应，肝损害，骨髓抑制	使用期间不能接种活疫苗，与甲氨蝶呤合用使转氨酶水平升高

续表

分类	药品名称	用法用量	药理特性	禁忌证	毒副作用	注意事项
细胞毒性药物	吗替麦考酚酯（MMF）	1.5~2.0g/d，分2次空腹服用，维持剂量不少于0.75 g/d，联合用药0.5g，2次/d	多与CsA/FK506、糖皮质激素合用，利于较快减量；药物耐受性好，没有肝肾毒性，疗效与CTX相当，但副作用小；还有抗炎、抗血管炎及肾保护作用	孕妇和哺乳期妇女禁用	胃肠道反应，骨髓抑制，常见巨细胞病毒和疱疹病毒感染	不能与硫唑嘌呤合用；与FK506合用时相互增高血药浓度；严重慢性肾功能损害者应控制用量；定期复查全血细胞计数、中性粒细胞减少时，应停药或减量
	硫唑嘌呤（Aza）	1~2mg/（kg·d）口服 1次/d，或分次口服	较强地抑制原发免疫反应，并减少急性排斥反应	肝功能差者，孕妇及哺乳期妇女忌用	骨髓抑制，严重者可危及生命，肝功能受损，感染和肿瘤	定期查血常规和肝功能
	甲氨蝶呤（MTX）	5~10mg/d，7.5~25mg/周，10~15mg/m² 口服	可与肿瘤坏死因子抑制剂（英利西单抗）、来氟米特联合应用；尽量避免与他克莫司、磺胺类、青霉素、非甾体抗炎药物合用	免疫缺陷综合征、酒精性或慢性肝病、全身极度衰竭、恶病质或并发感染、心肺肾功能不全者，备孕、妊娠、哺乳期妇女禁用	胃肠道反应，肝、肾功能损害，骨髓抑制，呼吸系统疾病，皮及血液系统异常	长期应用补充叶酸，用药期间监测血常规、肝肾功能

续表

分类	药品名称	用法用量	药理特性	禁忌证	毒副作用	注意事项
免疫抑制剂和素结合药物	环孢素A（CsA）	联合用药时，5mg/(kg·d)，分2次服用，最小维持剂量1~2mg/(kg·d)，不可突然停药，否则病情反跳	可与MTX合用	孕妇和哺乳期妇女禁用，严重肝肾损害、未控制的高血压、感染和恶性肿瘤者忌用或慎用	肾毒性、神经毒性、高血压、高血脂、增加感染和肿瘤风险；CsA可致牙龈增生、多毛和痤疮；FK506可致视觉和神经系统紊乱	用药期间监测肾功能，血肌酐值超过基线30%时剂量降低25~50%，若高值持续应停药；定期监测血药浓度，个体差异大，且受多种药物影响；监测血压，肝肾功能，血糖、血钾等其他电解质浓度；两者不推荐合用
	他克莫司（FK506）	联合用药时，0.05~0.15mg/(kg·d)，儿童每日剂量0.3mg/(kg·d)，每日剂量分2次服用，空腹或餐前1小时或餐后2小时	比CsA免疫抑制作用强10~100倍，但毒性较小	孕妇和哺乳期妇女禁用		
	西罗莫司	与CsA及类固醇激素合用，2mg/d，在服用CsA 4小时后服用	免疫抑制活性优于CsA和FK506，对急、慢性排斥反应均有效	孕妇禁用	肝毒性，与CsA合用时增加其肾毒性、高脂血症、高血压、贫血等	儿童、肝功能受损者需监测药物浓度，监测肾功能，血常规、血脂

续表

分类	药品名称	用法用量	药理特性	禁忌证	毒副作用	注意事项
抗体类(TNF-α抗体)	利妥昔单抗	200mg,静脉滴注	可与环磷酰胺、甲氨蝶呤、类固醇激素合用	严重活动性感染或免疫应答重度损害者,严重心衰、妊娠期及哺乳期妇女禁用,老人及儿童、肝肾损伤者、疫苗接种者慎用	心、肺、呼吸、血液、神经、黏膜皮肤系统疾病,低血压,致残	滴注药物前给予了解热镇痛药和抗过敏药,还应预先使用糖皮质激素,停用降压药物,使用复方新诺明预防肺部感染
	英利西单抗	3~10mg/kg,静脉滴注	合并使用MTX升高英利西单抗浓度	明确或潜在感染,结核病,真菌感染,重度心力衰竭	感染、恶性肿瘤、肺结核、多发性硬化、狼疮样反应	可能与儿童淋巴瘤的发生风险增加存在相关性
	阿达木单抗	40mg/2周,皮下注射	有效治疗儿童急性期难治性葡萄膜炎	同英利西单抗	遗传毒性和生殖毒性,感染,头痛和骨骼肌肉痛,血液系统、神经系统和自身免疫异常	使用前、期间及使用后进行感染监测

*免疫抑制剂用药应从整体出发,力求避免副作用,强调个体化,联合用药,需专科指导,以上仅供了解参考。

7. 非甾体抗炎药

眼科常用非甾体抗炎药见表 6-1-9,常规用法用量如下:

◎ 眼液每次 1 滴,4~6 次 /d(溴芬酸钠每次 1 滴,2 次 /d);

◎ 片剂口服 1 片 / 次,2 次 /d。

●表 6-1-9　眼科常用非甾体抗炎药

药品名称	药理特性	适应证	禁忌证	注意事项
普拉洛芬	抑制前列腺素的生成,稳定溶酶体膜	外眼及眼前节炎症:眼睑炎、结膜炎、角膜炎、巩膜炎、虹膜睫状体炎、过敏性眼病、术后炎症反应,有文献报道围手术期用药可减少白内障术后黄斑水肿发生	药品成分过敏者禁用;可掩盖眼部感染,因此感染性炎症慎用	对症治疗非对因治疗
双氯芬酸钠、溴芬酸钠	抑制环氧化酶的活性,阻断前列腺素的合成			曾有引起角膜溶解的报道,角膜上皮障碍者慎用
吲哚美辛片、布洛芬	抑制前列腺素的生成,稳定溶酶体膜	解热、缓解炎性疼痛,用于葡萄膜炎的辅助治疗	药品成分过敏者禁用;支气管痉挛、哮喘,活动性消化道溃疡,出血性疾病,肝肾功能不全者	可抑制造血系统,引起肝肾功能损害

8. 降眼压药

局部用降眼压眼药见表 6-1-10,全身用降眼压药物见表 6-1-11。

●表 6-1-10 局部用降眼压眼药

分类	药品名称	药理特性	用法	禁忌证	注意事项
α 肾上腺素能激动剂	酒石酸溴莫尼定	选择性 α_2 受体激动剂,减少房水生成,增加葡萄膜巩膜外流	点眼 2 次 /d,急性高眼压酌情增加频次	药物成分过敏者、单胺氧化酶抑制剂使用者	严重心脑血管疾病、精神抑郁、雷诺氏病等血栓脉管炎慎用
β 肾上腺素能阻滞剂	倍他洛尔、卡替洛尔、左布诺洛尔、马来酸噻吗洛尔	抑制房水生成	点眼 2 次 /d,急性高眼压酌情增加频次	哮喘、心动过缓、COPD、重症肌无力、心传导阻滞、充血性心衰	不宜单独用于治疗闭角型青光眼;使用过程中出血脑供血不足时立即停药;心功能损害者避免与钙通道阻滞剂同用;糖尿病、甲状腺功能亢进者慎用
碳酸酐酶抑制剂	布林佐胺、杜塞酰胺	阻断碳酸酐酶的作用,减少房水生成	点眼 2~3 次 /d,急性高眼压酌情增加频次	磺胺类药物过敏、低钠 / 钾血症、肾功能不全者	不推荐同时使用口服碳酸酐酶抑制剂
缩瞳剂	乙酰胆碱、卡巴胆碱、毛果芸香碱	刺激睫状肌收缩,牵引小梁网及巩膜突,增加房水排出	点眼 2~3 次 /d,急性高眼压酌情增加频次	睫状环阻滞型青光眼、葡萄膜炎、高度近视、人工晶状体眼、视网膜裂孔者	可引起视物发暗,近视加重,长期使用可致虹膜后粘连;卡巴胆碱多用于手术中缩瞳,前房注射,不超过 0.5ml

435

续表

分类	药品名称	药理特性	用法	禁忌证	注意事项
前列腺素	贝美前列腺素、拉坦前列腺素、曲伏前列腺素	增加睫状体表面的细胞外基质代谢，增加房水葡萄膜巩膜途径的外流	点眼 1 次 /d，晚间或睡前用效果最好	药物成分过敏、急性感染	长期使用增加眼睑、虹膜色素沉着，偶有报道引起黄斑囊样水肿和葡萄膜炎
拟交感神经作用药物	地匹福林、肾上腺素	多重作用，α 受体激动减少房水生成，小梁网 β 受体激动增加房水流出	点眼 1~5 次 /d	窄房角、无晶状体眼、人工晶状体眼、室性心脏传导阻滞，室性心动过速，严重高血压，甲状腺功能亢进，冠心病者慎用	地匹福林穿透性强，较肾上腺素副作用少

● 表 6-1-11　全身用降眼压药

全身用药	药品名称	药理特性	用法用量	禁忌证	注意事项
碳酸酐酶抑制剂	醋甲唑胺片	阻断碳酸酐酶的作用，减少房水生成	首次 50~100mg，后改为 50mg，2次/d	磺胺类药物过敏、低钠/钾血症、肝/肾功能不全者、肾上腺衰竭、高血氯性酸中毒	易出现尿路结石，用药期间每 3~5 天复查肝肾功能和电解质
高渗剂	20% 甘露醇、50% 甘油果糖、异山梨醇	使血浆、房水、玻璃体之间形成渗透梯度，导致眼内组织水分减少	250ml~500ml 静滴，30~60 分钟内完成，1~2次/d * 甘露醇小儿 0.25~1.0g/kg 1次/6h	哮喘、心动过缓、COPD、重症肌无力、心传导阻滞、充血性心衰、活动性颅内出血、急性肾小管坏死的无尿症、严重失水者、肌苷异常的肾病患者、糖尿病患者	不宜单独用于治疗闭角型青光眼，甘油静脉注射可引起血尿，与抗血酸或山梨醇合用，效果更好

437

9. 散瞳药

散瞳药物见表 6-1-12,常规用法用量如下:

◎ 阿托品按需 1 滴 / 次,1~3 次 /d,滴眼后压迫泪囊 1~2 分钟,减少全身吸收;

◎ 余散瞳药 1 滴 / 次,间隔 5 分钟 1 次,按需 3~6 次;

◎ 虹膜睫状体炎、葡萄膜炎等前节反应较重需强化散瞳时,托吡卡胺 5 分钟 ×6 次为一组,2~3 组 /d。

● 表 6-1-12　散瞳药

分类	药品名称	高峰/分钟	持续时间	药理特性	适应证	禁忌证	注意事项
抗胆碱能药	托吡卡胺	20~30	3~6 小时	阻断 M 胆碱受体,使瞳孔括约肌和睫状肌松弛,睫状肌麻痹	屈光检查,虹膜睫状体炎、恶性青光眼的治疗	药物成分过敏、青光眼、前列腺肥大者禁用	托吡卡胺存在残余调节力,不适于儿童散瞳验光;0.01% 阿托品可用于儿童近视发展的控制,每晚 1 次
	环喷托酯	20~45	24 小时				
	后马托品	20~90	2~3 日				
	东莨菪碱	20~45	4~7 日				
	阿托品	30~40	1~2 周				
α 肾上腺素受体激动剂	去氧肾上腺素	20	3 小时	直接作用于瞳孔开大肌的拟交感神经作用药物,无睫状肌麻痹作用	散瞳检查,葡萄膜炎治疗,缩瞳剂使用所致虹膜囊肿	药物成分过敏、青光眼者、服用单胺氧化酶抑制剂、孕妇、婴幼儿禁用	不宜单独用于治疗闭角型青光眼,甘油静脉注射可引起血尿,与抗坏血酸或山梨醇合用,效果更好

10. 眼部麻醉药

眼表面麻醉和局部麻醉常用药见表 6-1-13。

● 表 6-1-13　眼表面麻醉和局部麻醉常用药

分类	药品名称	起效时间	持续时间	药理特性	适应证	禁忌证	注意事项
表面麻醉药	丁卡因	1~3分钟	20~40分钟	能阻断各种神经的传导,使触觉、压觉及痛觉消失,从而麻痹局部末梢神经作用	眼压测量,角膜异物剔除,术前表面麻醉	药物成分过敏者禁用	频繁使用有可能引起角膜损伤,避免角膜干燥,用药后2小时避免揉眼;丙美卡因刺激小,多用于儿童
	丙美卡因	20秒	15分钟				
	奥布卡因	16秒	14分钟				
局部麻醉药物	利多卡因	5分钟	1~2小时	可与神经细胞膜钠通道轴浆内侧受体相互作用,阻断钠离子内流,可逆性阻滞神经纤维的冲动传导	眼科表面麻醉、浸润麻醉或传导阻滞麻醉		过量或误入静脉可引起毒性反应,出现嗜睡、头晕等中枢神经系统抑制症状,惊厥、抽搐、血压下降或心搏骤停

11. 角膜上皮修复、眼表润滑与缓解视疲劳药

角膜上皮修复、眼表润滑与缓解视疲劳药物见表 6-1-14。常规用法用量:每次 1 滴,4~6 次 /d。

●表 6-1-14　角膜上皮修复、眼表润滑与缓解视疲劳药

分类	药品名称	药理特性	适应证	禁忌证	注意事项
角膜上皮修复	重组牛碱性成纤维细胞生长因子、重组人表皮生长因子衍生物、小牛血去蛋白提取物	促进上皮细胞迅速增殖,加速伤口愈合,缩短受损角膜愈合时间	各种原因引起的角膜上皮缺损、炎症、溃疡、变性角膜术后愈合不良或地图状单纯疱疹角膜溃疡等	药物成分过敏者禁用	角膜急性感染或炎症期患者,应同时配合抗感染及抗炎治疗;小牛血去蛋白提取物可能降低抗病毒药物的药效
眼表润滑剂	羟甲基纤维素钠、右旋糖酐70、玻璃酸钠、聚乙二醇、卡波姆	模拟黏蛋白,增加泪液在眼表的滞留时间,增加泪膜稳定性	干眼、睑板腺功能不良、角膜疾病等各种眼表疾病的辅助用药		持续充血24小时以上时应停药
缓解视疲劳	七叶洋地黄双苷、萘敏维	增加虹膜和睫状体中毛细血管的阻力;睫状肌收缩力增强;收缩血管	眼疲劳(眼肌性、神经性、适应性),结膜充血,眼痒	药物成分过敏者禁用;萘敏维,闭角型青光眼者禁用	萘敏维,儿童尤其是婴儿慎用,可能出现中枢神经抑制,导致昏迷和体温下降

12. 玻璃体腔注射药物

由于血-视网膜及血-房水屏障的存在,全身用抗生素在眼内难以达到有效的浓度,因此,全身用药只作为眼内炎的辅助治疗,主要用于防治炎症的眼外蔓延。

眼内炎常见全身用药见表6-1-15。万古霉素1g静脉注射,1次/12h,头孢他啶1g静脉注射,1次/12h,莫西沙星400mg口服或静脉注射,1次/24h。

● 表 6-1-15 眼内炎常见全身用药

分类	药品名称	用法用量	适应证	注意事项
抗菌药	头孢他啶	1mg/0.1ml	大肠埃希菌、肺炎克雷伯氏杆菌、流感嗜血杆菌、铜绿假单胞菌等敏感所致眼内炎	必要时可联合用药，如头孢他啶＋万古霉素，万古霉素不能与地塞米松混合（合产生沉淀）
	万古霉素	1mg/0.1ml	G⁺菌尤其是耐药金葡球菌及肠球菌引致眼内炎	
	妥布霉素	0.1~0.4mg/0.1ml	葡萄球菌和 G⁻杆菌尤其是铜绿假单胞菌等敏感菌所致眼内炎	
	两性霉素 B	0.005mg/0.1ml	真菌性眼内炎	
	氟康唑/伏立康唑	0.1mg/0.1ml		
抗病毒药	更昔洛韦	0.2mg/0.1ml 0.4mg/0.2ml	急性视网膜坏死、巨细胞病毒视网膜炎	选择有效最小剂量，最大限度避免视网膜毒性反应
类固醇激素	曲安奈德	4mg/0.1ml 2mg/0.05ml	玻璃体中辅助用药糖尿病、静脉阻塞继发黄斑水肿、白内障术后黄斑囊样水肿	并发性白内障、继发青光眼风险较高
	地塞米松	0.4mg/0.08ml		
抗 VEGF	贝伐单抗	1.25mg/0.05ml	wAMD、DME、RVO-ME、PM-CNV 等脉络膜视网膜 NV	重防无菌性眼内炎、动脉血栓栓塞事件等不良事件
	雷珠单抗	0.5mg/0.05ml		
	康柏西普	0.5mg/0.05ml		
	阿柏西普	2mg/0.05ml		

13. 止血与溶栓药

眼科临床常用止血与溶栓药物见表 6-1-16。

● 表 6-1-16　眼科临床常用止血与溶栓药

分类	药品名称	药理特性	适应证	禁忌证	用法用量	注意事项
止血药	酚磺乙胺	增加血小板凝聚和黏附,缩短凝血时间,降低毛细血管通透性,使血管收缩,缩短出血时间	眼外伤、眼部手术前后的出血、眼底出血	有血栓形成倾向者	0.25~0.5g 肌内注射	与氨基己酸巳存在拮抗,不得与巴比妥、地塞米松、异丙嗪、碳酸氢钠等碱性药物混用
	巴曲酶	蛇毒中分离提取的酶制剂,缩短出血时间	预防术中出血	DIC 导致出血、有血栓形成或栓塞史者禁用	1~2KU 肌内注射,术前 1 小时	手术前用药可以减少出血倾向
溶栓药	尿激酶	第一代溶栓剂,较链激酶更常用于眼科,纤溶酶原激活剂,使纤维蛋白溶解酶向纤溶酶转变,使血栓溶解	视网膜动脉阻塞,眼动脉、颈内动脉阻塞,但视网膜静脉阻塞很少使用溶栓剂	药物成分过敏,近 2 周内有活动性出血、出血性脑卒中患者禁用,正使用抗凝及抑制血小板、溶栓剂	静滴或静推:1 万~2 万 U 球后或结膜下:200~500U前房:5 000U+2ml 生理盐水配制冲洗	用药前及用药期间,应监测出凝血时间,凝血功能,尤其是纤维蛋白原血浆水平,t-PA 全身应用较容易导致严重的出血

续表

分类	药品名称	药理特性	适应证	禁忌证	用法用量	注意事项
溶栓药	巴曲酶	蛋白水解酶,选择性分解纤维蛋白原,抑制血栓形成		抗纤溶制剂,严重肝肾功能不全者禁用,有血栓或栓塞史者及DIC导致的出血时禁用,糖尿病导致视网膜病变患者慎用	静滴:首剂量10BU,维持量5BU,隔日1次,每次用100~250ml生理盐水稀释,1~1.5小时内滴完;若给药前血纤维蛋白原浓度>4.0g/L首剂量20BU,维持量可减至5~10BU,1个疗程给药3次	

续表

分类	药品名称	药理特性	适应证	禁忌证	用法用量	注意事项
	组织纤溶酶原激活物(t-PA)	可将纤溶酶原激活变成纤溶酶从而使血栓溶解			静滴:100mg t-PA+500ml 注射用水,3小时内滴完,前2分钟入10mg,后60分钟滴入50mg,最后120分钟将余下40mg滴完	

KU,克氏单位;1KU相当于0.3 IU凝血酶。BU,巴曲酶单位;1BU相当于0.17NIH凝血酶。

14. 预防破伤风用药 //

眼附属器或眼球的开放性创伤,特别是创口深、污染严重,有感染破伤风危险时,均需要进行破伤风预防治疗,见表 6-1-17。

预防原则:强调主动免疫,必要时加用被动免疫。

◎ **主动免疫**:注射含破伤风类毒素抗原成分的疫苗(TTCV),包括吸附破伤风疫苗、吸附白喉破伤风联合疫苗及吸附无细胞百白破联合疫苗等。上臂外侧三角肌肌内注射,3 次注射后拥有基础免疫,伤后不需注射破伤风抗毒素,只需皮下注射类毒素 0.5ml 即可。

◎ **被动免疫**:皮下或肌内注射破伤风免疫球蛋白,包括破伤风人免疫球蛋白(HTIG,无须行皮试)和马血清破伤风抗毒素(TAT,须皮试)。

○ TAT 皮内注射过敏试验阴性者皮下注射 1 500U,一般在伤后 24 小时内注射效果最好,儿童成人剂量一致,伤口污染重或受伤超过 12 小时者剂量加倍,有效作用维持 10 日左右;阳性者应小剂量分次进行脱敏注射。用 TAT 超过 1 周者,如再使用,仍须重做过敏试验。

○ 破伤风抗毒素过敏患者可行脱敏注射或者破伤风免疫球蛋白(无须行皮试)250IU 肌内注射。预防用药时,儿童成人剂量一致,创面污染严重时可以剂量加倍。

●表 6-1-17　破伤风主动与被动免疫临床应用查对表

破伤风免疫史	清洁伤口		污染伤口、感染伤口	
	破伤风抗毒素	破伤风免疫球蛋白	破伤风抗毒素	破伤风免疫球蛋白
不明	√	×	√	√
0~1 次	√	×	√	√
2 次	√	×	√	×;受伤>24 小时√
3 次以上	×;上次注射>10 年√	×	×;上次注射> 5 年√	×

15. 儿童用药注意事项

◎ 10% 水合氯醛小儿镇静,口服用量 60~80mg/kg,年龄<6 岁或体重>20kg 要空腹 4 小时,需检测脉搏、血压、全程监护;不应长期应用,防止呼吸抑制。

◎ 指导患儿家长眼部用药:

　○ 尽量在患儿睡眠或情绪安静时点眼药,避免反抗哭闹等引起泪液冲出稀释眼药。

　○ 病情允许前提下,对不合作患儿优先选用眼膏。

　○ 示范用药方法:扒开下睑,将眼药挤入下穹窿,保持睑裂张开 10 秒左右(若点用阿托品需按压鼻根部泪小管,防止全身吸收和副作用)。

　○ 眼药瓶需与患眼保持距离,避免触碰。

　○ 点药前保证手部清洁,避免直接用手涂抹眼膏。

◎ 抗生素

全身用抗生素应选毒副作用小的药物,避免使用:

　○ 第三代头孢菌素,氨基苷类、万古霉素等——肾毒性、耳聋。

　○ 喹诺酮类、四环素类——软骨发育障碍,<18 岁未成年人禁用。

　○ 磺胺类——脑性核黄疸、溶血性贫血。

　○ 氯霉素——再生障碍性贫血、灰婴综合征、肝功能衰竭,新生儿、早产儿禁用,儿童慎用。

　○ 大环内酯类——肝功能损伤 / 衰竭、药物性肝炎。

由于儿童肾功能尚未完善,青霉素类、头孢菌素类等 β- 内酰胺类药物需减量应用,避免药物体内蓄积导致严重的中枢神经系统毒性反应。

◎ 糖皮质激素不宜长期使用,避免导致骨质疏松、影响生长发育。

◎ 阿司匹林——黏膜糜烂、急性脑部疾病、凝血异常。

◎ 环磷酰胺——生殖系统影响。

第二节 ▍ 眼部穿刺注射术

1. 结膜下注射

【适应证】

眼前节疾病的治疗、局部浸润麻醉。

将抗生素、激素、散瞳药等注入结膜下,提高局部药物浓度,增强及延长药物作用时间。

【处置流程】

◎ 患者取坐位或仰卧位,滴表面麻醉剂 2~3 次,如条件允许结膜囊内点 1 滴 5% 聚维酮碘。

◎ 左手分开上下眼睑(无法配合者使用开睑器),嘱患者向与注射点相反方向注视,充分暴露球结膜(一般选取颞下),右手持注射器,避开血管,距角膜缘 5~6mm,针尖斜面向上平行于角膜缘或指向穹窿部轻轻挑起球结膜进针,深度没过针尖斜面即可,回抽无血后缓慢注入药物,使球结膜成泡状隆起。

◎ 注射后,嘱患者闭眼休息 3~5 分钟,勿按压,观察有无出血,如有,轻压迫止血片刻。

⚠ 特别提示:

◎ 角膜溃疡患者注射时勿加压于眼球,注射后,应加涂眼膏,眼垫遮盖。

◎ 注射散瞳药物,注射部位尽量靠近虹膜粘连部位,注意观察患者全身状况。

◎ 多次注射应更换注射部位,以免形成结膜下瘢痕、粘连。

【叮嘱患者】

◎ 注射后,不要揉眼、挤眼,注意用眼卫生,注射 2 小时后,抗菌药局部用药,4 次 /d,连用 3 天。

◎ 注射前知情同意,交代结膜下出血可能,巩膜穿孔等严重并发症风险。

2. 球旁注射

【适应证】

眼后节、视神经疾病的治疗,内眼手术术前麻醉。

【处置流程】

◎ 患者取坐位或仰卧位,0.05% 碘附 /75% 酒精 /5% 聚维酮碘消毒下睑及周围皮肤。

◎ 嘱患者正前方注视,棉签固定注射部位,眶下缘中外 1/3 处,紧贴眶缘垂直进针,针尖斜面朝向眼球,进针深度 1.5~1.8cm,可全程垂直进针,也可 1/2 垂直进针,后 1/2 向鼻侧倾斜 30° 进针,回抽无血后缓慢注入药物。

◎ 拔针后,嘱患者闭眼按压进针部位 3~5 分钟。

⚠ 特别提示:

◎ 进针后在眶内不能反复穿刺,以免损伤血管。

◎ 谨防针头误穿入眼。

◎ 进针过程中如有阻力或碰及骨壁不可强行进针,可稍回退针头,略改变方向后再次进针。

【叮嘱患者】

◎ 注射后,嘱患者用手掌鱼际压迫进针部位及轻压眼球,避免球后出血,压迫每 50 秒放松 10 秒,避免球后缺血。

◎ 注射前知情同意,交代皮下淤血可能,球后出血尤其是眼球穿通伤等严重并发症风险。

3. 球后注射

【适应证】

眼后节、视神经疾病的治疗,青光眼绝对期止痛,内眼手术术前麻醉。

【处置流程】

◎ 患者取坐位或仰卧位,0.05% 碘附 /75% 酒精 /5% 聚维酮碘消毒下睑及周围皮肤。

◎ 嘱患者向鼻上方注视,勿转动眼球,棉签固定注射部位,眶下缘中外 1/3 处,紧贴眶缘垂直进针,针尖斜面朝向眼球,进针深度 3~3.5cm,1/3 垂直进针,1/3 向鼻侧倾斜 30° 进针,1/3 向上方倾斜 30° 进针,通过赤道部后向鼻上方进入肌锥,前后两次落空感。

◎ 嘱患者转动眼球确定没有扎到巩膜或进入眼内,回抽无血后缓慢注入药物。

◎ 拔针后,嘱患者闭眼垫纱布按压进针部位及眼球 5~10 分钟。

【叮嘱患者】

同球旁注射。

⚠️ **特别提示:**

◎ 合并后巩膜葡萄肿的高度近视患者,由于眼轴过长,为避免扎伤眼球不可过度向鼻上方注视。

◎ 球后注射后可出现一过性复视与黑矇,通常 5~30 分钟可自行缓解。

◎ 如突发眼睑肿胀、眼球突出、患者疼痛感剧烈,提示球后出血,立即拔针,垫纱布间歇性压迫眼球,压迫 1 分钟,放松 5 秒,压迫 3~5 分钟,如无继续出血可进行手术,如出血量大,应加压包扎,暂停手术。

◎ 眼前部化脓性感染者禁忌球后注射。

* 余同球旁注射相同提示。

4. 前房穿刺术

【适应证】

炎性、肿瘤患者诊断性前房穿刺;青光眼及急诊 RAO 患者降眼压;外伤致前房积血伴眼压升高放液避免角膜血染;前房硅油滴或重水滴取出。

【处置流程】

◎ 患者取坐位,术前滴抗菌药 3~4 次,每次间隔 5~10 分钟,滴表面麻醉剂,2~3 次,每次间隔 3~5 分钟。

◎ 前房穿刺操作如下:

　○ 裂隙灯下,左手分开上下眼睑(无法配合者使用开睑器),嘱患者水平向前注视,勿转动眼球。

　○3~9 点位下方进针,角膜缘内 1mm 处避开角膜缘血管网,手持 1ml 注射器 / 胰岛素注射器(BD 针)/20G 巩膜穿刺刀 /15° 角膜穿刺刀,(针尖斜面朝上)平行于虹膜缓慢进针 / 刀,针 / 刀尖不过瞳孔区,避免损伤晶状体。

　○ 轻压穿刺口后唇缓慢放液 0.1~0.3ml(依病情而定),轻轻拔出针头。

　○ 必要时注入平衡盐溶液、空气或黏弹剂恢复前房。

【叮嘱患者】

◎ 注射后,不要揉眼、挤眼,注意用眼卫生,注射 2 小时后,抗菌药局部用药,4 次 /d,连用 3 天。

◎ 术前知情同意,交代感染、前房积血、前房消失、晶状体损伤等并发症风险。

5. 玻璃体腔注药术

【适应证】

眼内炎患者,新生血管性视网膜脉络膜病变,继发黄斑水肿与虹膜新生血管患者。

【处置流程】

◎ 术前患眼充分散瞳,抗菌药点眼,术前 2~3 天,4 次 /d,术前 1 天,6 次 /d(尚无循证医学证据表明术前抗菌药点眼可降低眼内炎发生率)。

◎ 患者取仰卧位,滴表面麻醉剂,2~3 次,每次间隔 3~5 分钟。

◎ 5%~10% 聚维酮碘消毒眼周皮肤、眼睑及睫毛根部,5% 聚维酮碘滴入结膜囊内 1 滴(降低术后眼内炎的关键)。

◎ 铺巾(非必需),放置开睑器,嘱患者向远离注射点方向注视,角膜缘后 3.5~4mm 垂直向眼球中心进针,缓慢注入药物后移除针头。

◎ 予广谱抗生素滴眼液或眼膏,眼垫遮盖。

⚠ 特别提示:

◎ 外眼及眼球感染者禁忌进行玻璃体腔注药术。

◎ 为避免感染性眼内炎,建议本操作在手术室内进行,术前需彻底消毒眼周皮肤、结膜和睫毛根部。

◎ 新生血管性青光眼患者避免术后一过性眼压升高,可于注药前或注药后行前房穿刺放液。

◎ 注射部位应避开水平位 3、9 点,多次注射避免同一个部位重复注射造成切口渗漏,玻璃体嵌顿。

◎ 注射时可轻度向上推移球结膜,使结膜穿刺口与巩膜穿刺口位置不会重叠,再做巩膜的斜形切口,避免针孔渗漏。

【叮嘱患者】

◎ 注射后,不要揉眼、挤眼,注意用眼卫生,术后抗菌药局部用药,4 次 /d,连用 3 天。

◎ 术前知情同意,交代感染、结膜下出血、晶状体损伤、眼压升高继发青光眼等并发症风险。

第三节 ┃ 眼科常用麻醉

1. 表面麻醉

【适应证】

房角镜、三面镜检查及眼底激光治疗,眼表手术或操作麻醉,局部浸润麻醉前使用减轻疼痛不适。

将表面麻醉药滴在结膜囊内,1 次 /3~5min,共 3 次。常见表面麻醉药见眼部麻醉药章节。

【注意点】

表面麻醉药常常影响角膜上皮功能,点药后嘱患者闭眼,避免角膜干燥引起上皮剥脱。

2. 局部浸润麻醉

【适应证】

外眼、眼表、耗时较短的内眼手术麻醉。

◎ 0.5%~2% 利多卡因皮下注射或结膜下注射(见眼科常见局部穿刺注射操作章节)。加用肾上腺素可减少术中出血。

◎ 皮下注射:常规皮肤消毒,左手绷紧皮肤,右手持注射器,示指固定针栓,针头斜面向上和皮肤呈 30° 角,迅速刺入针头的 2/3,回抽无血,推入药物,边回退边推药。

【注意点】

◎ 高血压、心脏病或甲状腺功能亢进者,虹膜周切术麻醉时,慎加肾上腺素。

◎ 注药完毕,局部加压以预防局部出血与血肿,结膜下注射进针部位避开术区,尤其青光眼手术,结膜损伤将影响术后滤过泡形成。

3. 神经阻滞麻醉

【适应证】

复杂外眼手术,角膜移植与内眼手术麻醉。

【常用阻滞麻醉药物】

2% 普鲁卡因、1%~2% 利多卡因、0.75% 布比卡因、1% 罗哌卡因。常混合用药,如 2% 利多卡因 +1% 罗哌卡因 1∶1;2% 利多卡因 +0.75% 布比卡因 1∶1。

【常用阻滞麻醉方法】

◎ **眶上神经阻滞**:适于上睑手术。于眶上切迹外侧进针,沿眶顶向后,进针深度 2.5~3cm 处注入麻药。

◎ **眶下神经阻滞**:适于下睑及泪囊手术。距下睑中部下方约 4cm 处面颊部可扪及眶下孔,将针头进入此孔,斜向上外方向深入约 0.5cm 注入麻药。

◎ **筛前神经阻滞**:适于泪囊手术。于眶上内角垂直进针 2cm 注入麻药。

◎ **滑车上神经阻滞**:适于内眦部及其上方手术。于滑车上方相应的皮肤处进针 1.2~1.5cm 注入麻药。

◎ **滑车下神经阻滞**:适于泪腺手术。于滑车下方与内眦韧带上方 0.5cm 交界处皮肤进针 1~1.2cm 注入麻药。

◎ **泪腺神经阻滞**:适于泪腺手术。于眶上外侧壁交界处向内上方进针 2.5cm 注入麻药。

◎ **鼻睫状神经阻滞**:适于内眦部、泪小管和泪囊手术。于内眦韧带上方眶内侧壁进针 2.5cm 注入麻药。

◎ **面神经阻滞（van-Lint 眼轮匝肌麻醉）**：适于内眼手术，角膜移植术，角巩膜裂伤缝合术。从眶外缘皮肤约距外眦部 1cm 处，即相当于眼轮匝肌外侧缘进针直达眶骨，沿眶外缘骨膜向上，边进针边注入麻药，然后转向眶下缘直至其中央，注入麻药。麻醉成功表现：眶上、下缘处各有一条形肿胀组织，眼睑不能闭合。

◎ **睫状神经节阻滞（球后阻滞）**：适于内眼手术。嘱患者向鼻上方注视，勿转动眼球，棉签固定注射部位，眶下缘中外 1/3 处，紧贴眶缘垂直进针，针尖斜面朝向眼球，进针深度 3~3.5cm，1/3 垂直进针，1/3 向鼻侧倾斜 30° 进针，1/3 向上方倾斜 30° 进针，通过赤道部后向鼻上方进入肌锥，前后两次落空感。嘱患者转动眼球确定没有扎到巩膜或进入眼内，回抽无血后缓慢注入麻药。垫纱布间歇性压迫眼球 3~5 分钟。麻醉成功表现：上睑下垂，眼球固定，轻度外斜，角膜知觉消失，瞳孔扩大，虹膜、睫状体及眼球深部组织均无痛觉，而且由于眼外肌张力的减低，使眼压也相应地降低。

◎ **球周麻醉**：适于内眼手术。于眶下缘中外 1/3 处，紧贴眶缘垂直进针，针尖斜面朝向眼球，进针约为 1cm 注入麻药，然后稍向内上方进针不超过 3.5cm 注入麻药。在上睑眶上切迹下，沿眶壁向眶上裂方向进针约 2.5~3cm 注入麻药。垫纱布间歇性压迫眼球 5~8 分钟。

⚠ **特别提示：**

注射时应进针至深部，沿眶骨前进，过浅（皮下或肌内）不仅无法达到麻醉效果，还能引起眼睑水肿，使睑裂变窄妨碍手术操作。

4. 局麻严重并发症与处理

◎ **局麻药入血中毒反应**

局麻严重并发症的处理：

球后注射后可出现一过性黑矇，通常几分钟内可自行缓解，如无光感数分钟内无法恢复,高度警惕 CRAO(处理可参见第三章"球后血肿"相关内容)。

○ 轻度表现

紧张、心悸、冷汗、血压轻度升高,嗜睡、淡漠、心率减慢、血压下降。

处理

- 停止注射,开放静脉,吸氧。
- 暂停手术,待症状缓解后再行手术。

○ 中度表现

头晕、头痛、耳鸣、口唇麻木、谵妄、面部肌肉抽动、血压下降甚至意识障碍。

处理

- 停止注射,开放静脉,吸氧。
- 苯巴比妥钠 0.1~0.2g 肌内注射,地西泮 10mg 肌内注射或静推。
- 血压过低必要时予麻黄碱 10~30mg 静脉注射。
- 取消手术。

○ 重度表现

惊厥、末梢血管及口唇发绀,呼吸甚至循环停止。

处理

- 若呼吸停止、心脏停搏立即行心肺复苏。
- 若出现惊厥,2.5% 硫喷妥钠 3~5ml 静脉注射,若惊厥无法控制,予琥珀胆碱 50~100mg 静脉注射,必要时气管插管。

◎ **球后出血**

○ 表现:注射过程中或注射完毕后眼球逐渐突出,眼睑紧张,结膜下及眼球周围出血,眶内压急剧升高。

○ 处理:

- 立即停止注射,垫纱布以手掌压迫止血,若无加重征象,加压包扎术眼,改期手术。

- 若出血进行性加重,眼压与眶压持续性增高,有诱发 CRAO 风险,予 20% 甘露醇静滴脱水,降低眼压与眶压,必要时行外眦切开和上、下睑部韧带松解术减压。

  - 如有 CRAO 征象,无光感,立即行前房穿刺降眼压,硝酸甘油片 0.3~0.6mg 舌下含服。

◎ **眼球穿通或贯通伤**

○ 表现:操作过程患者诉眼痛剧烈,视力突然丧失,眼压过低,玻璃体积血,针头阻力较大,若合并球后出血,可表现为眼球突出、眼压升高。

○ 处理

- 立即停止注射。

- 行眼底检查,若见玻璃体积血或网膜片状出血或穿刺口,即可确诊。

- 行激光或手术封闭裂孔,玻璃体积血患者先行玻璃体切除术再封闭裂孔。

- 应用抗生素及止血药。

◎ **眼心反射**

○ 表现:心动过缓、心律不齐甚至心脏停搏,阻滞不完全、容量过大、局部出血过多使张力过大时,引起迷走神经兴奋。

○ 处理

- 立即停止手术、吸氧,待心律恢复正常后(一般几分钟)才能继续手术。

- 如果心律失常持续存在,则需阿托品 0.007mg/kg 静脉注射。

◎ **全身麻醉**

○ 适应证:无法配合局麻(儿童、智力或心理缺陷成年人),局麻困难(凝血性疾病、局麻药入血),需要长时间手术(眼球穿通伤、眼部肿瘤、眼球摘除)的患者。

○ 术前评估：必备血、尿、便常规，凝血功能，生化(肝、肾功能)，感染四项(乙型肝炎、丙型肝炎、艾滋病、梅毒)，心电图，胸片，以评估心肺肝肾功能，合并全身基础疾病患者，请相关科室会诊，完善专科检查及功能评估。

○ 胃肠道准备

- 成人麻醉前禁食 8~12 小时，禁饮 6 小时。

- 小儿>36 个月，禁食 8 小时，禁水 2~3 小时。

- 小儿<36 个月，禁食(奶)6 小时，禁水 2~3 小时。

- 婴儿(小儿<12 个月)，禁奶 4 小时，禁水 2 小时；新生儿或早产儿禁奶期间可予 5% 葡萄糖静脉泵缓慢泵入。

⚠ 特别提示：

向患儿家属或患者及其家属充分交代禁食水的重要性，如不严格执行可造成围手术期反流与呕吐，发生误吸、肺部感染或窒息等严重意外。

○ 术前自备药物是否停用：抗高血压药、抗心绞痛药、抗心律失常药、洋地黄、胰岛素等照常使用，通常不停药；抗凝药和抗抑郁药常需停用。

○ 术后医嘱

- 术后去枕平卧 3~4 小时，头偏向一侧。

- 禁食 6 小时、禁水 4 小时；心电图监护。

- 生命体征监测；持续低流量吸氧。

- 恶心、呕吐、疼痛是常见的术后反应，如反应过重可对症予止吐、镇痛、镇静药；但术眼剧痛合并头痛、恶心、呕吐应排除眼部手术并发症。

第四节 ▍ 眼科急诊常用操作

1. 结膜囊冲洗术

急性结膜炎伴大量眼分泌物、眼表异物、眼表酸碱等化学伤、眼科术前准备、荧光素染色之后等情况应行结膜囊冲洗。

【处置流程】

◎ 患者取坐位、头部后仰或仰卧位。

◎ 给患眼局部点用表面麻醉药。

◎ 选择温度适宜的冲洗液,如生理盐水、3% 硼酸液、2% 碳酸氢钠液等。

◎ 患者头部稍倾向患侧,受水器紧贴患者该侧脸颊。

◎ 先嘱患者轻闭双眼,冲洗患眼眼睑及周围皮肤。

◎ 嘱患者尽量睁开双眼,操作者用拇指和示指翻开患者上下眼睑或使用开睑器以暴露结膜囊,并嘱患者向上下左右各方向转动眼球,使流水充分冲洗穹窿各部。

◎ 冲洗后用消毒棉球或纱布擦干眼周。

⚠️ 特别提示:

◎ 操作时避免水流直接冲洗刺激角膜,水压不宜过大,动作轻柔、避免压迫眼球。

◎ 眼球开放伤或有穿孔倾向角膜溃疡者禁忌冲洗,避免眼内容脱出。

◎ 一般冲洗水流距眼部 3~5cm,化学烧伤的冲洗可距 8~10cm 以加大压力。

◎ 应避免冲洗液从传染性结膜炎患眼流入健眼而发生交叉感染。

◎ 眼表沾染遇水易发生热化学反应的物质或眼膏或结膜覆盖假膜,应先予清除再行冲洗。

◎ 眼表化学伤一般用洁净流水冲洗至少半个小时,并翻转眼睑。

◎ 泪囊炎患者应先行泪道冲洗或压迫泪囊排出脓液,再行结膜囊冲洗。

◎ 传染性眼病冲洗用具用毕应严格消毒。

【叮嘱患者】

◎ 避免紧张情绪,充分配合医生。

◎ 保持眼部清洁,勿揉擦双眼。

2. 眼睑清创缝合

【眼睑修复原则】

◎ "趁早"

越早修复越好,一般不超过 48 小时。

* 但合并失血性休克、重要脏器损伤严重危及生命者,优先抢救,不宜立即进行清创术。

◎ "保全"

眼睑的血运丰富、组织存活率高,应尽可能保留受伤组织,减少眼睑缺损。

◎ 清洁

清洁伤口为减少感染、促进组织愈合、减少瘢痕、获得良好美容与功能效果的重要环节。

* 增加感染的风险因素

局部:伤口>5cm,伤口局部污染重、深度深、较多异物存留、受伤至就诊时间长等。

全身:老年、吸烟、糖尿病、恶病质、肺功能不全、慢性肾衰竭、肥胖、营养不良、使用糖皮质激素与化疗药物等免疫抑制剂、结缔组织病等。

【处置流程】

◎ 伤势评估。

　○ 皮肤、皮下组织评估

　　● 有活力的正常皮肤：血运好，颜色正常，真皮层下健康，皮下组织牢固贴合。

　　● 危险可能需要清除：血运差，颜色发暗，皮下脂肪瘀斑。

　　● 皮下组织已失活、必须清除：无血运，皮肤颜色发黑，与皮下组织完全撕脱、重度污染。

　○ 探查评估注意事项

　　● 止血。

　　● 必要时麻醉。

　　● 尽可能清除伤口异物。

　　● 明确或疑似眼球开放伤者，禁止过度牵扯球周组织，禁压眼球。

◎ 伤口周围清洗消毒：无菌敷料遮盖伤口，清水 + 肥皂水 / 去污剂清洗周围 15cm 范围皮肤，然后碘酒 + 酒精或碘附 2 遍消毒伤口。

◎ 麻醉：2% 利多卡因局部麻醉，必要时给予镇静或全身麻醉，减轻患者痛苦，提高清创准确性。

◎ 伤口内部冲洗

　○ 生理盐水斜向创面冲洗（剪切力大，避免水肿和细菌深入伤口），边冲洗边用棉棒擦拭以探查去除伤口内异物。

　○ 小而深的伤口适当扩创后冲洗。

　○ 然后用苯扎氯铵或过氧化氢溶液（双氧水）冲洗，用无菌脱脂棉去除残留冲洗液。

＊注意保护眼表角结膜组织，切勿使化学侵蚀性眼部清洗、消毒液

剂入眼。

◎ 闭合伤口

○ 打开无菌缝合包,铺洞巾,2%利多卡因伤口周围局部浸润麻醉。

○ 眼睑外层皮肤裂伤,可直接对合、间断缝合,水平裂伤也可做真皮连续缝合。

○ 眼睑全层裂伤应分层对位缝合,如累及睑缘,避免睑缘畸形。

○ 与睑缘水平皮肤裂伤<10mm,可不缝合自愈。

○ 皮肤裂伤>10mm,可行间断缝合或真皮内连续缝合。

○ 较深裂伤应从后向前逐层缝合,深部组织用可吸收线间断缝合或水平褥式缝合,上睑板最多缝3~4针,下睑板最多2针。

○ 与睑缘垂直皮肤裂伤未伤及睑缘者,可行间断缝合,伤及睑缘者,采用垂直外翻褥式缝合睑缘,缝线前缘位于睑板前,后缘位于睑结膜前。

○ 伤及眶隔,眶脂肪脱出者,如眶脂肪干净可以还纳,否则应切除,眶脂肪的边缘烧灼止血,间断或连续缝合眶隔。

○ 上睑提肌断裂者,在断裂的眶隔下向眶上缘寻找断端,夹住可疑断端时,嘱患者睁眼,如有明显牵拉感即为断端,与下方断端或睑板上缘行褥式缝合。

○ 内眦韧带断裂者,应向伤口深处寻找断端行褥式缝合,如在其附着处断裂,可缝于骨膜上;外眦裂伤,将睑板外侧缝于颞侧眶壁的内侧骨膜上。

缝线的选择,根据伤口张力和组织特点:

- 一般皮肤缝合可用5-0或8-0尼龙线。
- 缝合肌肉用5-0丝线或8-0尼龙线。
- 睑缘灰线用5-0丝线对位缝合。
- 缝合睑结膜和睑板用8-0尼龙线。

　　* 对于有增加感染风险的局部和全身因素者,如污染和感染伤口、动物咬伤、钝性伤、糖尿病、血管病变等,应谨慎一期缝合。

　　* 感染、渗液较多伤口放置引流条,一般 24~48 小时后拔除,可根据病情延迟,拔除后结扎缝线对合创缘。

◎ 包扎

　○ 术后无菌敷料包扎覆盖伤口可保护伤口、防止感染、促进愈合。

　○ 封闭敷料应用方便、痛感轻、加速愈合,需要更换频率较低。

◎ 换药

　○ 清洁小伤口术后次日换药,之后可去敷料使闭合伤口透气、干燥,尽早痂下愈合。

　○ 根据伤口渗液、引流情况决定换药次数。

◎ 拆线:眼睑皮肤缝线一般 5~7 天拆线,睑缘、睑板和结膜缝线8~10 天拆线。

⚠ 特别提示:

◎ 眼睑止血尽量使用压迫或烧灼法,避免使用结扎法或肾上腺素。如果术中出血较多,可以做引流切口,加压包扎。

◎ 眼睑裂伤合并上睑提肌断裂时应修复,以免上睑下垂。

◎ 伴有泪小管断裂时,应争取一期做泪小管吻合术。

◎ 眼睑游离破碎的组织,即使组织颜色已经呈青紫色,仍不可轻易剪除,间断缝合仍能成活。

◎ 涉及眶隔,术后必须给予抗生素预防感染。

◎ 植物造成损伤者,必须充分暴露伤道直至异物末端,将异物清除干净,绝对禁止只缝合眼睑皮肤而不处理伤道异物,以免将来可能形成眶部瘘管,影响外观,甚至引起视神经萎缩。

◎ 儿童眼睑裂伤需要行全麻手术。

◎ 眼睑清洁伤口缝合后,局部外用抗生素眼膏即可,无须全身预防性应用抗生素。眼睑全层裂伤需要滴抗生素滴眼液和眼膏。

【叮嘱患者】

◎ 伤口不沾水,用眼卫生,每日换药,交代拆线时间,不适随诊。

◎ 术前知情同意,交代感染、愈合不良、多次手术风险。

3. 泪小管断裂吻合术

眼睑裂伤常合并泪小管断裂,多为下泪小管受累,需尽早(48 小时内)行泪小管断裂吻合术,眼睑局部明显急性炎症者可延期。

【处置流程】

◎ 筛前、眶下神经阻滞麻醉,皮下浸润麻醉,常规消毒铺巾,开睑器开睑。

◎ 探查并冲洗上、下泪小管,沿泪小管走行寻找其鼻侧断端:管壁外卷的白环状,如裂伤靠近内眦或周围组织水肿,寻找泪小管近端困难,从对侧泪道注入空气或乳白色的糖皮质激素可有助于定位,用猪尾状弯针从上泪小点插入,经泪总管,从鼻侧断端探出。

◎ 将硅胶管或硬膜外麻醉管从下泪小点进入泪道,穿过泪小管的两个断端,可吸收线褥式缝合断裂管壁组织,经泪囊进入鼻腔,或外露端从上泪小点进入泪道,与另一端在鼻腔相互打结固定。

◎ 间断缝合皮肤伤口,眼垫遮盖,加压包扎。

◎ 术后观察伤口愈合情况、支撑管位置、有无感染征象。

⚠ 特别提示:

尽量避免切开泪囊寻找泪小管断端,局部组织反应过重。

【叮嘱患者】

◎ 用眼卫生,次日换药,抗菌药局部用药,4 次 /d,术后用药 1 个月停止,3 个月拔管。

◎ 术前知情同意,交代即使泪小管吻合成功,术后溢泪的可能性极大。

4. 角结膜表面异物取出术

【处置流程】

◎ 患者取坐位,术前生理盐水或抗菌药滴眼液冲洗结膜囊,滴表面麻醉剂,2~3 次,每次间隔 3~5 分钟。

◎ 裂隙灯下,左手分开上下眼睑(对无法配合者使用开睑器),明确角膜异物性质、大小、深度,角膜后弹力层是否破裂,如破裂,警惕是否入前房,形成穿通伤。

◎ 嘱患者固定方向注视,勿转动眼球,可用抗菌药滴眼液蘸湿棉签轻拭去浅表异物。

◎ 浅层异物棉签无法拭去者,可用注射器针头或异物针剔除。

　○ 角膜异物:针尖向前,与角膜成约 15° 角,轻轻剔除异物,如有锈环形成,尽量一次剔除干净,对深层锈环取出不安全者,待锈环迁移至角膜表面再取出。

　○ 结膜结石或异物:位于上睑嘱患者双眼向下方注视,位于下睑者嘱患者向上方注视,针尖平行于睑缘,勿指向穹窿部,与结膜成约 15° 角,轻轻剔除异物或露出结膜面的结石,如有少量出血,棉签压迫片刻。

◎ 深层异物

　○ 小而深的非金属异物如玻璃、塑料等,无须取出,但所有植物性异物都应急诊取出。

　○ 全层角膜异物不论是否伴有房水漏出,均应在手术室显微镜下行异物取出。

　○ 深层磁性异物,在异物两侧略分离,手持磁石对准切口吸出,非磁性异物,可作一 V 形角膜板层切开,"V"尖端向角膜缘,深达异物平面,将角膜瓣掀起,露出异物,用无齿镊或异物针取出异物,角膜瓣复位,在尖端缝一针或不缝,进入前房异物详见眼前节异物取出术。

◎ 使用抗菌药滴眼液或眼膏,眼垫遮盖。

⚠ **特别提示:**

◎ 异物伤患者应注意检查是否有瞳孔变形、虹膜裂伤、虹膜穿孔、晶状体混浊、前房出血、前房变浅、低眼压等体征。

◎ 当浸润伴有明显前房反应、脓性分泌物或结膜高度水肿,应做培养排除感染。

【叮嘱患者】

◎ 术后不要揉眼、挤眼,注意用眼卫生,2 小时后,抗菌药局部用药,4 次 /d,连用 3 天。

◎ 术前知情同意,交代感染、穿孔、异物残留需多次取出、视力受损风险。

◎ 次日复诊,观察有无异物残留及创面愈合情况。

5. 治疗性软性角膜接触镜(角膜绷带镜)的使用

角膜绷带镜可用于以下方面,促进表层角膜修复:大泡性角膜病变,角膜上皮糜烂或缺损,丝状角膜炎,非感染性角膜溃疡,眼睑闭合不全,角膜化学烧伤,小的角膜穿通伤、撕裂伤,圆锥角膜,放射性角膜病变,胬肉切除术后、角膜移植术后。

【处置流程】

◎ 戴镜:患者取坐位或仰卧位,将接触镜置于右手示指指尖,左手分开上下眼睑(对无法配合者使用开睑器),嘱患者向前水平注视,将接触镜轻放于角膜上,嘱患者轻眨眼,使镜片位置居中即可。

◎ 摘镜:患者取坐位或仰卧位,左手分开上下眼睑(对无法配合者使用开睑器),嘱患者向前水平注视,右手示指找准镜片位置,用大拇指与示指轻轻捏住镜片取出。

> ⚠ 特别提示:
>
> ◎ 眼部急性细菌、真菌感染,慢性泪囊炎,医从性欠佳的患者禁忌配戴。
>
> ◎ 患者出现镜片不耐受,巨乳头性结膜炎,角膜上皮损伤,角膜水肿,棘阿米巴角膜炎,细菌、真菌感染,角膜新生血管,角膜内皮变化,无菌性浸润与前房积脓时,应立即停戴。

【叮嘱患者】

◎ 用眼卫生,连续过夜配戴 3~7 天,视病情可延长配戴时间。

◎ 戴镜期间可使用滴眼液,尽量避免使用眼膏与凝胶。

6. 前房冲洗、成形术

伴有高眼压的前房积血、重度碱烧伤、血影细胞性青光眼、严重积脓等,应行前房冲洗术;眼外伤、手术或炎性粘连等导致前房变浅、形成迟缓或消失,应行前房成形术。

【处置流程】

◎ 术前准备包括:

○ 抗生素眼液点术眼。

○ 缩瞳剂缩瞳。

○ 高眼压者予药物降眼压。

○ 眼内活动性或高危出血者,予止血药。

- ○ 虹膜新生血管者可提前行玻璃体腔抗新生血管生成因子药物注射。

◎ 眼表麻醉、球结膜浸润麻醉或球后麻醉,常规消毒铺巾,开睑器开睑。

◎ 前房冲洗操作

- ○ 单穿刺口冲洗

  - 颞上角膜缘内 0.5~1mm 做透明角膜全层水平穿刺入前房。

  - 用连接平衡盐液吊瓶的平针头 / 白内障注吸针头进行前房灌注冲洗,同时轻压角膜穿刺口后唇,以保持眼内灌注和排出平衡,利于灌注液涡流将前房内物质排出。

- ○ 双穿刺口冲洗

  - 在第一穿刺口对侧或近前房积存血块等位置,用角膜穿刺刀平行于虹膜平面做角膜缘透明角膜切口。

  - 通过第一穿刺口持续眼内灌注或注入黏弹剂,维持前房深度。

  - 经另一侧角膜切口引流、抽吸或夹取出前房积存物。

◎ 前房成形操作

- ○ 平衡盐液:注射器针头连接灌注液,由透明角膜缘水平穿刺入前房,前房加深后迅速拔出针头,棉签轻压穿刺口。

- ○ 空气:注射器抽取 1~2ml 过滤空气,针头由透明角膜缘水平穿刺入前房,匀速注入前房,形成单一完整圆盘形气泡,直径达角膜缘,迅速拔出针头,棉签轻压穿刺口。

- ○ 黏弹剂:15° 角膜穿刺刀做水平透明角膜缘切口,黏弹剂注射器由切口边推边进,均匀填充前房。

◎ 水密或 10-0 尼龙线间断缝合角膜切口,1 个月拆线。

◎ 术毕 2.5~5mg 地塞米松球旁注射,予 1% 阿托品、抗生素及糖皮质激素眼药,单眼包扎术眼。

⚠ **特别提示:**

◎ 有血液疾病或凝血功能障碍者谨慎把握适应证。

◎ 角膜切口应水平且位置恰当,内口过于靠后易致虹膜脱出,过于靠前不利操作且易加重术后角膜散光。

◎ 前房操作注意避免伤及晶状体、虹膜、角膜内皮。

◎ 术中操作保持注吸速度平缓、眼内压平衡,稳定前房深度。

◎ 前房注射速度过快致虹膜晶状体隔急剧下沉,可损失虹膜根部或晶状体悬韧带。

◎ 前房灌注及冲洗避免朝向角膜而加重内皮损伤,避免朝向房角而致冲洗物由瞳孔沉入后房。

◎ 前房抽吸时针尖斜面朝向角膜,避免误吸虹膜和晶状体。

◎ 黏弹剂可用于支撑前房,保护角膜内皮并起到钝性分离和推压作用,前房冲洗术毕应避免前房黏弹剂过量残留。

◎ 无晶状体眼、晶状体囊或悬韧带不完整者避免前房注入空气,防止气泡入后房形成阻滞、前房再消失。

◎ 前房空气注射应避免速度过慢或不均而形成众多鱼卵样气泡或小泡沫。

◎ 术中避免器械反复进出角膜切口,术毕检查角膜穿刺口闭合水密、气密。

◎ 术后穿刺口漏、前房消失,无感染者加压包扎 1~2 天,观察前房形成。若无效,需重行切口缝合。

【叮嘱患者】

◎ 术后避免压迫、揉搓眼球和不洁液体入眼。

◎ 前房注入空气者,应避免仰卧位,以防瞳孔阻滞性青光眼。

◎ 术后遵医嘱抗生素眼液点眼,防止感染。

◎ 术后加重眼红、眼痛、视力下降、分泌物增多等症状,及时就医复诊。

7. 眼球开放伤的处理原则

一期清创缝合对伤眼预后有决定意义,需要遵照以下原则:

◎ 首要目标为重建眼球解剖结构的完整性,之后才能功能重建。

◎ 详细了解外伤史,初步判别伤情类别与程度、部位、性质和视功能。

◎ 明确或怀疑眼球开放伤(包括隐匿性巩膜裂伤),术前检查、处置要轻柔,勿使伤眼受压,勿随意冲洗眼表,防止眼内容流失。

◎ 眼球开放伤需在显微镜下清创缝合,眼内异物需在显微手术条件下清理取出。

◎ 术前充分预估角巩膜伤口与眼内异物的位置、数量、大小、性质等。

◎ 眼球破裂伤或伤口较大的角巩膜穿通伤,手术应在全麻下进行,避免球周麻醉。

◎ 眼睑和眼球同时破裂,应在手术室先处理眼球伤,后处理眼睑伤。

◎ 角巩膜裂伤,应在显微镜下首先找到角膜缘解剖标志,对位缝合。

◎ 角膜裂伤 10-0 尼龙线缝合,注意缝线深度(2/3~4/5 角膜厚度)、跨度(约 2mm)、密度(两针间距应小于每针跨度)、张力、角膜曲率(角膜中央避免缝线跨度过大)、埋藏线结,避免反复粗暴夹持伤口,导致角膜水肿碎裂。

◎ 巩膜裂伤需要切开球结膜充分探查,至伤道末端,尤其是直肌下,8-0(伤口小、新鲜且张力较小)或 6-0 可吸收缝线间断缝合。

◎ 脱出的晶状体应去除;脱出的玻璃体应剪干净,确认伤口内无嵌顿;脱出的葡萄膜,如坏死、污秽应剪除,否则用 0.4% 庆大霉素冲洗后还纳;脱出的视网膜冲洗后尽量保留还纳。

◎ 眼球壁缝合的原则：尽量解剖复位，保证伤口水密，恢复前房（BSS 或过滤空气）及眼压（睫状体平坦部注入 BSS 液或黏弹剂）。

◎ 眼球破裂伤，即使眼内容脱出，也尽量缝合、不予一期摘除眼球，为二期眼内重建或仅保留眼球外观建立基础。

◎ 围手术期应全身和局部使用广谱抗生素预防感染，并散瞳；对于复杂的眼球破裂伤需同时局部及全身使用激素。

◎ 角膜缝线术后 3~6 个月间断拆除。

* 开放性眼外伤分区

Ⅰ区：损伤仅在角膜或角膜缘。

Ⅱ区：损伤累及角膜缘后 5mm 之内的巩膜区域。

Ⅲ区：损伤超过角膜缘后 5mm 的巩膜区域。

⚠️ 特别提示：

◎ 角膜全层线性裂伤微小且自行水密良好，可嘱患者勿施压，点药待自行愈合，减少角膜瘢痕，尤其对于孩童及视轴区。

◎ 任何结膜裂伤或大量结膜下出血均应警惕掩盖球壁全层裂伤可能，术中应特别注意探查直肌下或肌肉附着点的巩膜。

---

8. 结膜裂伤缝合术

球结膜裂伤部位多为睑裂部，伤口 ≥ 10mm 或伤口 ≥ 5mm 创缘两侧有张力且呈裂开状时，应行结膜裂伤缝合术。

【处置流程】

◎ 表面麻醉或局部浸润麻醉，常规消毒铺巾，开睑器开睑，生理盐水冲洗、清洁伤口或结膜囊异物。

◎ 探查并排除巩膜裂伤、眼内异物。

◎ 无球结膜缺损裂伤者,行间断缝合或连续缝合,嵌顿或脱出的筋膜影响伤口愈合,及时剪除。

◎ 伴球结膜缺损裂伤、面积较小者,修整创缘后沿创缘两侧行结膜下潜行分离,减少张力后行间断缝合或连续缝合,面积较大者,可行结膜瓣转移或羊膜移植。

◎ 术后眼垫遮盖,观察伤口对合情况、是否有筋膜组织嵌顿或脱出、缝线是否松脱、结膜囊是否有分泌物等感染征象。

◎ 结膜瓣或羊膜移植者,术后可连续数日加压包扎。

⚠ 特别提示:

◎ 鼻侧结膜裂伤缝合应特别注意半月皱襞与泪阜的解剖关系。

◎ 结膜创缘对位缝合时谨防卷边。

◎ 结膜缺损较多者,缝合时避免发生结膜囊缩窄及睑球粘连。

【叮嘱患者】

◎ 用眼卫生,次日复诊,每天换药,抗菌药局部用药 4 次 /d,连用 1 周,5~7 日拆线。

◎ 术前知情同意,交代感染风险。

9. 角膜裂伤缝合术

伤口 ≥ 4mm、对合不整齐,或有色素组织嵌顿者,需细致处理后缝合。最好在伤后数小时内进行,超过 24 小时的伤口边缘水肿,组织变脆,缝合需跨度大。

【处置流程】

◎ 局部或全身麻醉,常规消毒铺巾,开睑器或缝线开睑,避免加压眼球。

◎ 生理盐水冲洗、清洁伤口,清洁伤口创缘,刮除渗出物及粘连的色素组织、糜烂的上皮,防止上皮细胞长入角膜和前房。

◎ 前房较深、伤口水密性好、无组织嵌顿者,直接缝合,原则为角膜缘、成角处、大伤口中部先行对位缝合。

◎ 10-0 尼龙线做间断缝合。

  ○ 跨距:整齐伤口距创缘 1mm 处进出针,不规则伤口可根据情况增加至 1.5~2mm 距离,斜形伤口钝角侧进针距创缘近些,锐角侧进针距创缘远些。

  ○ 进针深度:一般 2/3 角膜厚度,瞳孔区 1/2~2/3 厚度,周边、斜行伤口或角膜水肿者 4/5 厚度,但不可穿透角膜,且缝线应与伤口方向垂直,伤口两侧缝合深度一致。

  ○ 缝线间距:与跨距相当,一般每隔 2mm 缝合一针。

  ○ 调整缝线埋线结。

  ○ 标准:缝线张力均匀,创口对合整齐,伤口密闭良好。

◎ 伤口欠稳定、有虹膜组织嵌顿者,由角膜缘穿刺口(与伤口 90°位置)或角膜伤口注入黏弹剂加深前房,保护角膜内皮、虹膜及晶状体,再缝合角膜伤口。

◎ 脱出虹膜组织较小、新鲜、清洁、完整者,冲洗后还纳,脱出虹膜组织多、时间长、表面污秽、破碎者,先将虹膜组织与伤口周围分离,轻轻提起脱出虹膜,紧贴角膜面将其剪除,然后用虹膜恢复器沿伤口或对侧切口探入、缓慢轻柔使虹膜复位,也可借助黏弹剂推注力完成。

◎ 合并晶状体损伤者,缝合角膜伤口后,另做切口行晶状体摘除,条件允许可同时植入人工晶状体。

◎ 累及巩膜的角膜裂伤,先角膜缘固定一针,再缝合角膜与巩膜伤口。

◎ 前房注入空气、BSS 液或黏弹剂行前房成形或重建,检验伤口缝合密闭情况,但避免注入过多、压力过高。

◎ 结膜下注射激素 + 抗菌药,术后眼垫遮盖,观察伤口是否密闭、是否有眼内组织嵌顿或脱出、缝线是否松脱、角膜水肿是否减轻、前房深度、前房渗出是否加重、有无眼内炎等感染征象。

⚠ 特别提示:

◎ 术后全身抗生素使用 3 天,视伤口愈合情况 1~3 个月拆线。

◎ 瞳孔区尽量缝线少、跨度小,以减少角膜中心区散光,保护视力。

【叮嘱患者】

◎ 用眼卫生,次日复诊,每天换药,抗菌药局部用药 4 次 /d,阿托品眼用凝胶每晚 1 次,术后 2 周改复方托吡咔胺活动瞳孔,术后用药 1 个月停。

◎ 术前知情同意,交代感染、视力损伤风险。

10. 巩膜裂伤缝合术

眼球挫伤致巩膜破裂常发生于鼻上角膜缘后 3mm 处,伴或不伴球结膜破裂。隐匿性巩膜裂伤,多发生于直肌附着点后方。葡萄膜、玻璃体、晶状体可从裂口脱出。较局限紫红色结膜下出血、低眼压、瞳孔变形移位应考虑巩膜破裂。

【处置流程】

◎ 全身麻醉,常规消毒铺巾,开睑器或缝线开睑,避免加压眼球。

◎ 生理盐水冲洗、清洁伤口,仔细探查巩膜裂伤全长,较小的裂伤做局部球结膜切开探查,较大裂伤 360° 沿角膜缘剪开球结膜。

◎ 6/0~8/0 可吸收缝线/尼龙线间断对位缝合,深度应达 1/2~2/3 巩膜厚度,进出针距伤口 1mm,用虹膜恢复器或推注少量黏弹剂向眼内按压脉络膜,缝线不可穿过脉络膜,伤口张力较大者,可从伤口近角膜缘端开始,边缝合边向后分离筋膜组织,进一步暴露巩膜伤口,多处巩膜裂伤,应逐一缝合、探查,可暂时保留部分缝线作为牵引线,便于转动眼球暴露后巩膜伤口。

◎ 玻璃体脱出者,用棉签将玻璃体粘起,剪刀或玻切头紧贴巩膜面将其剪除或切除,葡萄膜脱出者,剪除应慎重,污染不重的葡萄膜应还纳,视网膜半透明状需鉴别保留,最大限度避免眼内组织嵌顿与玻璃体大量脱失,否则将增加后期玻璃体手术难度。

◎ 伤口达锯齿缘以后者,较小伤口仅做冷冻,较大伤口,伤口周围冷冻后行巩膜外垫压,预防视网膜脱离。

◎ 伤口持续出血者,应尽快缝合,玻璃体流失多眼球塌陷严重者,在伤口对侧睫状体平部穿刺,玻璃体腔注入平衡液。

◎ 缝合球结膜,结膜伤口应与巩膜伤口错开,使结膜覆盖巩膜伤口,结膜下注射激素+抗菌药。

◎ 术后眼垫遮盖,观察有无光感、眼压恢复情况、前房深度、前房渗出是否加重、有无眼内炎等感染征象、有无视网膜脱离、脉络膜脱离。

◎ 眼球破裂严重、眼内容物流失过多、眼球塌陷严重、无光感者,考虑行眼球摘除术,以防交感性眼炎的发生。

⚠ 特别提示:

◎ 操作时尽量避免牵拉、挤压眼球,避免眼内容流失。

◎ 后极部无法探及终点的巩膜伤口部分,可不予缝合,待自愈。

◎ 如需剪断直肌,断端预留缝线,肌肉附着点保留部分组织,便于之后直肌缝合复位。

◎ 如伴有眼内出血,术后头高位,使用止血药物。

◎ 术后全身抗生素使用 3~5 天。

◎ 术后 1~2 周行眼部 B 超,决定是否进行玻璃体切除手术。

【叮嘱患者】

同角膜裂伤缝合术。

11. 眼前节异物取出术

位于前房、虹膜、晶状体的金属性、植物性、非金属异物(石子、玻璃),应行取出术。

【处置流程】

◎ 局部或全身麻醉,常规消毒铺巾,开睑器或缝线开睑,避免加压眼球。

◎ 前房异物

○ 术前缩瞳,由伤口或角膜缘切口取出异物,多垂直于虹膜,切口应大于异物。

○ 非磁性异物用异物镊。

○ 磁性异物使用磁石由远及近经切口吸出。

○ 房角异物术中行房角镜检查定位异物,宜在偏离异物方向做切口,以免夹取异物时顶压异物,使其落入后房。

◎ 虹膜异物:在角膜切口注入黏弹剂,用钝针头吸取,勿伤透明晶状体,如异物包裹可切开包裹取出异物或将包裹异物连同虹膜一并剪除,恢复虹膜。

◎ 晶状体异物;晶状体表面异物使用黏弹剂及弯针将其移至周边虹膜表面取出,如为惰性异物且晶状体透明,可暂时观察,如晶状体混浊可行晶状体摘除,一期或二期植入人工晶状体。

◎ 冲洗干净前房黏弹剂,恢复瞳孔,缝合角膜伤口或巩膜伤口结,膜下注射激素＋抗菌药。

◎ 术后眼垫遮盖,观察伤口愈合情况、眼压恢复情况、前房深度、前房渗出是否加重、有无眼内炎等感染征象。

> ⚠ 特别提示：
>
> ◎ 角膜缘切口隧道不宜过长,切穿时应缓慢,以免房水快速涌出,眼压骤降,虹膜脱出。
>
> ◎ 异物取出时,注意保护角膜内皮与晶状体。
>
> ◎ 术后全身抗生素使用 3~5 天。

【叮嘱患者】

同角膜裂伤缝合术。

12. 眼后节异物取出术

手术目的为取出异物,防止异物导致的眼内感染、炎症及机械性损伤。合并晶状体破裂、玻璃体积血、视网膜脱离、眼内炎者需进行玻璃体手术。如角膜损伤或混浊重,眼内异物无明显毒性,待角膜混浊减轻再手术。

【处置流程】

◎ 术前充分散瞳,局部或全身麻醉,常规消毒铺巾,开睑器或缝线开睑,避免加压眼球。

◎ 缝合角膜或巩膜伤口,建立标准的睫状体平坦部三通道。

◎ 多数磁性异物位于赤道前或赤道附近球壁内表面的中小异物,经异物位置的相应巩膜做切口,磁石吸出异物。

◎ 视网膜内异物或嵌顿于球壁的异物,在完成玻璃体切除后,用异物镊轻轻取出异物,多数情况下异物附着于视网膜和脉络膜,可能有纤维渗出包裹,先切开纤维囊,松动异物,再用异物镊取出,异物周围做两三排光凝,减少视网膜脱离风险。

◎ 较大异物,行角巩膜切口取出或开放式玻璃体手术取出。

◎ 晶状体损伤行晶状体切除术,联合或不联合一期人工晶状体植入术。

◎ 缝合切口,术后眼垫遮盖,观察伤口愈合情况、眼压恢复情况、前房深度、前房渗出是否加重、网膜复位情况、有无眼内炎等感染征象。

⚠ 特别提示:

◎ 异物区与视网膜嵌顿区玻璃体后皮质须切除干净,减少 PVR 风险。

◎ 感染性眼内炎是穿通伤最严重的并必症,术中留取房水、玻璃体样本,送细胞学、分子生物学检测,术毕行玻璃体腔抗菌药注射。

【叮嘱患者】

同角膜裂伤缝合术。

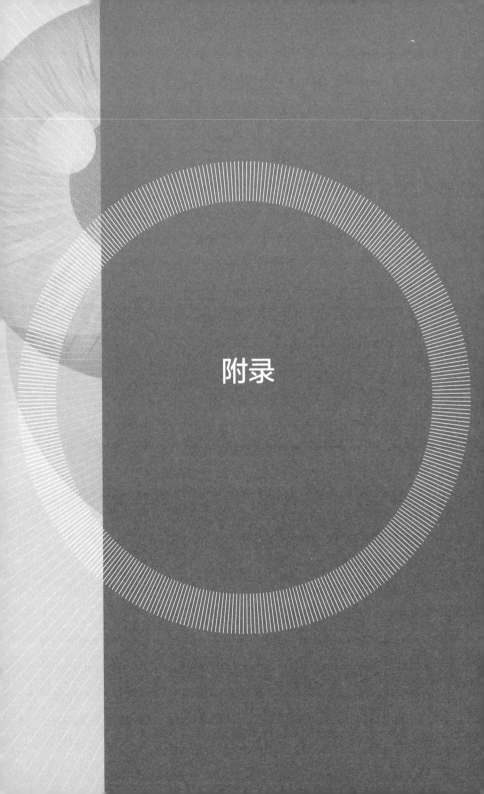

附录

睑裂 平视时高 8mm,上睑遮盖角膜 1~2mm

睫毛 寿命 3~5 个月,拔除后 1 周生长 1~2mm,10 周可达正常长度

结膜囊深度 上方 20mm,下方 10mm

穹窿结膜距角膜缘 上下均为 8~10mm,鼻侧 7mm,颞侧 14mm

泪小点 直径 0.2~0.3mm,距内眦 6~6.5mm

泪小管 直径 0.5~0.8mm,垂直部 1~2mm,水平部 8mm

鼻泪管全长 18mm,下口位于下鼻甲前端之后 16mm

眼球前后径 24mm,突出度 12~14mm,两眼相差不超过 2mm

角膜 横径 11.5~12mm,垂直径 10.5~11mm

厚度 中央 0.5~0.55mm,周边 1mm

曲率半径 前面 7.8mm,后面 6.8mm

屈光力 前面 48.83D,后面 5.88D,总屈光力 +43D

内皮细胞计数 $(2\,899 \pm 410)/mm^2$

角膜缘 宽 1.5~2mm

巩膜厚度 眼外肌附着处 0.3mm,赤道部 0.4~0.6mm,视神经周边 1.0mm

直肌止点距角膜缘 内直肌 5.5mm,下直肌 6.5mm,外直肌 6.9mm,上直肌 7.7mm

睫状体 宽度约 6~7mm,前 1/3 为冠部(宽约 2mm)

锯齿缘距角膜缘 7~8mm

赤道部距角膜缘 14.5mm

涡静脉距角膜缘 14~25mm

前房深度 2.5mm ≤ 中央前房 ≤ 3.0mm,周边前房 ≥ 2/3 角膜厚度

房水容积 015~0.3ml,前房 0.2ml,后房 0.06ml

眼压 Goldmann 眼压计 正常值 7.4~19mmHg 病理值 >22mmHg

非接触眼压计(NCT) 正常值 10~18mmHg 病理值 >21mmHg

双眼眼压差　　　　正常值 ≤5mmHg　　　病理值>5mmHg

24 小时波动应 ≤8mmHg

饮水试验 饮水前后相差正常 ≤5mmHg,病理值 ≥8mmHg

暗室试验 前后眼压差正常 ≤5mmHg,病理值 ≥8mmHg

瞳孔直径 2.5~4mm(双眼差<0.25mm)

晶状体 直径 9mm,厚度 4mm,体积 0.2ml,总屈光力 +19D

玻璃体 容积 4.5ml

视盘 直径 1.5mm×1.75mm(1PD)

　　　C/D 值 ≤0.3,两眼相差 ≤0.2

黄斑 直径 2mm,中心凹距视盘颞侧缘 3mm,视盘中心水平线下
0.8mm

　　　中心凹无血管区直径 0.4~0.5mm

　　　外部距下斜肌最短距离(下斜肌止端鼻侧缘内上)2.2mm,距赤
道 18~22mm

视网膜动静脉直径比例 2:3

视网膜中央动脉收缩压 60~75mmHg,舒张压 36~45mmHg

视神经 全长 40mm(眼内段 1,眶内段 2~5,管内段 4~9,颅内段 10)

　　　直径 4~6mm

视神经管长 4~9mm

眼眶容积 25~28ml

正常视力　 4 个月婴儿 0.02~0.05

　　　　　5~6 个月婴儿 0.04~0.08

　　　　　7~8 个月婴儿可长时间固视

　　　　　1 岁儿童 0.2

　　　　　2~3 岁儿童 0.4~0.6

　　　　　3~4 岁儿童 0.5~0.8

　　　　　5~6 岁儿童 0.6~1.0

8 岁以上儿童 0.8~1.2

成人标准视力 1.0

* 视力记录小数法与 5 分法的换算

小数法视力	5 分法视力
0（NLP）	0（NLP）
LP	1
HM	2
CF/BE	2.2
CF/15cm	2.5
CF/30cm	2.8
CF/50cm（0.01）	3.0
CF/1m（0.02）	3.3
0.03	3.5
0.04	3.6
0.05	3.7
0.06	3.8
0.08	3.9
0.1	4.0
0.2	4.3
0.3	4.5
0.4	4.6
0.5	4.7
0.6	4.8
0.7	4.85
0.8	4.9
0.9	4.95
1.0	5.0
1.2	5.1
1.5	5.2

视野正常　白色视标　颞侧 90°，下方 70°，鼻侧 60°，上方 55°

蓝、红、绿视标，周边视野依次递减 10°

泪膜　厚度 7μm，总量 7.4μl

破裂时间 BUT 10~45 秒, <10 mm 为不稳定

Schirmer 试验 正常 10~15mm/5min, <10mm/5min 为低分泌, <5mm/5min 为干眼

2. 常用术语缩写

眼科检查

OD	右眼	OS	左眼	OU	双眼
VA	视力; 视敏度	BCVA	最佳矫正视力		
SC	非矫正(裸眼)	CC	矫正		
PH	小孔视力提高	NPH	小孔视力不提高		
W	戴镜	CL	接触镜	CLW	接触镜配戴者
HM	手动	CF	指数		
LP	光感	NLP	无光感		
D	度; 屈光度	DV	复视		
$J_{1~7}$	近视力记录等级				
CCT	角膜中央厚度	KP	角膜后沉着物		
BUT	泪膜破裂时间				
AC	前房	PC	后房		
ACD	前房深度	C/F	细胞/闪光	Tyn	房水闪辉
IOP	眼压	mmHg	毫米汞柱		
Tod	右眼眼压	Tos	左眼眼压		
APD	瞳孔传导阻滞	RAPD	相对性瞳孔传导阻滞	P	瞳孔
DFE	扩瞳检查眼底	VF	视野		
ON	视神经	DD	视盘直径	C/D	杯盘比
UBM	超声生物显微镜				
OCT	光学相关断层成像	OCTA	光学相关断层血管成像		

483

EOG	眼电图	ERG	视网膜电图	VEP	视觉诱发电位
FFA	荧光素眼底血管造影	ICGA	吲哚青绿血管造影		

眼科疾病和治疗方法

眼前节疾病

MGD	睑板腺功能异常
SCH	结膜下出血
SPK	浅层点状角膜病变或角膜炎
HSK	单纯疱疹性病毒性角膜炎
EKC	流行性角结膜炎
GPC	巨乳头性结膜炎
PKC	泡性角结膜炎
VKC	春季角结膜炎
ACGA	急性闭角型青光眼
NTG	正常眼压青光眼
POAG	原发性开角型青光眼
NVI	新生血管虹膜(虹膜红变)
NVG	新生血管性青光眼
PAS	周边前粘连
AU	前葡萄膜炎
IC	虹膜睫状体炎
ICE	虹膜角膜内皮综合征
PCO	后囊下混浊

眼后节疾病

AAION	动脉炎性前部缺血性视神经病变
NAION	非动脉炎性前部缺血性视神经病变
PION	后部缺血性视神经病变

AMD	老年黄斑变性
ARN	急性视网膜坏死
AMPPE	急性多灶性鳞状色素上皮病变
ARPE	急性视网膜色素上皮炎
AZOOR	急性区域性隐匿性外层视网膜病变
MEWDS	一过性白点综合征
BRAO	视网膜分支动脉阻塞
BRVO	视网膜分支静脉阻塞
BD	白塞病
BDR	背景期糖尿病视网膜病变
CRAO	视网膜中央动脉阻塞
CRVO	视网膜中央静脉阻塞
CME	囊样黄斑水肿
CNV	脉络膜新生血管
CSC	中心性浆液性脉络膜视网膜病变
CSME	有临床意义的黄斑水肿
DR	糖尿病性视网膜病变
BDR	背景期糖尿病性视网膜病变
PDR	增殖性糖尿病视网膜病变
HE	硬性渗出
CW	棉絮斑
IRMA	视网膜内微血管异常
ERM	视网膜前膜
PCV	息肉样脉络膜血管病变
PHPV	永存原始玻璃体增生症
FEVR	家族渗出性玻璃体视网膜病变
SRF	视网膜下液
SRN	视网膜下新生血管
PVD	玻璃体后脱离

PVR	增殖性玻璃体视网膜病变
IOFB	眼内异物
NVD	新生血管视盘
NVE	视网膜新生血管
Rb	视网膜母细胞瘤
ROP	早产儿视网膜病变
RAP	视网膜血管瘤样增生
RP	视网膜色素变性
RPE	视网膜色素上皮
RPED	视网膜色素上皮脱离
RD	视网膜脱离
ERD	渗出性视网膜脱离
RRD	孔源性视网膜脱离
TRD	牵拉性视网膜脱离
VH	玻璃体积血
VMT	玻璃体黄斑牵引综合征
CWS	棉絮斑
MA	微动脉瘤
IRMA	视网膜内微血管异常
OIS	眼缺血综合征
NFLD	神经纤维层缺陷
RBON	球后视神经炎
TON	外伤性视神经病变
NMO	视神经脊髓炎
ON	视神经炎
LHON	Leber 遗传性视神经病变
NPA	无灌注区
WD	窗样缺损
IRNAN	特发性视网膜血管炎、动脉瘤、视神经视网膜炎综合征

POHS	拟眼组织胞浆菌综合征

其他眼病

VKH	Vogt- 小柳原田综合征
SO	交感性眼炎
TRIO	甲状腺相关免疫眼眶病变
TAO	甲状腺相关眼病
CAR	癌相关性视网膜病变

系统疾病

DM	糖尿病
RA	类风湿关节炎
GCA	巨细胞性动脉炎
AKS	强直性脊柱炎
CRF	慢性肾衰竭
MS	多发性硬化
SLE	系统性红斑狼疮
TB	结核
TIA	暂时性缺血性发作

眼科治疗

add	阅读另加屈光力
PI	周边虹膜切除术
LI	激光虹膜切开术
LPI	激光周边虹膜成形术
LTP	氩激光小梁成形术
RGP	透气性硬性接触镜
ECCE	白内障囊外摘除术
ICCE	白内障囊内摘除术

Phaco+IOL	白内障超声乳化吸除＋人工晶状体植入术
PRP	全视网膜光凝
PDT	光动力疗法
TTT	经瞳孔温热疗法
PPV	玻璃体切除术
PK	全层角膜移植
LK	板层角膜移植
LASEK	激光上皮下角膜磨削术
LASIK	激光原位角膜磨削术
PRK	激光屈光角膜切除术
SCL	软接触镜
RGP	硬性角膜塑形镜
SB	巩膜扣带术
Trab	小梁切除术
YAG	亿铝石榴激光
YLI	YAG 激光虹膜切开术
YPC	YAG 激光后囊切开术

系统检查、检验

BP	血压
TPR	体温、脉搏、呼吸
ECG	心电图
EEG	脑电图
UCG	超声心动图
CT	电子计算机断层扫描
MRI	磁共振成像
CN	脑神经
GTT	葡萄糖耐量试验
OGTT	口服葡萄糖耐量试验

FBS	空腹血糖
CBC	全血细胞计数
ESR	红细胞沉降率
CMV	巨细胞病毒
HSV	单纯疱疹病毒
HZV	带状疱疹病毒
GC	淋球菌
ANA	抗核抗体
CSF	脑脊液
RF	类风湿因子

病历及医嘱

PI	现病史	PH	过去(病)史
PE	体检,查体	P&A	叩诊及听诊
NAD	未发现异常		

qd	每日 1 次	qh	每小时 1 次
bid	每日 2 次	q2h	每 2 小时 1 次
tid	每日 3 次	q4h	每 4 小时 1 次
qid	每日 4 次	q6h	每 6 小时 1 次
qod	隔日 1 次	qn	每晚 1 次
biw	每周 2 次		

am	上午	pm	下午
12n	中午 12 点	12mn	午夜 12 点
ac	饭前	pc	饭后
aj	空腹时	hs	临睡前
sos	需要时(限用 1 次,12 小时内有效)	prn	必要时(长期备用医嘱)

St.	立即,急速	Cit.	急速
DC	停止,取消		

NPO　　禁食

药物缩写

ACV	阿昔洛韦
NS	生理盐水
GS	葡萄糖注射水
BSS	平衡盐溶液
DXM	地塞米松
DX	乙酰唑胺
AD	盐酸肾上腺素
NE	去甲肾上腺素
D-X-P	地西泮
A-N-J	安乃近
PG	青霉素 G
NG	硝酸甘油
TAT	破伤风
CAI	碳酸酐酶抑制剂
VEGF	血管内皮生长因子

药品处方

sig./S.	用法,指示	Rp	取,给予
ad us,int	内服	ad us,ext	外用
po	口服	Inhal.	吸入
aa	各	et	及,和
Tab	片剂	Caps	胶囊
Pil	丸剂		
Amp.	安瓿剂	Inj	注射剂
collyr	洗眼剂	gtt	滴,滴眼剂
ocal	眼膏		

sol	溶液	Liq	溶液剂
Aq.	水	Aq.dest	蒸馏水
Co./comp.	复方的	Mist	合剂
Ft.	配成	M.D.S	混合后给予
Ad	加至	Dil	稀释
a.s.t.	皮试	id	皮内注射
im	肌内注射	ih	皮下注射
iv	静脉注射	iv gtt	静脉滴注
sc	结膜下注射		
No./N.	数目、个	s.s	一半
mg	毫克	μg	微克
g	克	kg	千克(公斤)
ml	毫升	L	升
q.s	适量		

［1］ BAGHERI N, WAJDA B. Wills 眼科手册 (第 7 版)[M]. 曲毅 主译 . 济南：山东科学技术出版社 , 2018.

［2］ KUHN F, PIERAMICI D J. 眼外伤——理论与实践 [M]. 张卯年 主译 . 2 版 . 北京：人民军医出版社 , 2010.

［3］ 魏文斌 . 同仁眼科诊疗指南 [M]. 北京：人民卫生出版社 , 2014.

［4］ 葛坚 , 王宁利 . 眼科学 [M]. 3 版 . 北京：人民卫生出版社 , 2015.

［5］ 施殿雄 . 实用眼科诊断 [M]. 上海：上海科学技术出版社 , 2005.

［6］ 林晓峰 . 眼科基本技术标准操作流程 [M]. 广州：广东科技出版社 , 2019.

［7］ 杨培增 . 葡萄膜炎诊治概要 [M]. 北京：人民卫生出版社 , 2016.

［8］ 魏世辉 , 邱怀雨 , 徐全刚 . 神经眼科疾病图解 [M]. 北京：人民卫生出版社 , 2017.

［9］ NELSON L B, OLITSKY S E. Harley 小儿眼科学 (第 6 版)[M]. 赵堪兴 主译 . 北京：北京大学医学出版社 , 2019.

［10］ 莱因哈德 , 拉金 . 角膜病最新诊疗技术与应用 [M]. 陈蔚 主译 . 天津：天津科技翻译出版公司 , 2014.

［11］ 张秀兰 , 王宁利 . 图解临床青光眼诊治 [M]. 北京：人民卫生出版社 , 2014.

［12］ 黄叔仁 , 张晓峰 . 眼底病诊断与治疗 [M]. 3 版 . 北京：人民卫生出版社 , 2016.

［13］ WELKOBORSKY H-J, WIECHENS B, HINNI M L. 眼眶病多学科协同诊疗 [M]. 马建民 , 杨新吉 主译 . 北京：科学出版社 , 2019.

［14］ 葛坚 , 刘奕志 . 眼科手术学 [M]. 3 版 . 北京：人民卫生出版社 , 2015.

［15］ 中华医学会眼科学分会 . 中国机械性眼外伤无光感眼救治专家共识 (2020 年)[J]. 中华眼科杂志 , 2020, 56 (11): 815-819.

［16］ 中华医学会眼科学分会 . 中国眼外伤急诊救治规范专家共识 (2019 年)[J]. 中华眼科杂志 , 2019, 55 (9): 647-651.

［17］ 上海市突发急性眼部疾病公共卫生应急防控和管理专家组 . 感染性结膜炎临床眼科防控专家共识 [J]. 上海医药 , 2021, 42 (2): 3-8.

［18］ 中华医学会眼科学分会角膜病学组 . 中国眼烧伤临床诊疗专家共识 (2021 年)[J]. 中华眼科杂志 , 2021, 54 (4): 254-260.

［19］ 中华医学会眼科学分会青光眼组 . 中国青光眼指南 (2020 年)[J]. 中华眼科杂志 , 2020, 56 (8): 573-586.

［20］ 杨培增 , 杜利平 . 中国葡萄膜炎的研究进展 [J]. 中华眼科杂志 , 2019, 55

（4）: 316-320.

［21］ 杨培增, 杜利平. 我国葡萄膜炎专业 70 年发展之回顾 [J]. 中华眼科杂志, 2020, 56 (12): 881-890.

［22］ 中华医学会糖尿病学分会视网膜病变学组. 糖尿病视网膜病变防治专家共识 [J]. 中华糖尿病杂志, 2018, 10 (4): 241-247.

［23］ 陈露璐, 陈有信. EURETINA 视网膜静脉阻塞诊疗指南解读 [J]. 中华实验眼科杂志, 2020, 38 (1): 60-63.

［24］ 陈嘉宝, 李金英. 视网膜动脉阻塞治疗现状 [J]. 国际眼科纵览, 2019, 43 (1): 68-72.

［25］ DUNN J P. Imaging in the white dot syndromes [J]. Int Ophthalmol Clin, 2016, 56 (4): 175-201.

［26］ MOUNT G. White dot syndromes [EB/OL].(2021-08-07)[2021-10-17]. https://www. statpearls. com/articlelibrary/viewarticle/31354.

［27］ ROXANA C, EMIL U, LUMINITA I S, et al. Similarities and differences between three different types of white dot syndrome and the therapeutic possibilities [J]. Rom J Ophthalmol, 2018, 62 (3): 183-187.

［28］ RAVEN M L, RINGEISEN A L, YONEKAWA Y, et al. Multi-modal imaging and anatomic classification of the white dot syndromes [J]. Int J Retin Vitr, 2017, 3: 12-31.

［29］ 佚名. 白点综合征的影像学诊断 [EB/OL].(2018-04-12)[2021-10-17]. https://www. jianke. com/ykpd/5191201. html.

［30］ 肖世禹, 朱瑞琳, 杨柳. 光相干断层扫描血管成像在非感染性葡萄膜炎中的应用研究现状 [J]. 中华眼底病杂志, 2019, 35 (4): 403-408.

［31］ 王珂欣, 朱瑞琳, 杨柳. 眼底自身荧光在非感染性葡萄膜炎中的应用研究现状及进展 [J]. 中华眼底病杂志, 2018, 34 (1): 92-95.

［32］ 林怡均, 窦宏亮. 急性区域性隐匿性外层视网膜病变 [J]. 中华眼底病杂志, 2019, 35 (3): 302-305.

［33］ 黄厚斌. 拟眼组织胞浆菌病 [J]. 眼科, 2019, 28 (5): 386-391.

［34］ 中华医学会放射学分会头颈学组. 眼部 CT 和 MRI 检查及诊断专家共识 [J]. 中华放射学杂志, 2017, 51 (9): 648-653.

致谢

特别感谢本书所有的编者同道,于繁忙的临床工作之余欣然参与编写,付出了宝贵时间和精力。衷心感谢张卯年、李朝辉和刘铁城教授于百忙之中用严谨的治学态度、丰厚的学识给予书稿悉心审校与指导、把关。感谢国内外的医学前辈与同道,他们的专业著作、论文给本书提供了丰富、重要的参考。感谢眼科前辈们将自己的临床经验和知识技能毫无保留地绵延相传。本书集结了眼科同道的集体智慧。在此,向眼科前辈和同道们致敬!

感谢信任并鼓励此书创作完成的中国人民解放军总医院的领导和专家们。他们始终帮助并激励我成长。眼科医学部创造了良好的学术氛围,衷心感谢领导和专家教授们为本书提供的宝贵的意见、建议、支持和帮助。感谢为本书作出贡献的好友与眼科同事们。

致敬人民卫生出版社始终坚守国家医药卫生出版事业的专业主阵地,助力临床医生职业教育和成长。

张颖

2021 年 12 月

55检